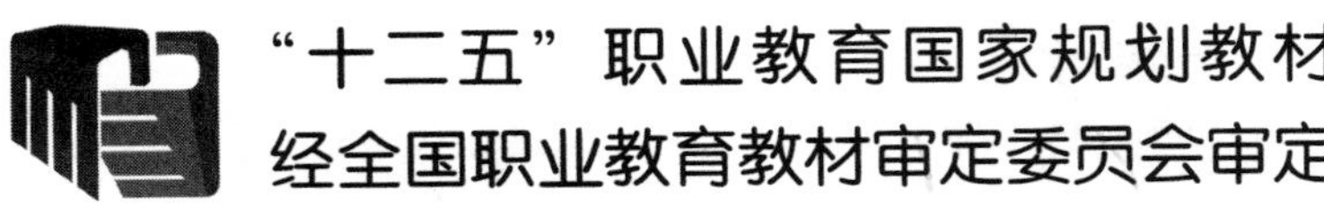

供中药、中药制药、药剂、中医及相关专业使用

中医药基础

（第四版）

主　编　邓芝伶

副主编　林　坚　林柳艺

编　者　（按姓氏汉语拼音排序）

邓芝伶（桂林市卫生学校）
黄　进（河源市卫生学校）
梁　庆（贺州市职业教育发展中心）
梁熙若（新疆巴音郭楞蒙古自治州卫生学校）
林　坚（广西医科大学玉林校区、附设玉林卫生学校）
林柳艺（梧州职业学院卫生健康学院）
卢玲玲（山东省济宁卫生学校）
苗春付（安徽中药科技学校）
谭　方（桂林市中医医院）
王婀娜（抚顺市卫生学校）
闫丽丽（辽宁医药化工职业技术学院）
赵　萍（太原市卫生学校）
周卫民（广东省连州卫生学校）

科 学 出 版 社
北　京

内 容 简 介

本书是“十二五”职业教育国家规划教材之一。全书内容共13章，包括绪论、阴阳五行学说、藏象学说、精气血津液、经络、病因病机、四诊、辨证、防治原则与体质调养、中药基本知识、常用中药、方剂基本知识、常用方剂及中成药。主要论述中医药基本理论、基础知识和基本技能，是学习中医药学知识的必修课程。在编写体例方面，本书通过学习目标、案例、链接、课程思政、考点等方式，重点培养学生独立思考能力和实践操作能力，弘扬精益求精的专业精神、职业精神、工匠精神和劳模精神。在书后附实训指导、主要参考文献和自测题参考答案，并配全部教学内容的PPT课件。本书保持了中医药知识的连贯性、系统性和完整性，内容丰富，版式新颖，图文表并茂，深入浅出，实用性强。

本书可供中等职业教育中药、中药制药、药剂、中医及相关专业学生使用，也可用于执业资格考试或岗前培训。

图书在版编目（CIP）数据

中医药基础 / 邓芝伶主编. -- 4版. -- 北京 : 科学出版社, 2025. 1. --（“十二五”职业教育国家规划教材）. -- ISBN 978-7-03-081157-8

Ⅰ. R2

中国国家版本馆CIP数据核字第2025P5Q133号

责任编辑：丁海燕 / 责任校对：周思梦

责任印制：师艳茹 / 封面设计：涿州锦晖

科学出版社 出版

北京东黄城根北街16号

邮政编码:100717

http://www.sciencep.com

三河市骏杰印刷有限公司印刷

科学出版社发行　各地新华书店经销

*

2010年6月第　一　版　开本：850 × 1168　1/16

2025年1月第　四　版　印张：13 1/2

2025年1月第二十二次印刷　字数：322 000

定价：49.80元

（如有印装质量问题，我社负责调换）

前　言

为了贯彻党的二十大精神和党的教育方针，落实立德树人的根本任务，贯彻《国家职业教育改革实施方案》《职业院校教材管理办法》等文件精神，落实教育部最新《中等职业学校专业教学标准》要求的课程建设工作，打造适教、适用的新形态教材，满足医药产业高质量发展对高素质劳动者和技术技能人才的需求，我们对第三版教材（简称旧版）进行了修订。

第四版教材（简称新版）团队在沿袭了第三版的主要内容及顺序的基础上进行修订。本版教材修订后具有以下特点：

一是遵循“贴近学生、贴近社会、贴近岗位”的基本原则，根据中职药剂专业在校学生的特点，教材编写注重科学性、思想性和实用性。

二是通过图表等形式表达，使教材内容简明扼要，通俗易懂，版式新颖，生动活泼。在编写体例上，保留了旧版案例、链接、考点、自测题等模块，新增学习目标、课程思政、实训指导三个模块，以培养学生独立思考能力和实践操作能力，弘扬精益求精的专业精神、职业精神、工匠精神和劳模精神。新增的常用中药实训部分参考技能大赛赛项设计，力求课赛融通。

三是根据药剂专业工作岗位能力要求和近年来中医药服务市场需求变化，对旧版教材部分章节内容进行了增减，调整了章序。具体包括：

1. 参考《2024 中药学（士）专业技术资格考试大纲》框架，将旧版第 3 章藏象学说中的精、气、血、津液单列到新版第 4 章介绍；在新版第 6 章病因病机中增加气血津液失常；新版第 8 章辨证中未纳入气血津液辨证，增加第 3 节卫气营血辨证。

2. 参考 2024 年执业中药师中药学综合知识与技能考试大纲，在新版第 8 章辨证中增加第 4 节中医临床常见病辨证，介绍感冒、咳嗽、痈、痔等 17 个中医临床常见病的辨证论治。

3. 新版将旧版第 9 章预防与治则的章名改为“防治原则与体质调养”；把旧版第 11 章方剂基本知识中的“治法”内容，放到新版第 9 章第 2 节治疗方法中介绍，增加了第 3 节体质调养。

4. 新版第 11 章常用中药中药物分类及具体中药选择以《2024 中药学（士） 专业技术资格考试大纲》为依据。具体中药的性味归经、功效主治和用法用量、使用注意等以《中华人民共和国药典（2020 年版）》为依据，饮片的用法用量，除另有规定外，用法系指水煎内服，用量系指成人一日常用剂量。

5. 旧版第 12 章常用方剂的章名改为“常用方剂及中成药”，增加中成药知识介绍。常用方剂选择以《2024 中药学（士）专业技术资格考试大纲》为依据；常用中成药及其功能主治则以《中华人民共和国药典（2020 年版）》为参照。

四是加大了数字化资源建设。每章课件后附有思维导图，常用中药全部配有中药饮片图片，部分章节针对重要的知识点和技能点录制了微课或视频。读者可通过扫描书中二维码获取。

本教材在编写过程中，得到了编者所在院校的大力支持。在此表示衷心的感谢！由于编写水平有限，教材若有不当之处，敬请广大师生给予指正，以利进一步修订、完善。

主　编

2024 年 10 月

配 套 资 源

欢迎登录“中科云教育”平台，**免费** 数字化课程等你来！

本教材配有图片、视频、音频、动画、题库、PPT 课件等数字化资源，持续更新，欢迎选用！

“中科云教育”平台数字化课程登录路径

电脑端

- 第一步：打开网址 http://www.coursegate.cn/short/BVJCU.action
- 第二步：注册、登录
- 第三步：点击上方导航栏“课程”，在右侧搜索栏搜索对应课程，开始学习

手机端

- 第一步：打开微信“扫一扫”，扫描下方二维码

- 第二步：注册、登录
- 第三步：用微信扫描上方二维码，进入课程，开始学习

PPT 课件：请在数字化课程各章节里下载！

目　录

第1章 绪 论

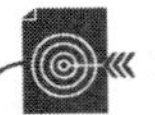

学习目标

1. 素质目标：树立文化自信，传承中医药文化。

2. 知识目标：掌握中医药学理论体系的基本特点；熟悉中医药学四大经典著作及其基本内容；了解中医药发展简史。

3. 能力目标：初步学会运用整体观念和辨证思维指导临床实践。

中医药学是在阴阳五行理论的指导下，以整体观念为主导思想，以脏腑经络的生理和病理为基础，以辨证论治为诊疗特点的医学理论体系。中医药学是中国传统文化的重要组成部分，其为中华民族的繁衍昌盛和中国人民的卫生保健事业做出了巨大贡献，对世界医药学的发展亦产生了深远的影响。

第1节　中医药学的发展简史

早在远古时代，就有了人类从事医药卫生活动的记载。商代甲骨文中记载有“疾”“疥”“龋”“沐”等与医学相关的文字。周代有食医、疾医、疡医、兽医的分科，建立了一套医政组织和医疗考核制度。

一、春秋战国至秦汉时期

在此期间中医药学得到进一步发展，不仅积累了丰富的中医药学知识，还有了系统总结。这一时期的代表性著作主要有《黄帝内经》《难经》《伤寒杂病论》《神农本草经》。它们的问世标志中医药学理论体系的初步形成，为后世中医药学发展奠定了基础，被后世称为中医药学的四大经典著作。

1.《黄帝内经》　简称《内经》，成书于春秋战国时期，是我国现存最早的医学专著。该书包括《素问》和《灵枢》两册，共18卷162篇，载方13首。该书总结了春秋战国以前的医学成就和治疗经验，记载的内容十分丰富，系统阐述了人与自然的关系，人体的组织结构、生理功能、病理变化以及疾病的诊断、治疗、预防和养生等内容。《黄帝内经》标志着中医学理论体系的初步形成，为中医学的发展奠定了坚实的基础。

2.《难经》　以问答解释疑难的形式编撰而成，共讨论了81个问题，故又称《八十一难》，相传系战国秦越人（扁鹊）所撰。该书阐述了人体的结构、生理、病因、病机、诊断、治则和治法等，尤其在脉诊、经络、命门和三焦等方面的论述，补充了《内经》的不足。

3.《伤寒杂病论》　为东汉末年张仲景所著，被后世尊为“方书之祖”，是我国第一部临床医学著作，首创中医辨证论治理论，在药物治疗方面，对煎药方法、服药注意事项、服药后观察反应及饮食禁忌都有具体的介绍。该书经晋代医家王叔和编纂整理后，分为《伤寒论》和《金匮要略》两册。

4.《神农本草经》　成书于汉代，是我国现存最早的药物学专著。该书根据药物的养生、治病及有无毒性等特点，将药物分为上、中、下三品，载药365种。提出了“四气五味”的药性理论；提出了单行、相须、相使、相畏、相恶、相反、相杀的药物七情配伍理论；另外，明确了“治寒以热药，治热以寒药”的用药原则。书中黄连治痢、常山截疟、麻黄治喘、海藻治瘿瘤、水银治疥疮等，均是在世界药物学上最早的文字记载。

东汉末年名医华佗，首先使用麻沸散进行全身麻醉，施行剖腹手术的记录，是世界上最早的外科手术记载。他还创编了一套名为“五禽戏”的养生类健身功法，开创了医疗体育的先例。

链 接　扁鹊提出病有“六不治”

扁鹊的病有“六不治”观点最早记载在《史记·扁鹊仓公列传》中，体现了医者的原则和底线。“使圣人预知微，能使良医得蚤（通“早”）从事，则疾可已，身可活也。人之所病，病疾多；而医之所病，病道少。故病有六不治：骄恣不论于理，一不治也；轻身重财，二不治也；衣食不能适，三不治也；阴阳并，藏气不定，四不治也；形羸不能服药，五不治也；信巫不信医，六不治也。有此一者，则重难治也。”

考点　中医学四大经典著作

二、魏晋隋唐时期

魏晋隋唐时期是我国中医药学发展的辉煌时期，这一历史时期，中医基础理论及临床各科都取得了显著的成就，涌现出众多名医名著，治疗疾病的方法逐渐形成以针药为主的局面。

1.《脉经》　由晋代王叔和所撰，全面系统地论述了诊脉的理论与方法，奠定了脉学理论的基础，是我国第一部脉学专著。

2.《肘后备急方》　由晋代葛洪所撰，对各种急证、传染病及内、外、妇、五官、精神和骨伤各科病证都有论述。书中首创了口对口吹气法抢救猝死患者的复苏术，对创伤大出血的患者提出了禁食刺激性食物，避免过度活动与情绪波动等。书中还记载了对青蒿的提取方法，“青蒿一握，以水二升渍，绞取汁”。

3.《针灸甲乙经》　由晋代皇甫谧所撰，建立了较完整的针灸理论体系，是我国现存第一部针灸学专著。

4.《诸病源候论》　由隋代巢元方等所撰，是我国第一部病因病机和证候学专著。

5.《备急千金要方》《千金翼方》 由唐代孙思邈所撰，详细记录了中医基础理论和临床各科的理、法、方、药，有极高的学术价值。书中记载了孙思邈首创的“葱管导尿术”，是世界上最早的导尿术；本书还记载了蜡疗法、热熨法和换药术等。

6.《新修本草》 由唐代李勣、苏敬等人奉敕撰写，于公元659年颁行，是世界上第一部由政府颁行的药典，载药850种，比公元1542年欧洲《纽伦堡药典》早883年，对世界医药学的发展做出了重要贡献。

课程思政：大医精诚

唐代孙思邈所著的《备急千金要方》中，提出了医德“诚”和医术“精”，开创了中国医学伦理学先河，弘扬了中医医德风范和医学学术思想，被历代医家奉为医德典范。“凡大医治病，必当安神定志，无欲无求，先发大慈恻隐之心，誓愿普救含灵之苦。若有疾厄来求救者，不得问其贵贱贫富，长幼妍媸，怨亲善友，华夷愚智，普同一等，皆如至亲之想，亦不得瞻前顾后，自虑吉凶，护惜身命。见彼苦恼，若己有之，深心凄怆，勿避险巇、昼夜寒暑、饥渴疲劳，一心赴救，无作工夫形迹之心。如此可为苍生大医，反此则是含灵巨贼……”

三、宋金元时期

宋金元时期，我国科学技术发展较快、成果较多，出现了许多各具特色的医学流派，形成百家争鸣的局面，极大地促进了医学理论的发展。宋代印刷技术革新，大批医药书籍得以刊印，临床医学逐步向专科发展。

《三因极一病证方论》 由宋代陈无择所撰，系统阐述了三因理论。

《妇人大全良方》 由南宋陈自明所撰，是杰出的妇科专著。

《小儿药证直诀》 由北宋钱乙所撰，确立了中医儿科的诊疗体系，也是世界上较早的儿科学专著。

金元时期，出现了刘完素、张从正、李杲、朱震亨四大医学流派，被称为金元四大家，他们对中医学基础理论的创新做出了巨大贡献。刘完素倡导火热论，认为“六气皆从火化”，因此治病多用寒凉方药，故后世称之为寒凉派；张从正主张治病首先以祛邪为要务，认为“邪去则正安”，创“汗、吐、下”三法，故后世称之为攻下派；李杲创立了内伤脾胃学说，认为“内伤脾胃，百病由生”，在治疗上善于温补脾胃，故后世称之为补土派；朱震亨创立了相火论，认为“阳常有余，阴常不足”，治病时善用养阴方药，故后世称之为养阴派。

考点 金元四大家

四、明清时期

明清时期，是中医学理论的综合汇通和深化发展阶段，中医学理论体系进一步完善，临床各科辨证进一步提高。温病学说理论迅速发展，逐步发展成一门学科。

明代我国即开始应用人痘接种法来预防天花，清代张琰撰写的《种痘新书》，是一部关于痘疹的医学著作。明代晚期人痘接种法流传到欧亚各国，成为当时人工免疫法的先驱。

《本草纲目》　由明代李时珍所撰。李时珍历时近30年，三易其稿，完成了这一科学巨著。书中勘误并丰富了我国医药学的内容，对药物学做了详细记载，也对人体生理、病理、症状、卫生预防及疾病护理方法等都做了正确的叙述。该书先后被译成38种外国文字，对世界药物学、生物学和自然学的发展有很大的影响。

《景岳全书》　由明代张景岳所撰。张景岳在阴阳学说及藏象学说等方面的学术观点对后世医学发展产生了较大影响。

《温疫论》　由明代吴又可所撰，是一部传染性热病专著。吴又可提出了传染病的病因是一种被称为戾气的致病物质，创戾气学说，认为戾气的传染途径是从口鼻而入。

《温热论》　由清代叶天士所撰。叶天士在总结前人学术成就及临床实践的基础上，创立了卫气营血辨证，为温病的辨证论治做出重大贡献。

《湿热病篇》　由清代薛生白所撰。他创立湿热病专论。

《温病条辨》　由清代吴鞠通所撰。他创立了三焦辨证。卫气营血辨证与三焦辨证一纵一横，形成了一套较完整的温热病辨证论治体系。

《温热经纬》　由清代王孟英所撰，综合了各温病学说理论。

叶天士、薛生白、吴鞠通、王孟英被后人誉为温病四大家。

五、近代及现代

鸦片战争以后，西方医学传入中国。由于中西两种医学体系不同，在长期实践过程中，中西方医家双方在学术上逐渐沟通。一些有识之士，率先提倡中西汇通，唐容川、恽铁樵、张锡纯为中西医汇通派的代表人物。张锡纯著《医学衷中参西录》，从医理、临床各科病证以及治疗用药各方面，均大胆地引用中西医理互相印证，创造性地中西药物并用，对后世有较大的影响。

中华人民共和国成立后，中医药学的发展进入到一个崭新的历史时期。在中医药传承、中西医结合、人才培养、科研开发等方面取得了丰硕成果。具有独特优势的中医药学越来越受到各国医药界及科技界的重视，近年来在全球范围内兴起了学习、运用中医药的热潮。党的二十大的报告中指出，“我们要坚持马克思主义在意识形态领域指导地位的根本制度，坚持为人民服务、为社会主义服务，坚持百花齐放、百家争鸣，坚持创造性转化、创新性发展，以社会主义核心价值观为引领，发展社会主义先进文化，弘扬革命文化，传承中华优秀传统文化，满足人民日益增长的精神文化需求，巩固全党全国各族人民团结奋斗的共同思想基础，不断提升国家文化软实力和中华文化影响力”。中医药学是一个伟大的宝库，在新的历史时期将为全人类医疗保健事业的发展做出更新更大的贡献。

链 接 《中华人民共和国中医药法》

2016年12月25日，第十二届全国人民代表大会常务委员会第二十五次会议审议通过了《中华人民共和国中医药法》（以下简称《中医药法》）。《中医药法》第一次从法律层面明确了中医药的重要地位、发展方针和扶持措施，为中医药事业发展提供了法律保障。《中医药法》的出台有利于提升中医药的全球影响力，在解决健康服务问题上，为世界提供中国方案、中国样本，为解决世界医改难题做出中国的独特贡献。在《中医药法》以及《中医药发展战略规划纲要（2016—2030年）》等一系列政策文件的保障和促进下，中医药发展迎来了新的历史时期。

第2节　中医药学的基本特点

中医药学理论体系是以整体观念为指导思想，以脏腑经络学说为理论核心，以临床实践为依据，以辨证论治为诊疗特点的医学理论体系。中医药学的理论体系有两个基本特点：一是整体观念，二是辨证论治。

一、整体观念

整体即统一性和完整性。中医学认为人体是一个有机的整体，构成人体的各个组成部分在结构上不可分割，在生理上相互协调，在病理上相互影响。同时，人和自然环境、社会环境之间也是互相影响且不可分割的整体。这种机体自身整体性和内外环境统一性的思想，即整体观念。它贯穿于中医学的生理、病理、诊法、辨证、养生和治疗所有领域中，是中医学基础理论和临床实践的指导思想。

（一）人体是一个有机的整体

1. 结构上不可分割　人体以五脏为中心，通过经络系统，把六腑、五体、五官、九窍以及四肢百骸等全身组织器官紧密地联结成一个表里相连、上下沟通、密切联系、协调共济的统一体。

2. 生理上相互协调　人体各组织器官通过经络系统的联系，气、血、精、津液的输布作用共同完成人体的生命活动。如肺通过经络与大肠相表里，肺的肃降可促进大肠的传导，而大肠的传导也有利于肺的肃降；肺开窍于鼻，鼻与肺相通，为呼吸的门户，肺气调和，则鼻窍通畅，呼吸通利，嗅觉灵敏。

3. 病理上相互影响　脏腑发生病变时，可以通过经络反应于体表、组织或官窍；体表、组织或官窍有病时，也可以通过经络影响所属的脏腑；同时，脏腑之间亦可以通过经络的联系而相互影响。如心火旺盛，心开窍于舌，则舌尖红，甚至舌体生疮、口腔糜烂；心通过经络与小肠相表里，心火下移小肠，可见尿赤、尿急和尿痛等。在诊断疾病时，可通过观察五官、形体、舌脉等外在变化，了解内在脏腑的病变，从而做出正确的诊断。如见舌尖芒刺、小便短赤，判断为心火亢盛。在治疗疾病时，亦从整体观念出发，确立适当的治疗原则与方法。如清泻心火，可以用导赤散，使心火从小便而出。

（二）人和自然界的统一性

中医学认为，人与天地相应，天人合一。人与自然环境是不可分割的有机整体。人生活在自然环境中，人体的生理机能和病理变化必然会受到自然环境变化的影响，如寒暑及昼夜晨昏的交替以及地域的差异等。

1. 季节气候对人体和疾病的影响　一年四季有春温、夏热、秋凉、冬寒的气候变化，自然界的生物会相应发生春生、夏长、秋收、冬藏等变化，人体也须与之相适应。如生理上，人体的脉象会随四时更替而有春弦、夏洪、秋毛、冬石的变化。病理上，如慢性咳嗽多在冬季加剧，哮喘多在季节交替时期发作，关节疼痛等常在寒冷或阴雨天气时加重。

2. 昼夜晨昏对人体和疾病的影响　昼夜晨昏的阴阳消长，人体阳气随之有着生、长、衰、入的规律。如生理上，白天阳气趋于体表，有利于劳作；夜间阳气潜于体内，便于睡眠休息。病理上，一般病情多呈现白天较轻，傍晚加重，夜间最重的起伏变化。

3. 地区环境对人体和疾病的影响　不同地域的环境、气候及生活习惯各异，也影响着人体的生理活动，从而形成不同区域人的体质差异。如生理上，我国南方气候多温暖湿润，人体腠理多疏松，北方气候寒冷干燥，人体腠理多致密。病理上，南方人易患湿热之病，北方人易患燥寒之病。一些地方性疾病如地方性甲状腺肿等，与地理环境密切相关。

因此，中医治疗学中强调要因人、因地、因时制宜。养生学中强调顺应自然、顺应四时气候变化，以达到避邪防病、保健延年的目的。

（三）人和社会环境的统一性

人生活在社会中，其生命活动必然会受到社会环境的影响。政治、经济、宗教、法律、婚姻、人际关系等社会因素，都会影响人体机能的变化。

社会安定、人际关系融洽，则精神愉悦，利于身心健康；反之，社会动荡、家庭纠纷、亲人亡故、邻里不和或同事间关系紧张等，均可破坏人体生理和心理的协调与稳定，导致疾病的发生。

考点 整体观念的内容

二、辨证论治

辨证论治是中医认识疾病和治疗疾病的基本法则，是中医药学对疾病的一种特殊的研究和处理方法，也是中医药学的基本特点之一。

（一）辨证

1. 辨证的概念　辨证就是将四诊收集到的症状、体征、病史等资料，通过分析、综合，辨清疾病的原因、性质、部位和邪正关系，概括、判断为某种证。

2. 症、证与病的关系

（1）症　即症状和体征，是病人主观不适的感觉与某些病态反应。

（2）证　即证候，是在疾病过程中某一阶段的病理概括，包括病因、病性、病位和邪正关系。

（3）病　即病名，是指有特定的病因、发病形式、病机、发展规律和转归的一种完整的过程。

症状是证候的基本要素；证候比症状范围更广，更深刻地提示了疾病的本质，证候是辨证的结果；各阶段或类型的证候组成了疾病的全过程。如感冒，是病，有风寒感冒证、风热感冒证等不同的证候，其中风寒感冒证又常见恶寒重、发热轻、鼻塞、流清涕等若干症状。

（二）论治

论治就是根据辨证的结果，确定相应的治疗原则和方法。

辨证和论治，是诊疗疾病过程中不可分割的两个方面，辨证是论治的前提和依据，论治是辨证的目的和方法。通过论治可以检验辨证是否准确。

根据证来治疗，“证同治亦同，证异治亦异”，临床就有了同病异治和异病同治两种形式。同病异治是指同一疾病所表现的证候不同，因而治疗方法也不同。如麻疹，不同阶段证不同，治法各异。初期表现为发热，疹出不透，是病在表，治宜解表透疹；中期表现为高热、咳嗽，是病在肺，为肺热壅盛之证，治当清肺热为主；后期高热渐降，疹渐消退，病人口干、口渴，是肺胃阴伤、余热未尽之证，故治当养阴清热为主。异病同治是指不同的疾病出现相同的或近似的证候，采取相同的方法进行治疗。如久泻之后，出现脱肛，为中气下陷；而产后调理不当，子宫下垂，也是中气下陷。这两种病虽不同，而证相同，因此都应采用益气升阳的治疗方法。

考点 同病异治，异病同治

自测题

【A型题】

1. 我国第一部药物学专著是
   A.《五十二病方》
   B.《备急千金要方》
   C.《新修本草》
   D.《神农本草经》
   E.《本草纲目》
2. 我国现存最早的医学经典著作是
   A.《诸病源候论》　B.《黄帝内经》
   C.《伤寒杂病论》　D.《神农本草经》
   E.《本草纲目》
3. 明代杰出的医药学家李时珍，以毕生精力撰写了什么著作而闻名于世
   A.《五十二病方》　B.《黄帝内经》
   C.《伤寒杂病论》　D.《神农本草经》
   E.《本草纲目》
4. 下列哪项不是中医药学的基本特点
   A. 人体本身是一个有机的整体
   B. 人与自然是一个统一整体
   C. 人与动物是一个统一整体
   D. 人与社会是一个统一整体
   E. 人与天地相应
5. 李杲是以下哪个流派的代表人物
   A. 攻下派　B. 寒凉派
   C. 补土派　D. 养阴派
   E. 温病学派
6. 世界上最早的国家药典是
   A.《神农本草经》　B.《本草纲目》
   C.《五十二病方》　D.《新修本草》
   E.《备急千金要方》

7. 能反映疾病在某一阶段病理变化本质的是
A. 证　B. 病　C. 症
D. 征　E. 脉

8. 在整体观念中，人体以什么为中心
A. 六腑　B. 经络　C. 气血
D. 奇恒之腑　E. 五脏

9. 患儿，5 岁，初期因发热，疹出不透，医生诊断为麻疹，给予解表透疹治疗；另一位患儿，3 岁，疹出肌表，高热、咳嗽，医生亦诊断为麻疹，给予清肺热治疗。此为中医的什么治疗方法
A. 异病同治　B. 同病异治
C. 异症同治　D. 同症异治
E. 同证异治

10. 刘某，男，75 岁，久泻脱肛，医生认为中气下陷，采用益气升阳的治疗方法。而李某，女，26 岁，产后子宫下垂，医生亦认为中气下陷，也采用益气升阳的治疗方法。此为中医的什么治疗方法
A. 异病同治　B. 同病异治
C. 异症同治　D. 同症异治
E. 异证同治

【B 型题】

（11、12 题共用备选答案）
A.《温疫论》　B.《温热论》
C.《湿热病篇》　D.《温病条辨》
E.《温热经纬》

11. 吴又可提出了传染病的病因是一种称为戾气的致病物质，创戾气学说的著作是

12. 吴鞠通创立了三焦辨证的著作是

（林柳艺）

第2章 阴阳五行学说

学习目标

1. 素质目标：了解中国传统哲学文化，树立文化自信。

2. 知识目标：掌握阴阳五行学说的概念和基本内容；熟悉阴阳的属性和五行的特性；了解阴阳学说、五行学说在中医药学中的应用。

3. 能力目标：学会运用阴阳学说、五行学说解决临床中遇到的问题。

阴阳五行学说是阴阳学说和五行学说的总称，是古人用以认识自然和解释自然的世界观和方法论，是我国古代哲学中朴素的唯物辩证法。我国古代医学家在长期医疗实践的基础上，将阴阳五行学说运用于中医药学领域，成为中医药学理论体系中的一个重要组成部分。

第1节　阴阳学说

案例 2-1

黄某，女，22 岁。高热、咳嗽、气促 3 天。3 天前因受寒出现咳嗽、咽痛，继而高热，体温 40.2℃，持续不退，伴咳喘气粗，痰黄稠，面红，烦躁不安，口渴喜冷饮，舌质红，苔黄，脉数有力。

思考与讨论：本例患者属于阴证还是阳证？

阴阳学说，属于中国古代哲学范畴，是古代劳动人民在长期生活实践中，对自然界的运动变化观测、归纳后，认识到自然界的一切事物和现象都具有相互对立的阴阳两个方面，并且用阴阳的属性及其运动变化规律来认识自然、解释自然、探求自然规律的学说。《黄帝内经》中将阴阳学说与医学理论相结合，用来阐释天人之间的关系，人体脏腑的生理功能、病理变化，指导临床诊断、治疗等医学问题，形成了具有中医特色的阴阳学说。

一、阴阳的基本概念

阴阳，是对自然界相互关联的事物或现象对立双方属性的概括。

阴阳最初的含义是指日光的向背，即向日光者为阳，背日光者为阴。后来古人观察到自然界中还存在很多既相互对立又相互关联的现象，如方位的上与下、活动状态的动与静等，从而抽象出阴、阳两个基本范畴。古代的哲学家进而认识到自然界中的一切事物和现象都存在着相互对立、相互作用的关系，于是就用阴阳这一概念来解释其相互关系和运动发展变化的规律。

阴阳含有对立统一的概念。它既可以代表两个相互对立的事物和现象，也可以代表同一事物内部所存在的相互对立的两个方面。如动与静是两种相互对立的现象，动为阳、静为阴；而上与下是同一事物相互对立的两个方面，上为阳、下为阴。

一般地说，凡是相对静止的、内在的、下降的、寒冷的、有形的、晦暗的、抑制的、物质的都属于阴的范畴；凡是相对运动的、外在的、上升的、温热的、无形的、明亮的、兴奋的、功能的都属于阳的范畴（表 2-1）。

表 2-1 事物和现象的阴阳属性举例

属性	空间	时间	季节	温度	湿度	亮度	事物的动态
阴	下、内、右、地	夜	秋冬	寒凉	湿润	晦暗	静止、下降、向内、抑制、衰退
阳	上、外、左、天	昼	春夏	温热	干燥	明亮	运动、上升、向外、兴奋、亢进

阴阳具有普遍性、相关性、相对性和可分性四个特性。

1. 阴阳的普遍性　是指自然界一切事物或现象都包含着相互对立的阴阳两个方面，一切事物的发生、发展和变化，都是阴和阳对立统一的结果。如水与火、天与地等。

2. 阴阳的相关性　是指阴阳属性的划分必须是在同一层次、同一范围，并且必须相互关联的一对事物或现象之间进行的，这样才具有实际意义。如水与火、上与下、男与女等。

3. 阴阳的相对性　是指阴阳的属性不是绝对的、不可变的，而是相对的、可变的，是随着空间、时间、运动趋势、功能属性等的变化而改变的。如 60℃的水，相对于 30℃的水而言属阳，相对于 100℃的水而言则属阴。再如寒属阴，热属阳，寒极可以转化为热，热极可以转化为寒。

4. 阴阳的可分性　是指阴阳之中复有阴阳，阴阳无限可分，直至无穷。如白昼为阳，夜晚为阴。白昼中上午温度总体呈上升趋势，故为阳中之阳，下午温度总体呈下降趋势，故为阳中之阴；夜晚中前半夜温度总体呈下降趋势，故为阴中之阴，后半夜温度总体呈上升趋势，故为阴中之阳。

考点 阴阳的概念

二、阴阳学说的基本内容

阴阳学说的基本内容包括阴阳的对立制约、互根互用、消长平衡和相互转化四个方面。

（一）对立制约

阴阳的对立制约，是指自然界的一切事物和现象都存在着相互对立、相互制约的阴阳两个方面，只有这样，才能推动事物的发展和变化，并维持事物发展的动态平衡。如寒冷与温热，寒冷属阴，温热属阳，寒冷可以降低高温，温热可以驱散寒冷。再如人体正常生理功能的兴奋与抑制，兴奋属阳，抑制属阴，兴奋可以避免因抑制过强而造成机体功能过度低下，抑制可以防止因过度兴奋而造成机体损伤，二者相互对立制约，以维持人体生理功能的动态平衡。

（二）互根互用

阴阳的互根互用，是指阴阳双方互为根本、相互为用的关系。如《素问·阴阳应象大论》所说："阴在内，阳之守也，阳在外，阴之使也。"阴阳互根是指阴阳双方都以对方的存在为自己存在的前提，任何一方都不能脱离对立的另一方而单独存在。如上为阳，下为阴，没有上就无所谓下，没有下也就无所谓上；阴阳互用是指阴阳双方有相互资助，促进对方势力发展壮大的关系。如人体的气和血，气属阳，血属阴，气能生血、行血，血能载气、养气，故有"气为血之帅，血为气之母"之说。如果阴阳双方失去了互为存在的条件，则会导致"孤阴不生，独阳不长"，甚则出现"阴阳离决，精气乃绝"的危候。

（三）消长平衡

消，即削弱、减少；长，即壮大、增加。阴阳消长，是指阴阳双方不是一成不变的，而是始终处于阴消阳长或阳消阴长的运动变化状态之中。事物是通过阴阳双方的消长变化，保持着阴阳双方的相对平衡，以维持事物的正常发展和变化。如四季的气候交替，由冬至春及夏，气候由寒变温再变热，呈现阴消阳长的过程；由夏至秋及冬，气候由热变凉再变寒，呈现阳消阴长的过程。就人体而言，各种机能活动（阳）的产生，必须要消耗一定的营养物质（阴），这就是阳长阴消的过程；而营养物质（阴）的产生，又必然消耗器官的功能活动（阳），这就是阴长阳消的过程。阴阳的消长，维持着人体正常的生命活动，"阴平阳秘，精神乃治"。如果这种消长变化超过一定的限度，就会破坏人体阴阳的相对平衡状态而导致疾病的发生。

（四）相互转化

阴阳转化，是指阴阳对立的双方，在一定条件下，可以各自向其相反的方向转化，即阴可以转化为阳，阳可以转化为阴。阴阳转化主要是指事物或现象的阴阳属性的改变，如一年四季气候的变化，冬至寒甚至极而阳气生，气候逐渐转暖；夏至热甚至极而阴气生，气候逐渐转凉。又如某些急性热病，因热毒极重，耗伤正气，在持续高热时，可突然出现虚脱、四肢厥逆、体温下降、面色苍白等阳气暴脱的危象，属于由阳证转化为阴证。

阴阳转化必须具备一定的条件，即当阴阳的消长超过一定限度，就会发生阴阳转化，即《素问·阴阳应象大论》中所谓"重阴必阳，重阳必阴"。阴阳转化实际上是阴阳的消长变化发展到一定阶段，使事物的阴阳属性发生了由量变到质变的结果。

考点 阴阳学说的基本内容

三、阴阳学说在中医药学中的应用

阴阳学说作为中医药学的哲学基础，贯穿于中医药学理论体系的各个方面，用来说明人体的组织结构、生理功能、病理变化，并指导临床诊断和治疗。

（一）说明人体的组织结构

人体是一个有机的整体，人体内部充满着阴阳对立统一的现象。人体的组织结构既有机联系，又可以划分为相互对立的阴阳两个方面（表 2-2）。

表 2-2 人体组织结构的阴阳划分表

属性	人体部位	脏腑	生理功能	经络分布
阴	下部、腹部、体内	五脏	血、吸、肃降、降浊、滋润、衰老	四肢内侧（手足三阴经）
阳	上部、背部、体表	六腑	气、呼、宣发、升清、温煦、生长	四肢外侧（手足三阳经）

（二）说明人体的生理功能

阴阳学说认为人体正常的生理活动是阴阳双方保持对立统一的协调关系的结果，即“阴平阳秘”。以人体的功能与物质为例，功能属阳，物质属阴，人体功能活动的产生是以物质为基础的，没有物质就无以产生生理功能，而功能活动的结果，又可以不断化生物质。人体功能与物质之间的这种对立统一关系，维持着功能与物质的相对动态平衡，保证生命活动的正常进行。

（三）说明人体的病理变化

疾病的发生是致病因素作用于机体，破坏了阴阳的动态平衡，出现阴阳失调的结果。阴阳失调具体表现为阴阳偏胜和偏衰。

1. 阴阳偏胜　包括阴偏胜和阳偏胜，是阴或阳的一方高于正常水平的病理状态。但当阴阳偏胜到一定程度，势必会影响到对立的另一方面，出现阳胜伤阴、阴胜伤阳的病理状态。临床表现中的病理特征是“阳胜则热，阴胜则寒”“阴胜则阳病，阳胜则阴病”（《素问·阴阳应象大论》）。

（1）阴偏胜　即阴盛，是阴寒之邪侵袭人体使机体阴寒亢盛所致的病理状态。阴长则阳消，阴偏胜可致阳气损伤。临床表现为恶寒、无汗、全身冷痛、脉紧等症状。

（2）阳偏胜　即阳盛，是阳热之邪侵袭人体使机体阳气亢盛所致的病理状态。阳长则阴消，阳偏胜可致阴液损伤。临床表现为发热、汗出、面赤、口渴、脉洪数等症状。

2. 阴阳偏衰　包括阴偏衰和阳偏衰，是阴或阳的一方低于正常水平的病理状态。阴阳偏衰的特点是，阴或阳中一方偏衰，而另一方正常。临床表现中的病理特征是“阴虚则热，阳虚则寒”（《素问·阴阳应象大论》）。

（1）阴偏衰　即阴虚，是机体阴液亏虚所致的病理状态。阴消则阳长，阴偏衰可致阳相对偏盛。临床表现为五心烦热、盗汗、舌红少津、脉细数等虚热症状。

（2）阳偏衰　即阳虚，是机体阳气虚弱所致的病理状态。阳消则阴长，阳偏衰可致阴相对偏盛。临床表现为形寒肢冷、面色㿠白、舌淡、脉沉迟无力等虚寒症状（图 2-1）。

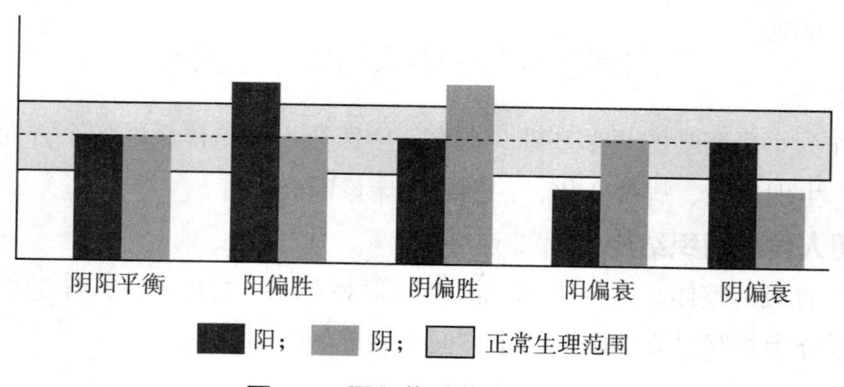

图 2-1　阴阳偏胜偏衰示意图

（四）用于疾病的诊断

任何疾病，尽管其临床表现错综复杂，千变万化，其发生发展的根本都在于阴阳失调，都可以用阴阳来加以概括其病变部位、性质和各种证候的属性，故《素问·阴阳应象大论》说："善诊者，察色按脉，先别阴阳"。例如望诊中，面色鲜明者为阳，面色晦暗者为阴；闻诊中，语音高亢洪亮者属阳，低微无力者属阴；问诊中，口渴多饮者为阳，口不渴者为阴；脉诊中，脉浮、大、滑、数、实者属阳，脉沉、小、涩、迟、虚者属阴。

（五）用于疾病的治疗

疾病发生、发展的基本病机是阴阳失调，因此，治疗的原则就在于调整阴阳，补其不足，泻其有余，恢复阴阳的相对平衡协调。如实热证中阳热亢盛，可用寒凉药物以泻其热，即"热者寒之"；实寒证中阴寒偏盛，可用温热药物以损其寒，即"寒者热之"。如兼有实热伤阴、实寒伤阳的情况，应当配伍相应的滋阴或补阳之药。如因阴液不足不能制约阳而导致阳相对亢盛者，则需补其阴；因阳气不足不能制约阴而致阴相对亢盛者，则应补其阳，以促使体内阴阳恢复新的相对平衡。

第 2 节　五 行 学 说

案例 2-2

范某，女，64 岁。胁痛、嗳气、腹泻 5 天，咳嗽 1 天。5 天前与家人争吵后，出现右胁肋部胀痛，思绪不宁，心烦失眠，嗳气频繁，不思饮食，脘腹窜痛，痛则欲泻，泻后痛减。今晨起眼花，干咳频频，痰少黏稠，口苦，咽干，二便正常。舌质红，苔薄黄，脉弦数。

思考与讨论：本例患者为情志所伤胁部胀痛，肝病影响脾胃而致嗳气、腹泻。肝病又导致肺的病变，出现咳嗽等症状。请用五行乘侮理论解释上述现象。

五行学说，属于中国古代哲学范畴，是以木、火、土、金、水五种物质的特性及其运动变化规律来认识世界、解释世界和探求宇宙规律的一种世界观和方法论。中医药理论在形成过程中，深受五行学说的影响，将其用来阐述人体生理、病理以及人与外在环境之间的相互关系，用于指导临床诊断和治疗，使五行学说成为中医药理论体系的重要组成部分。

一、五行的概念和特性

（一）五行的概念

五，指构成世界的木、火、土、金、水五种基本物质。行，指运动和变化。五行，即指木、火、土、金、水五种基本物质及其运动变化。

五行一词，最早见于《尚书·洪范》。我国古代人民在长期的生活和生产实践中，认识到木、火、土、金、水是自然界不可缺少的最基本的物质，故五行最初称为"五材"。

五行学说就是在"五材"的基础上，进一步引申为世界上的一切事物都是由木、火、土、金、水五种基本物质的运动变化而生成的。如《国语·郑语》说："故先王以土与金、木、水、火杂，以成百物。"这五种物质各具特性，但都不是孤立存在，而是紧密联系的。五行之间既相互资生，又相互制约，从而促进了自然界事物的发生和发展，维持着它们之间的协调平衡。

考点 五行的概念

（二）五行的特性

五行的特性，是我国古代人民在长期的生活和生产实践中，通过对木、火、土、金、水五种物质的直观观察和朴素认识的基础上，进行抽象概括而逐渐形成的。

1. 木的特性　“木曰曲直”。曲，屈也；直，伸也。曲直，指树木的枝条具有生长、舒展，能曲能直的特性，引申为凡具有生长、升发、舒畅、条达等性质或作用的事物和现象，都归属于木。

2. 火的特性　“火曰炎上”。炎，热也；上，向上。炎上，指火具有温热、向上的特性，引申为凡具有温热、升腾、上升、明亮等性质或作用的事物和现象，都归属于火。

3. 土的特性　“土爰稼穑”。爰，通援，即援助之意；稼，即种植谷物；穑，即收获谷物。稼穑，泛指人类种植和收获谷物的农事活动，即土具有生化、承载的特性，引申为凡具有生化、承载、受纳等性质或作用的事物和现象，都归属于土。

4. 金的特性　“金曰从革”。从，顺从、服从；革，变革。从革，指金的产生是通过变革而实现的。金的质地沉重，且常用于杀戮，故引申为凡具有收敛、肃杀、下降、清洁等性质或作用的事物和现象，都归属于金。

5. 水的特性　“水曰润下”。润，湿润、滋润、濡润；下，向下、下行。润下，指水具有滋润、下行的特性，引申为凡具有寒凉、滋润、下行等性质或作用的事物和现象，都归属于水。

（三）事物属性的五行归类

古人以五行的特性为依据，运用取象比类法和推演络绎法，将人体脏腑、组织器官、官窍、生理、病理现象，以及自然界的各种事物和现象，分别归纳于木、火、土、金、水五行之中，形成了五大系统，用以阐述人体脏腑组织之间的复杂联系及人体与外界环境之间的相互关系（表 2-3）。

表 2-3　自然界、人体五行属性归类表

自然界					五行	人体				
五味	五色	五气	五方	五季		五脏	五腑	五官	五体	五志
酸	青	风	东	春	木	肝	胆	目	筋	怒
苦	赤	暑	南	夏	火	心	小肠	舌	脉	喜
甘	黄	湿	中	长夏	土	脾	胃	口	肌肉	思
辛	白	燥	西	秋	金	肺	大肠	鼻	皮毛	悲
咸	黑	寒	北	冬	水	肾	膀胱	耳	骨	恐

1. 取象比类法　又称直接归类法。取象，即是从事物或现象的象（性质、作用、形态等）中找出能反映其本质的特有征象；比类，即将事物或现象的特有征象与五行各自的特性相比较，以确定其五行的归属。例如，以季节配五行：由于春季阳气生发，万物复苏，草木萌生，故归属于木；夏季阳气旺盛，万物生长茂盛，故归属于火；长夏潮湿多雨，万物孕育，故归

属于土；秋季收敛，秋风肃杀，故归属于金；冬季天寒地冻，万物封藏，故归属于水。但是直接归类法是以事物或现象的部分特性与五行特性相类比而得出的推断，不是必然的，存在着一定的局限性。

2. 推演络绎法　又称间接归类法，即根据已知的某些事物或现象的五行属性，推演与此事物或现象相关的其他事物或现象的五行属性的认知方法。例如，肝属木，由于肝合胆，主筋，其华在爪，开窍于目，故经推演络绎，胆、筋、爪、目皆随之属于木。

二、五行学说的基本内容

五行学说并不是孤立地、静止地将事物归属于五行，而是以五行之间的相生、相克关系来阐述事物之间相互联系、相互协调平衡的统一性和整体性；以五行之间的相乘、相侮关系来阐述事物之间的协调平衡被破坏之后的相互影响，以及病理状态下各脏腑组织之间的关系。

（一）五行相生

生，即资生、助长、促进的意思。五行相生，是指木、火、土、金、水之间存在着有序的依次相互资生、助长和促进的关系。

五行相生的次序是：木生火，火生土，土生金，金生水，水生木（图 2-2）。

五行相生关系中，任何一行都具有生我和我生两个方面的关系，又称为母子关系，生我者为母，我生者为子。以火为例，由于木生火，故木为火之母，火为木之子。

（二）五行相克

克，即制约、克制、抑制的意思。五行相克，是指木、火、土、金、水之间存在着有序的依次相互制约、克制的关系。

五行相克的次序是：木克土，土克水，水克火，火克金，金克木（图 2-2）。

五行相克关系中，任何一行都具有克我和我克两个方面的关系，又称为所胜和所不胜的关系。我克者为我所胜，克我者为我所不胜。以水为例，由于土克水，而水又克火，故对于水而言，克我者为土，也称土为水之所不胜；而我克者为火，也称火为水之所胜。

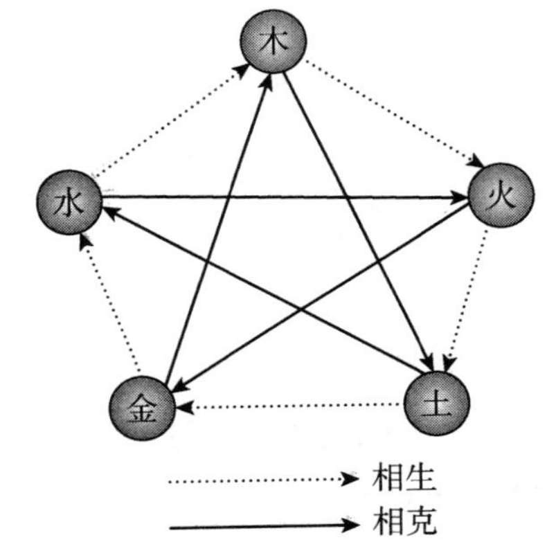

图 2-2　五行相生相克规律示意图

（三）五行相乘

乘，即乘虚侵袭之意。五行相乘，是指五行之中某一行对所胜一行的过度克制，即相克太过。

五行相乘的次序与相克的次序相同，即木乘土，土乘水，水乘火，火乘金，金乘木（图 2-3）。如火过于强盛，则克金太过，导致金的功能失常，称为火乘金。

（四）五行相侮

侮，即欺侮，有恃强凌弱的意思。五行相侮，是指五行中的某一行对其所不胜一行的反向克制，又称反克或反侮。

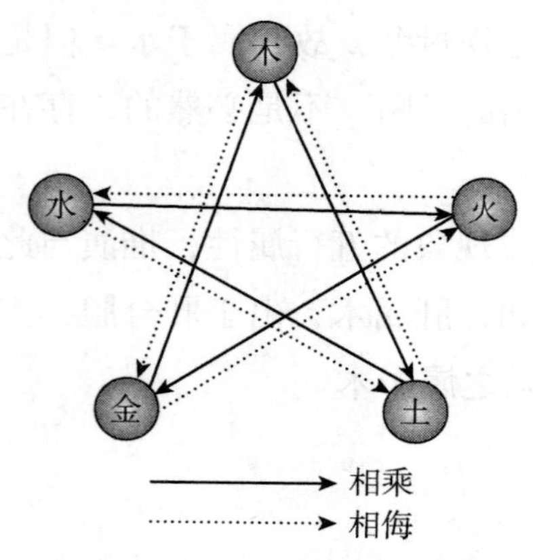

图 2-3 五行相乘相侮规律示意图

五行相侮的次序与相克的次序相反，即木侮金，金侮火，火侮水，水侮土，土侮木（图 2-3）。如土过于强盛，则会反侮所不胜的木，导致木的功能失常，称为土侮木。

五行的相生和相克维持着五行之间的动态平衡，是自然界的正常现象。人体内五行的相生相克，也属于正常的生理活动。五行的相乘和相侮破坏了整体的平衡和稳定，是自然界的异常现象。人体内五行的相乘和相侮则破坏了机体的平衡状态，导致疾病的发生。

考点 五行的相生、相克、相乘和相侮的概念和次序

链接 相克与相乘

相克与相乘虽然在次序上是相同的，但两者却有本质的区别。相克是正常情况下的制约关系；相乘则是正常制约关系遭到破坏以后的过度克伐，是反常现象。相乘即过克，分太过和不及两种情况。以木克土为例，正常情况下，木能克土，土为木之所胜。若木气过于亢盛，对土克制太过，导致土的不足，称为木旺乘土；若土气不足，木虽处于正常水平，土仍难以承受木的克制，称为土虚木乘。

三、五行学说在中医药学中的应用

（一）说明五脏的生理功能及其相互关系

1. 说明五脏的生理功能　五行学说运用取象比类的方法，将人体的五脏分别归属于五行，并以五行的属性来解释说明五脏的生理功能。如肝有疏泄、调畅气机的功能，与木的升发、条达舒畅的特性相似，故肝属木；心有推动气血温养全身的功能，与火的温热特性相似，故心属火；脾有运化的功能，为气血生化之源，与土生化万物的特性相似，故脾属土；肺有肃降的功能，与金的清肃收敛特性相似，故肺属金；而肾有藏精、主水的功能，与水的闭藏、滋润特性相似，故肾属水。

2. 说明五脏之间的相互关系　根据五行相生相克的理论，五脏之间也存在着相互资生又相互制约的关系。以五行相生来说明五脏之间相互资生的关系：如木生火，肝木藏血以济心火；火生土，心火之热以温脾土；土生金，脾土运化水谷以充肺金；金生水，肺金清肃下行以助肾水；水生木，肾藏精以养肝木。以五行相克来说明五脏之间相互制约的关系：如木克土，肝木之疏泄可防止脾土的壅滞；土克水，脾土之运化水湿可防止肾水的泛滥；水克火，肾水之滋润上行可防止心火过于亢盛；火克金，心火之温热可防止肺金的肃降太过；金克木，肺金清肃下行可抑制肝木的升发太过。

（二）阐释五脏病变的相互影响

五脏在生理上相互联系，在病理上相互影响。某脏有病可传至他脏，他脏有病也可传至本脏，这种病理上的相互影响称为传变。五脏之间病变的传变包括相生关系的传变和相克关系的传变。如肝病传心（母病及子），肝病传肾（子病及母），即为相生关系的传变；肝病

传脾（木乘土），肝病传肺（木侮金），即为相克关系的传变。诸如此类，都可以用五行之间的关系来阐述五脏在病理上的相互影响。

（三）指导疾病的诊断治疗

五行学说在指导疾病的诊断方面，主要依据五脏与五色、五味、五官、五体在五行分类归属上的联系，结合四诊所收集的资料，根据五行生克乘侮的变化规律来诊断病情。如面见赤色、口苦、脉洪数，可诊断为心病；心脏病病人，面见黑色，为水来乘火。

五行学说在指导疾病的治疗方面，主要在于控制疾病的传变和确定治则、治法两方面。根据相生规律确定的治则为虚则补其母、实则泻其子，常用的治法有滋水涵木法、培土生金法等；根据相克规律确定的治则为抑强、扶弱，常用的治法有扶土抑木法、佐金平木法等。《难经·七十七难》所说："见肝之病，则知肝当传之与脾，故先实其脾气"，即治疗肝病的同时，常采用健脾的方法，防止肝病传脾，此即根据相克规律确定的治疗方法。

自 测 题

【A 型题】

1. 任何一方都不能脱离另一方而单独存在是指阴阳学说基本内容中的
   A. 阴阳对立　B. 阴阳转化　C. 阴阳互根　D. 阴阳消长　E. 阴阳制约
2. 按照阴阳学说理论，下列哪项属阳
   A. 抑郁的　B. 沉降的　C. 寒凉的　D. 湿润的　E. 无形的
3. 事物阴阳两个方面的相互转化是
   A. 绝对的　B. 有条件的　C. 必然的　D. 量变的　E. 随意的
4. 根据阴阳属性的可分性，一日之中属于阴中之阴的是
   A. 上午　B. 下午　C. 前半夜　D. 后半夜　E. 以上均非
5. 从夏至秋及冬的热、凉、寒的变化属于
   A. 阴阳转化　B. 重阳必阴　C. 热及生寒　D. 阳消阴长　E. 阴消阳长
6. 某患者为急性发热，突然体温下降，面色苍白，四肢厥冷，属于
   A. 阴阳转化　B. 阴阳对立　C. 阴阳互根　D. 阴阳平衡　E. 阴阳消长
7. 健康人体的阴阳关系可以概括为
   A. 阴阳相互制约　B. 阴阳互根　C. 阴阳相互转化　D. 阴平阳秘　E. 阴阳消长
8. 五官中的目属五行中的
   A. 水　B. 火　C. 土　D. 金　E. 木
9. 下列属母病及子关系的是
   A. 肝病及肾　B. 肾病及肝　C. 肾病及肺　D. 心病及肾　E. 肺病及心
10. 金的所不胜是
    A. 水　B. 木　C. 土　D. 金　E. 火
11. 下列不宜用阴阳的基本概念来概括的是
    A. 寒与热　B. 上与下　C. 邪与正　D. 内与外

E. 气与血

12. 肝病传肺属于

A. 相侮　B. 相克　C. 相乘

D. 子病及母　E. 相生

13. 肾精不足导致肝血不足，可称为

A. 子病及母　B. 水不涵木

C. 相侮　D. 相克

E. 以上皆不是

【B 型题】

（14、15 题共用备选答案）

A. 普遍性　B. 相对性

C. 可分性　D. 相关性

E. 特殊性

14. 60℃的水，相对于 30℃的水属阳，相对于 100℃的水则属阴，这体现了阴阳的

15. 自然界一切事物或现象都包含着相互对立的阴阳两个方面，一切事物的发生、发展和变化，都是阴和阳对立统一的结果。这体现了阴阳的

（16 ～ 20 题共用备选答案）

A. 炎上　B. 从革　C. 稼穑

D. 曲直　E. 润下

16. 五行学说中火的特性是

17. 五行学说中土的特性是

18. 五行学说中金的特性是

19. 五行学说中水的特性是

20. 五行学说中木的特性是

（林柳艺）

第3章 藏象学说

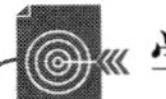

学习目标

1. 素质目标：树立以五脏为中心的整体观念，形成中医学的思维模式。

2. 知识目标：掌握五脏六腑的生理功能及病理表现；熟悉脏腑之间的生理联系及其病理影响；了解五脏与体、窍、志、液的关系。

3. 能力目标：具有辨别各脏腑功能是否正常的能力。

案例 3-1

黄某，女，48 岁。某事业单位中层干部，工作压力大。情志抑郁，胸胁及乳房胀痛，喜叹气，嗳气则舒，口苦，不思饮食，食后恶心欲吐，大便时溏时结，失眠多梦，舌淡红，脉弦。

思考与讨论：该病原因是什么？导致何脏病变？应该从哪些方面调治？

“藏”，通“脏”，指藏之于体内的内脏；“象”，指内脏的形态结构、生理功能活动和病理变化表现于外的征象。藏象学说是研究人体各脏腑组织器官的解剖形态、生理功能、病理变化及其相互关系的学说，对指导临床实践具有普遍意义，是中医学理论体系的重要组成部分。

藏象学说的研究内容包括五脏、六腑、奇恒之腑以及五官九窍、五体等组织器官和精、气、血、津液等功能及其相互关系。

第1节 脏 腑

脏腑，是人体内脏的总称，包括五脏、六腑和奇恒之腑三类。五脏，即心、肝、脾、肺、肾，其共同的生理功能是化生气血，贮藏精气，具有“藏而不泻，满而不实”的特点；六腑，即胆、胃、小肠、大肠、膀胱、三焦，其共同的生理功能是受盛和传化水谷，具有“泻而不藏，实而不满”的特点；奇恒之腑，即脑、髓、骨、脉、胆、女子胞，形态多中空有腔似腑，功能则内藏精气似脏，与脏腑有别，故称奇恒之腑。

一、五 脏

（一）心

心位于胸中，有心包卫护于外。心的主要生理功能是主血脉，主神志。在体合脉，其华在面，开窍于舌，在志为喜，在液为汗。

1. 主要生理功能

（1）心主血脉 血，即血液；脉，即脉管，是血液运行的通道，故又称脉道。心主血脉，是指心气具有推动血液在脉管中循行以营养全身的功能。血液循行于脉中，有赖心和脉的共同作用，但依靠心气的推动才能完成。心气充足，心血沿一定的方向运行不息，将血中的营养物质供应周身组织器官，其功能可从面色、舌象、脉象和胸部的感觉反映出来。如心主血脉的功能正常，则见面色红润有光泽，舌质淡红而润泽，脉搏和缓有力，胸部感觉舒畅。若心主血脉的功能失常，如心气不足，心阳不振，或血液亏虚，或脉道不利，则会导致血流不畅，或血脉空虚，而出现面色㿠白而无光泽，脉搏细弱无力等；甚至发生血流受阻，气血瘀滞而见面色晦暗，唇舌青紫，心前区憋闷疼痛，以及脉搏出现涩、结、代、促等。

（2）心主神志 又称心藏神。神有广义和狭义之分。广义的神，是指人体生命活动的外在表现，包括整个人体的形象、面色、眼神、言语、应答、肢体活动姿态等。狭义的神，即心所主的神志，是指人的精神、意识、思维活动。根据现代生理学的认识，人的精神、意识和思维活动，是大脑的功能。但中医学认为神志与五脏有关，而与心的关系最为密切。心主神志的功能与心主血脉的功能密切相关，血液是神志活动的物质基础。心主神志功能正常，则精神振奋，神志清晰，思维敏捷，对外界信息反应灵敏和正常。心主神志功能异常，则可见心烦、心悸、失眠、多梦、健忘、神志不宁，甚至昏迷、不省人事、癫、狂、痫等。对于神志失常的病人，临床常从心论治。

2. 与体、窍、志、液的关系

（1）心在体合脉，其华在面 在体合脉，即全身的脉管组织统属于心，脉管的通利与好坏与心气的充沛和心血的充盈有关。其华在面，是指面部色泽可以反映心主血脉和主神志的功能正常与否。心的功能正常，则血脉充盈，面色红润光泽。心血不足，则面色苍白，脉细；心血瘀阻，则面色紫暗，脉涩。

（2）心开窍于舌 心的经络上系于舌，其气血上通于舌，故舌体可以直接反映心的疾病。舌的功能主要是味觉和语言。心的功能正常，则舌体红润灵活，味觉灵敏，语言流利。心血不足，则舌质淡白；心血瘀阻，则舌色紫暗；心阳不足，则舌质淡白胖嫩；心阴不足，则舌红绛瘦瘪；心火上炎，则舌红甚至生疮；心神失常，则舌卷、舌强、语謇或失语等。

（3）心在志为喜 心的生理功能与情志活动的喜有关。心的气血正常，则喜乐易生发，气和志达。心的气血不足，则喜乐不生；喜乐过度，则可致精神涣散，甚至错乱。

（4）心在液为汗 汗为津液所化生。津液是血液的重要组成部分，而心主血脉，故有“汗血同源”“汗为心之液”之说。汗出过多，易伤心血、心气，出现心悸、怔忡；大汗淋漓则损及心阳，出现“大汗亡阳”的危象；心阳虚者易自汗；心阴虚者易盗汗。

考点 心的生理功能

附：心包

心包，又称心包络，是心脏的包膜，具有保护心脏，代心受邪的作用。邪气犯心，首先心包受病。如邪热内陷，出现神昏、谵语，称为“热入心包”；痰阻心窍，出现意识模糊，甚至昏迷，称为“痰迷心窍”。心包与心的功能和病变一致，在辨证施治上没有多大差别。

（二）肺

肺位于胸中，分为两叶，左右各一，上通咽喉。肺的主要生理功能是主气、司呼吸，主宣发和肃降，主通调水道。在体合皮，其华在毛，开窍于鼻，在志为悲（忧），在液为涕。

1. 主要生理功能

（1）肺主气、司呼吸　指肺具有主宰人体之气的功能。肺主气包括两个方面，即主呼吸之气和主一身之气。

1）主呼吸之气：肺是体内外气体交换的场所。人体通过肺吸入自然界的清气，呼出体内的浊气，使体内外的气体不断得到交换，保证人体新陈代谢，从而维持人体生命活动。

2）主一身之气：一是肺参与宗气的生成。肺吸入的清气，与脾胃运化的水谷精气在胸中相结合形成宗气，宗气上出喉咙，以促进肺的呼吸运动；贯通心脉，以行血气而布散全身。二是肺有节律地一呼一吸，对全身之气的升降出入运动起着重要的调节作用。肺主气功能正常，则气道通畅，呼吸均匀和调，身体行动有力。肺主气功能减弱，则影响宗气的生成和全身气机的升降出入，表现为气短、声低、体倦、乏力等虚弱症状。

（2）肺主宣发和肃降　肺主宣发，是指肺气具有向上、向外、升宣、发散的生理功能；肺主肃降，是指肺气具有向下、向内、肃降、收敛的生理功能。

1）肺主宣发：体现在三个方面：一是呼出体内浊气。通过肺的宣发作用，呼出体内的浊气，排出肺和呼吸道的痰浊，保持呼吸道的清洁，有利于肺的呼吸。二是输布津液精微。肺将脾所转输的津液和水谷精微升宣布散到全身，外达皮毛，以温润濡养脏腑四肢、肌腠皮毛。三是宣发卫气。肺宣发卫气于肌表，开阖腠理，调节汗液排泄，维持体温恒定。若肺失宣发则可见呼气不畅、胸闷、咳嗽、鼻塞、无汗等症状。

2）肺主肃降：也体现在三个方面：一是吸入清气。肺之肃降作用与肺之宣发作用配合，共同完成吸清呼浊的呼吸过程。二是输布津液和精微。肺将脾转输至肺的水谷精微和津液向下向内布散，灌溉周身。三是清肃洁净。肺气肃降，则能肃清肺和呼吸道内异物，以保持呼吸道的洁净。若肺失肃降，则出现呼吸表浅、咳嗽、喘息等肺气上逆证。

宣发和肃降是肺气运动的两个方面，二者生理上相辅相成，病理上也相互影响。若上升过度，则可致肺失肃降；下降过度，也可致肺失宣发。

（3）肺主通调水道　通，即疏通；调，即调节；水道，是水液运行与排泄的通道。肺主通调水道是指肺气的宣发和肃降可以疏通、调节水液运行的道路。人体多余水液的排泄主要有四条途径：尿、汗、呼吸、大便。其中以尿与汗为主。肺气宣发，使水液布散全身，其中一部分变成汗液，经皮肤排出；另一部分经肺气肃降，使水液下归于肾，再经肾的气化，将人体需要的水液吸收，多余的水液转化为尿下输膀胱。肺通调水道的功能促进了水液的输布与排泄，故又称“肺为水之上源”。若肺失通调，可导致水液的输布和排泄障碍，产生痰饮、水肿等病变。

（4）肺朝百脉、主治节　朝百脉，是指全身的血液都通过血脉流经于肺，并通过肺的呼吸进行体内外气体的交换，然后再将富含有清气的血液输送至全身。肺气调节全身气机，气行则血行，协助心推动血液循行。若肺气虚，则可致血行障碍，出现胸闷、心悸、唇舌青紫等症状。

治节，即治理、调节的意思。肺主治节是指肺气对全身之气血津液具有治理、调节作用。具体体现在四个方面：一是治理调节呼吸运动；二是治理调节一身之气的升降出入运动；三是治理调节血液的运行；四是治理调节水液的输布和排泄。

2. 与体、窍、志、液的关系

（1）肺在体合皮，其华在毛　是指皮毛组织统属于肺。皮毛包括皮肤、汗腺、毫毛等组织。肺宣发卫气和输布津液于体表的功能，能温养、润泽皮毛，调节汗孔开阖，抵御外邪侵袭。肺功能正常，则皮肤致密，毫毛光泽。若肺气不足，则可见皮毛枯槁，抵御外邪能力弱而易感冒等。

（2）肺开窍于鼻　鼻是呼吸的门户，肺气通于鼻，所以称“鼻为肺之窍”。外邪侵袭，多从口鼻而入。肺功能正常，鼻窍通畅，嗅觉灵敏，声音洪亮。肺气不足，则宣降失常，鼻窍不通，呼吸不利，可见鼻塞、流涕、嗅觉功能减退等症状。

（3）肺在志为悲（忧）　肺的生理功能与情志活动的悲忧有关。悲与忧来源不同，悲从外来，而忧自内生。肺气虚弱，机体对外来不良刺激的耐受性下降，易产生悲忧情绪；而过度悲忧又可消耗肺气，出现呼吸气短。

（4）肺在液为涕　涕由肺津所化，有润泽鼻窍、防御外邪、利于呼吸的作用。肺气和则鼻窍通畅，干润适中，涕不外流。若肺寒则鼻流清涕；肺热则鼻流浊涕；肺燥则鼻干燥而无涕。

考点 肺的生理功能

（三）脾

脾位于腹腔上部，左膈之下。脾的主要生理功能是主运化，主升清，主统血。在体合肌肉，主四肢，其华在唇，开窍于口，在志为思，在液为涎。

1. 主要生理功能

（1）脾主运化　包括运化水谷和运化水液两个方面。

1）运化水谷：是指脾对营养物质的消化、吸收和运输功能。饮食入胃，经过脾胃的消化作用，其中的水谷精微通过脾的转输，在心的化赤和肺的宣发肃降作用下布散到全身，以营养各脏腑组织器官。由于饮食水谷是人体出生后所需营养物质的来源，也是生成气血的物质基础，因此脾的运化对整个人体的生命活动至关重要，故称脾为“后天之本”“气血生化之源”。若脾的运化功能失常，生化之源不足，可出现食欲减弱、腹胀、便溏、乏力、消瘦等症状。

2）运化水液：也称为“运化水湿”。是指脾对体内水液的吸收、转输和调节作用。脾在运输水谷精微的同时，还把水液运送到周身各组织器官，发挥其滋润濡养的作用，并将各脏腑组织器官代谢后的水液转输到肾，在肾的气化作用下变成尿液，输送到膀胱，排出体外。若脾运化水液的功能失职，则可见水肿、痰饮、泄泻等水湿潴留的病证。如《素问·至真要大论》云："诸湿肿满，皆属于脾。"

（2）脾主升清　升，即上升，指脾气运动的特点以上升为主，故有"脾气主升"之说；清，指水谷精微等营养物质。脾主升清，是指脾气具有将水谷精微上输于心、肺、头目，通过心肺的作用化生气血，以营养全身，同时维持人体内脏位置相对恒定的作用。若脾不升清，水谷运化失常，气血生化无源，则可见神疲乏力，头晕目眩等症；脾气下陷，则可见久泻、内脏下垂。

（3）脾主统血　统，即统摄、控制。脾主统血，是指脾气具有统摄、控制血液循行脉道之中而不溢出脉外的功能。若脾气虚衰，统摄无权，则血溢于脉外，导致各种出血症状，如便血、衄血、崩漏等，临床称为"脾不统血"。

2. 与体、窍、志、液的关系

（1）脾在体合肌肉，主四肢，其华在唇　在体合肌肉，主四肢是指肌肉、四肢的营养来源于脾运化的水谷精微。脾气健运，则肌肉丰满，四肢轻捷，灵活有力。脾失健运，则肌肉消瘦，四肢软弱无力。其华在唇，是指口唇的色泽变化能反映脾气的盛衰。脾运正常，则口唇红润有光泽。脾失健运，则口唇萎黄不泽。

（2）脾开窍于口　是指人的食欲、口味与脾的运化功能密切相关。脾气健运，则食欲旺盛，口味正常。脾失健运，则食欲不振，口淡无味。

（3）脾在志为思　脾的生理功能与情志活动的思虑有关。脾气健运，则多思善思。思虑过度，则气滞气结，可见不思饮食、脘腹胀闷、倦怠乏力等症。

（4）脾在液为涎　涎为口津，乃脾所化生，为脾之液，有濡润口腔、帮助消化的作用。在脾胃功能正常时不会溢于口外。若脾胃不和，则可见口涎自出。

考点　脾的生理功能

（四）肝

肝位于腹腔，横膈之下，右胁之内。肝的主要生理功能是主疏泄，主藏血。在体合筋，其华在爪，开窍于目，在志为怒，在液为泪。

1. 主要生理功能

（1）肝主疏泄　疏，即疏通；泄，即发泄。肝主疏泄，是指肝具有使全身气机疏通、畅达的作用。具体表现在调畅气机、调畅情志和促进消化三个方面。

1）调畅气机：气机，即气的升降出入运动形式。肝的特点主升、主动，可以促进气的升降出入运动。肝的疏泄功能正常，则气机调畅，经脉通利，组织器官功能协调。若肝的疏泄功能失调，则可出现两方面的病理变化：一是疏泄不足。肝的疏通、畅达作用不足，形成肝气郁结，出现胸胁、乳房或少腹等局部胀痛不适。气是血液运行的动力，气行则血行，气滞则血滞甚则血瘀，可见胸胁刺痛，甚至癥瘕肿块，女性痛经、闭经的病理现象。二是疏泄太过。肝的升发太过，形成肝气上逆、血随气逆，出现头目胀痛，面红目赤，头晕耳鸣，易怒的病理变化，甚则出现吐血、咯血，或猝然昏倒，不省人事。

2）调畅情志：情志，归属于狭义之神中，包括喜、怒、忧、思、悲、恐、惊，又称七情。肝有疏泄、调节人的精神情志活动的功能。肝疏理气机，调畅气血，从而调节情志。肝疏泄功能正常，表现为精神愉快，心情舒畅，气血调和。若肝的疏泄功能失常，表现为疏泄不足和疏泄太过两个方面。疏泄不足，则情志不舒，压抑，闷闷不乐；疏泄太过，则急躁易怒，面目发红，头胀头痛。

3）促进消化：是指肝主疏泄是保持脾胃正常消化功能和胆汁正常分泌的重要条件。一方面，肝的疏泄功能可协调脾胃的气机升降，保障脾升清、胃降浊；另一方面，还可促进胆汁分泌，有助于脾胃对水谷的消化。若肝的疏泄不足，则脾不升清，胆汁分泌不足，可见眩晕、泄泻、腹胀、厌油腻等症；肝的疏泄太过，肝气上逆，则胃不降浊，胆气上溢，则可出现呕逆、嗳气、口苦等症。

另外，肝的疏泄功能还参与男子的排精和女子的月经调节。肝失疏泄，可致男子的排精障碍和女子的月经不调。

（2）肝主藏血　是指肝有贮藏血液和调节血量的生理功能。血液来源于水谷精微，生化于脾而藏于肝。肝内贮存一定的血量，既可濡养自身，以制约肝的阳气，维持肝的阴阳气血平衡，又可防止出血。调节血量可以维持人体各部分在不同生理情况下血量的相对平衡，如机体活动剧烈或情绪激动时，外周血液需要量增多，肝便向其输布血液，满足其需要；休息和睡眠时，外周血液需要量减少，大量的血液便归藏于肝。当肝藏血功能失常，可出现两种情况，一是肝藏血不足，可见头晕、两目昏花、筋肉拘挛、屈伸不利，妇女月经量少，甚至闭经等症。二是肝不藏血，可出现出血现象，如咯血、呕血、妇女月经过多、崩漏。

2. 与体、窍、志、液的关系

（1）肝在体合筋，其华在爪　筋，是连接肌肉和关节，主司运动的组织。肝主筋是指筋必须依赖肝血的滋养，才能有力而灵活地运动。若肝血不足，筋失濡养，则可见肢体麻木、屈伸不利、筋脉痉挛、手足震颤等症状。若热邪劫津，津伤血耗，阴血不养筋而产生风象，可见四肢抽搐、角弓反张、牙关紧闭等动摇症状，称为“肝风内动”。

爪，即爪甲。爪是筋的延续部分，其营养来源与筋相同，同样需要肝血的滋润和濡养。肝血充足，则爪甲红润。若肝血不足，则爪甲枯槁、软薄，或凹陷变形。

（2）肝开窍于目　肝的经络上连目系，目得肝血濡养，才能发挥正常的视觉功能，如《素问·五脏生成》所言“肝受血而能视”。肝血充足，则两目有神，视觉良好。若肝血不足，则可出现两目干涩，视物不清或夜盲；肝经风热，则见目赤痒痛；肝火上炎，则见两目红赤；肝阳上亢，则见头晕目眩；肝风内动，则见两目上视。

（3）肝在志为怒　肝的生理功能与情志活动的怒有关。肝失疏泄，则情绪不宁，烦躁易怒；怒亦可伤肝，导致肝气亢奋，血随气涌，可见面红目赤，心烦易怒，甚则吐血、衄血、猝然昏倒、不省人事。

（4）肝在液为泪　泪为肝之液，有濡养、滋润和保护目窍的作用。肝血充足，则泪液分泌适中，濡润眼睛而不外流。肝血不足，则两目干涩；肝经风热，则目眵增多，迎风流泪。

考点 肝的生理功能

（五）肾

肾位于腰部，脊柱两侧，左右各一。肾的主要生理功能是藏精，主生长发育与生殖，主水，主纳气。在体合骨，其华在发，开窍于耳及二阴，在志为恐，在液为唾。

1. 主要生理功能

（1）肾藏精，主生长发育与生殖　藏，即闭藏。肾藏精是指肾对精具有闭藏作用，不使精气无故流失。精是人体生命活动的基本物质，包括先天之精和后天之精。先天之精禀受于父母，与生俱来，是人体生育繁殖、构成人体的原始物质，并依靠后天之精的滋养而充实、壮大；后天之精，主要来源于脾胃化生的水谷精微，由脾胃化生后，转输至五脏六腑，成为五脏六腑之精气。脏腑之精充盛，除满足本身的生理活动需要外，剩余部分贮藏在肾。当五脏六腑需要时，肾将所藏的精气重新供给五脏六腑。肾中精气是五脏六腑的根本，肾精的盛衰，对各脏腑的功能都有相应影响。若肾中精气不足，可导致其他脏腑虚损。

肾精是胚胎发育的原始物质，是生命的基础，又能促使生殖功能的成熟。人出生以后依赖先天之精和后天之精的共同滋养。从幼年开始，肾的精气逐渐充盛，发育到青春期便产生一种促进生殖功能成熟的物质，称作天癸。于是男子产生精液，女子月经按时来潮，性功能成熟，具备生殖能力。人从中年进入老年，肾精也由充盛逐渐趋向亏虚，天癸的生成亦随之而减少，逐渐耗竭，生殖能力随之下降以至消失。肾中精气的盛衰变化，也体现出人体生、长、壮、老、已的不同生理状态。所以说肾精对人体的生长、发育和生殖功能起着决定性的作用，为人体生长发育之根本。因此临床上对于生长发育的迟缓、生殖功能的异常、未老先衰以及预防衰老等多从肾中精气着手。

链 接　人体生殖功能盛衰规律

《素问·上古天真论》云："女子七岁，肾气盛，齿更发长；二七而天癸至，任脉通，太冲脉盛，月事以时下，故有子；三七，肾气平均，故真牙生而长极；四七，筋骨坚，发长极，身体盛壮；五七，阳明脉衰，面始焦，发始堕；六七，三阳脉衰于上，面皆焦，发始白；七七，任脉虚，太冲脉衰少，天癸竭，地道不通，故形坏而无子也。丈夫八岁，肾气实，发长齿更；二八，肾气盛，天癸至，精气溢泻，阴阳和，故能有子；三八，肾气平均，筋骨劲强，故真牙生而长极；四八，筋骨隆盛，肌肉满壮；五八，肾气衰，发堕齿槁；六八，阳气衰竭于上，面焦，发鬓颁白；七八，肝气衰，筋不能动，天癸竭，精少，肾脏衰，形体皆极；八八，则齿发去。"

（2）肾主水　亦称肾主水液，指肾具有主持和调节人体水液代谢的作用，故称"肾为水脏"。水液通过胃的受纳，脾的转输，肺的宣降，三焦的决渎，膀胱的气化等共同作用，清者运行到脏腑，发挥滋润和濡养作用；浊者化为汗液和尿液，排出体外。在这一系列的生化代谢过程中，肾的蒸腾气化使肺、脾、三焦在水液代谢中发挥各自的生理作用。若肾主水的功能失调，气化功能减弱，开阖失度，则会出现尿少、水肿，或尿量增多，甚至遗尿。

（3）肾主纳气　是指肾具有摄纳肺吸入之气，使之保持一定深度从而调节呼吸的作用。可见人体正常的呼吸运动是肺肾相互协调的结果，故称“肺为气之主”“肾为气之根”。具体说，呼吸运动由肺所主，但吸入之气，必须保持一定深度，并下达于肾，由肾气为之摄纳，才能为一身之用。肾气充足，摄纳正常，则呼吸调匀。肾气不足，摄纳无权，呼吸深度不够，可出现呼吸表浅、动则气喘、呼多吸少等症，称为“肾不纳气”。

2. 与体、窍、志、液的关系

（1）肾在体合骨，其华在发　肾藏精，精生髓。髓包括骨髓、脊髓和脑髓。髓藏于骨腔称骨髓；位于脊髓管内称脊髓；脊髓上通于脑，汇聚成脑髓，故称“脑为髓海”。髓为肾精变化而成，故脑的发育健全、骨的生长修复均与肾精密切相关。肾精充足，则能化生足够的髓，骨得髓的滋养而坚强有力、发育旺盛、骨质致密；脑得髓的滋养而思维敏捷、耳聪目明、记忆力强。若肾精不足，骨髓失充，则小儿囟门迟闭，骨软无力，甚至发育不良，生长迟缓；成人常出现腰腿酸软，步履蹒跚，甚至脚痿不能行动，老人骨质疏松、易骨折且愈合不良。肾精不足，脑髓空虚，可见小儿大脑发育不全、智力低下，甚至痴呆；成人记忆力减退、精神萎靡、反应迟钝、头晕耳鸣、失眠健忘。

“齿为骨之余”，牙齿也依赖肾精的充养。肾精充足，牙齿坚固、完整。若肾精不足，则小儿牙齿生长迟缓，成人牙齿易松动脱落。

其华在发，是指肾精的充盈与否反映在发。头发的营养虽源于血，但其生机却根植于肾。因为肾藏精，精能化血，精血旺盛，则毛发壮而润泽。所以说头发的生长和脱落、润泽和枯槁，都与肾中精气和血有关。若久病肾虚，则可见头发稀疏、枯槁、脱落，甚至头发早脱、早白。

（2）肾开窍于耳及二阴　耳的听觉功能，前阴的排尿和生殖功能，以及后阴的排便功能都与肾密切相关。肾的经脉上行于耳，肾的精气上通于耳，耳的听觉依赖于肾中精气的充养。肾中精气充足，则听觉灵敏。肾中精气不足，则出现耳鸣、听力减退。老年人肾中精气虚弱，常出现听力减弱、重听等。

二阴，指前阴与后阴。前阴有排尿和生殖作用，后阴有排泄粪便功能。尿液的排泄虽在膀胱，但依赖肾的气化，而人体的生殖功能为肾所主。因此，尿频、遗尿、尿失禁以及尿少或尿闭，均与肾的气化失调有关。大便的排泄，虽然通过后阴，但也受到肾气温煦。临床上如肾阳不足，可致大便秘结，或泄泻，甚至久泻滑脱；如肾阴不足，亦可致便秘。故说“肾主司二便”。

（3）肾在志为恐　恐，即惊恐、畏惧。肾的生理功能与情志活动的恐有关。惊源于外因，已不自知；恐源于内心，自知而胆怯。惊则气乱，恐则气下。惊恐过度则伤肾气，可致遗精，早泄，二便失禁。

（4）肾在液为唾　唾，为口津，是唾液中较稠厚的部分，有润泽口腔，滋润食物及滋养肾精的功能。唾为肾精所化，咽而不吐，可滋养肾精。肾亏则唾少；多唾久唾，则耗伤肾精。

附：命门

关于命门的位置有以下几种观点：①左肾右命门说；②两肾总号命门说；③两肾之间为命门说；④命门为肾间动气说。

关于命门的功能，有以下几种认识：①命门为元气所系，是人体生命活动的原动力；②命门藏精舍神，与生殖功能密切相关；③命门为水火之宅，包括肾阴、肾阳的功能；④命门寓真火，为人体阳气之根本。

一般认为肾阳为命门之火，肾阴为命门之水。肾阳即真阳、元阳，肾阴即真阴、元阴。古人言命门，是强调肾中阴阳的重要性。

考点 肾的生理功能

二、六　　腑

（一）胆

胆与肝相连，附在肝的短叶间。胆是中空的囊状器官，内藏胆汁。胆的主要生理功能是贮藏和排泄胆汁，主决断。

1. 胆贮藏和排泄胆汁　胆汁由肝脏形成和分泌，贮藏在胆，并通过胆管排泄到小肠，参与消化食物。肝脏的疏泄功能正常，胆汁排泄通畅，脾的运化功能正常。反之则脾的运化功能减弱，消化不良；若胆气上逆，还会出现口苦，呕吐苦水；若胆汁不循常道，则出现黄疸。

从形态上看，胆为中空器官，类似腑，故归属于六腑；但本身又贮藏胆汁，与脏的贮藏精气的功能相似，与六腑有别，所以又归于奇恒之腑。

2. 胆主决断　是指胆在精神意识思维活动中，具有判断事物、做出决定的能力。胆主决断的功能对于防御和消除精神刺激，维持和控制气血运行，协调脏腑关系起着重要作用。胆气强壮，则能镇静应变，判断准确。若胆气虚弱，则易惊善恐，遇事多疑。

（二）胃

胃位于横膈之下，上接食管，下通小肠。胃的主要生理功能是受纳、腐熟水谷，主通降，以通为顺，以降为和。

1. 胃主受纳、腐熟水谷　受纳是指饮食入口，经过食道，容纳于胃，所以称“胃为水谷之海”。腐熟是指胃把受纳的饮食物腐熟消磨，变成食糜，并下传小肠。如胃的受纳减弱，则厌食；若胃腐熟不能，则胃脘胀痛，嗳腐酸馊。胃受纳腐熟水谷的功能，必须以脾健运为前提。脾胃的这种功能称为胃气，在脉象上亦可反映，即脉搏和缓有力，不快不慢，称有胃气。“人以胃气为本”，有胃气则生，无胃气则死。

2. 胃主通降，以通为顺，以降为和　这是胃的特性。饮食入胃，经胃腐熟消化后，下行受盛于小肠，再经过小肠分清泌浊，分为营养物质和食物残渣两部分，食物残渣下传到大肠，变为粪便排出体外。胃肠虚实更替的状态是由胃气通畅下行作用来完成的，保持胃的通降，才能继续胃的受纳。所以胃气以通为顺，以降为和。若胃气失于通降，胃不受纳，还会导致胃气上逆，出现纳呆、恶心、呕吐等症。

另一方面，胃具有喜滋润而恶燥烈的特性。胃属阳明，五行居土，属燥，赖水以济燥，故喜润恶燥。意义在于：一是胃气通降必赖于胃阴的濡养；二是与脾之喜燥恶湿，阴阳互济，保证脾升胃降的动态平衡。治疗胃病时，须密切注意护养胃阴，不可妄施化燥伤阴之品。使用苦寒清泻之剂时，应当注意中病即止，切勿过量，以免伤胃气。

考点 胃的生理功能

链 接 人以胃气为本

胃气是对脾胃受纳、腐熟和运化饮食水谷等功能的概括。历代医家都非常重视胃气。《灵枢·五味》云："五脏六腑皆禀气于胃。"《素问·平人气象论》云："人无胃气曰逆，逆者死。"《脾胃论》云："人以胃气为本。"可见，胃气在人体中的重要性，胃气强则五脏俱盛，胃气弱则五脏俱衰。人体气血津液的化生，都源于胃受纳的水谷，谷气充盛，则一身之气充盛，五脏之气自然得以充实。而胃气的盛衰直接影响胃受纳、腐熟水谷的功能。胃气关系着人体生命活动和脏腑的功能状况。气血的盈亏盛衰，疾病的转归预后等，无不与胃气有关。历代医家诊病，不离四诊八纲。尤以察胃气为要，且非常重视保护胃气，故"有胃气则生，无胃气则死"。

（三）小肠

小肠位于腹中，上端接幽门与胃相通，下端接阑门与大肠相连。小肠的主要生理功能是受盛化物，泌别清浊。

1. 小肠受盛化物　受盛，以器皿盛装物品的意思；化物，是变化、消化、化生的意思。小肠受盛化物的功能体现于两个方面：一是小肠接受、盛装经过胃初步消化的食糜；二是饮食必须在小肠内停留相当长的时间，以便进一步被转化为精微物质并吸收。若受盛化物功能失调，可出现腹泻、便溏等症状。

2. 小肠泌别清浊　泌，即分泌；别，即分别；清，即水谷精微和津液；浊，即食物残渣和代谢后的剩余水分。小肠泌别清浊功能表现在两个方面：一是胃腐熟的食物进入小肠后，小肠经过充分的消化，分别清浊，对属于清的水谷精微和津液进行吸收，而把属于浊的糟粕传送到大肠。二是将多余的水分，在肾的气化作用下，形成尿液经膀胱排出体外。若其泌别清浊功能失调，清浊不分，可出现肠鸣、腹泻、尿少、小便不利等症。治疗此类腹泻，临床常采用"利小便以实大便"的方法。

考点 小肠的生理功能

（四）大肠

大肠上端接小肠，下通肛门。大肠的主要生理功能是主传化糟粕。大肠接受小肠泌别清浊后的食物残渣，再吸收其中的水液，形成粪便，经肛门排出体外。大肠的传导作用，是胃降浊作用的延伸，同时也与肺的肃降和肾的气化有关。若大肠的传化功能失调，不能吸收水分，则出现大便溏泄、肠鸣等症；若大肠有热，消烁水分，肠道失润，则大便秘结不通。

（五）膀胱

膀胱位于小腹中央，上有输尿管与肾相通，下连尿道，开口于前阴。膀胱的主要生理功能是贮存尿液和排泄尿液。

1. 膀胱贮存尿液　尿液为津液所化。人体水液代谢通过肺、脾、肾、三焦等脏腑的作用，布散到全身，多余的水液下归于肾，经过肾的气化作用，变成尿液，下输于膀胱贮存。肾气充足，则膀胱开阖有度。肾气不足，固摄无力，则可见遗尿、尿失禁等症。

2. 膀胱排泄尿液　尿液贮存于膀胱至一定量时，经肾和膀胱的气化作用，及时排出体外。若肾和膀胱的气化功能失调，则可见小便不利、尿频、尿急、癃闭等症。

（六）三焦

三焦是上焦、中焦、下焦的合称，为六腑之一。三焦的主要生理功能是主持诸气及运行水液。

1. 三焦主持诸气　《难经·三十八难》云："所以腑有六者，谓三焦也，有原气之别焉，主持诸气。"人体诸气包括脏腑之气、元气、宗气、营气和卫气。元气根于肾，是人体最根本的气，是生命活动的原动力，通过三焦而运行于全身。元气越充沛，生命力越旺盛，脏腑功能越强大。宗气以三焦为通路而下行归肾以资助元气，脏腑之气的升降运行亦是以三焦为通路。"三焦通，则内外左右上下皆通。"

2. 三焦运行水液　《素问·灵兰秘典论》云："三焦者，决渎之官，水道出焉。"意为三焦具有疏通水道，运行水液的功能。全身水液代谢主要由肺、脾、肾三脏协同完成，但必须以三焦为通道，水液才能正常升降出入。三焦的水道通利，水液才能正常代谢。若三焦水道不利，则可见水湿内停。

3. 三焦部位的划分及功能特点

（1）部位划分　对三焦的认识，历来有许多不同的看法。但一般认为三焦不是一个独立的内脏器官，而是包含了胸腹腔上、中、下三部有关的脏腑及其部分功能。从三焦的部位和有关脏腑及其功能来说，上焦指横膈以上胸腔部位，包括心、肺两脏，概括了主气和输布血液的功能；中焦指横膈以下至脐的上腹部位，包括脾、胃等脏器，概括了主腐熟、运化水谷、化生血液的功能（即指脾的消化、吸收和转输营养物质的功能）；下焦指脐以下的下腹部位，包括肝肾和膀胱等脏器，概括了泌别清浊，排泄小便的功能，同时也包括肠道的排泄功能。

（2）功能特点　作为部位概念的三焦，各有其功能特点。

1）上焦如雾：雾，就是形容轻清水谷精微弥漫的状态。上焦如雾是指上焦心肺输布气血以营养全身的作用。

2）中焦如沤：沤，就是形容水谷腐熟成为食糜的状态。中焦如沤是指中焦脾胃的消化、吸收、运化水谷精微，化生气血的功能。

3）下焦如渎：渎，是水道、沟渠，形容水浊不断向下、向外排泄的状态。下焦如渎是指下焦肾、膀胱、大小肠等脏腑主分别清浊，排泄废物的功能。

三、奇恒之腑

奇恒之腑包括脑、髓、骨、脉、胆、女子胞。所谓奇恒，是不同于一般之意。这些器官在形态上多属中空而与腑相似，在功能上贮藏精气又与脏相似，因其似脏非脏，似腑非腑，故称奇恒之腑。髓、骨、脉、胆的生理功能，前面已论述，本节只介绍脑与女子胞。

（一）脑

脑居于颅内，与脊髓相通，由髓汇聚而成，故名髓海。脑是人体极其重要的器官，与精神活动以及听觉、视觉和语言等功能有关。由于肾主藏精，精能生髓，髓充养大脑，所以脑的功能与肾密切相关。肾精充足，脑的功能正常，则精神饱满，意识清楚，思维敏捷，情志正常，视物精明，听力聪颖，嗅觉灵敏，感觉正常。若肾精不足，髓海空虚，则精神萎靡，意识不清，思维迟钝，健忘甚至痴呆，听觉失聪，视物不明，嗅觉不灵等。

（二）女子胞

女子胞，又称胞宫、子宫，位于小腹正中，是女性的内生殖器官，有主持月经和孕育胎儿的作用。

1. 主持月经　子宫是女性生殖功能发育成熟后产生月经的主要器官。女子到了 14 岁左右，肾中精气旺盛，天癸至，任脉通，太冲脉盛，子宫发育成熟，月经来潮。到 49 岁左右，肾中精气渐衰，天癸渐绝，冲任二脉的气血也逐渐衰少，月经紊乱，终至绝经。所以子宫主持月经的功能与肾、天癸、冲任二脉关系密切并受其制约和调节。另外，由于月经离不开气血的充盈与血液的调节，而心主血，肝藏血，脾生血、统血，故子宫与心、肝、脾的关系也较密切。若此三脏功能失调，亦会影响子宫功能而出现月经方面的病变。

2. 孕育胎儿　女子月经来潮，子宫就具备了妊娠和养育胎儿的功能。妊娠后，子宫就成为保护胎元、营养胎儿的主要器官，并在胎儿发育成熟后将其娩出母体。若肾气虚弱，冲任亏虚，就会出现不孕，或孕而胎漏、滑胎、小产。

四、脏腑之间的关系

（一）脏与脏之间的关系

1. 心与肺　心主血，肺主气。心与肺的关系主要是主血和主气的关系。心主血脉，上朝于肺，肺主宗气，贯通心脉，心与肺相互配合，保证气血正常运行，维持人体各组织器官的功能活动。若肺气虚弱，宗气生成不足，则心推动血液无力，血液运行不畅，日久便形成心血瘀阻，出现胸痛、唇青舌紫等症。反之，心主血脉功能减退，血液运行不畅，也会影响肺的宣发和肃降，从而出现咳嗽、喘息等症。

2. 心与脾　心主血而行血，脾生血又统血，所以心与脾的关系主要是血的生成和运行方面的关系。脾运化、统血正常，血液充盈，则心有所主。心行血于脾，则脾运健旺。若脾气虚弱，运化失职，血的化源不足，就会导致心血虚。思虑过度，直接伤脾，暗耗心血，最终可致心脾两虚，出现面白无华、食少、腹胀、心悸、失眠、多梦、健忘等症。

3. 心与肝　心主血脉、主神志，肝主藏血、主疏泄，所以心与肝的关系主要是血的运行和情志活动方面的关系。心行血功能正常，则肝有所藏，疏泄有度。肝藏血、疏泄正常，则心血旺盛，血行畅通。若肝不藏血，心无所主则血液运行异常；若心火亢盛，引动肝火，可见心烦失眠，急躁易怒等症。

4. 心与肾　心位于上，属火；肾位于下，属水。生理情况下，心火下降于肾，使肾水不寒；肾水上济于心，使心火不亢。所以心与肾的关系主要是“心肾相交”“水火既济”的关系。若肾水不足，不能上滋心阴，会使心火独亢，出现心烦、失眠、多梦、腰膝酸软、男子遗精等症，称为“心肾不交”“水火不济”。

5. 肺与脾　肺主气、主宣发肃降、主通调水道，脾主运化水谷、主运化水液，所以肺与脾的关系主要是气的生成和水液的代谢两方面的关系。若肺气虚影响到脾，或脾气虚累及肺，均可见咳嗽、懒言、食少、便溏、乏力等肺脾两虚证；若脾失健运，聚湿生痰，影响肺的宣降，可出现咳嗽、痰多、气喘等症。

6. 肺与肝　肺主肃降，肝主升发，所以肺与肝的关系主要是气机调节方面的关系。肺肝气机升降协调，则气机调畅。若肝升太过或肺失肃降，均可导致气火上逆而出现咳嗽，咯血等症。

7. 肺与肾　肺主气、主宣发肃降、主通调水道，肾主纳气、主水液，所以肺与肾的关系主要表现在水液代谢和呼吸运动两方面的关系。肾是主水之脏，肺宣发肃降和通调水道的作用，必须依赖于肾的蒸腾气化。反之，肾的主水功能，也必须有赖于肺的宣发肃降和通调水道作用。两脏相互协调，对完成人体正常的水液代谢起着重要作用。若肺的宣降、通调功能失职，或肾的气化不利，均会导致严重的水液代谢障碍，出现咳逆、喘息不得卧、水肿等症。

肺主气，肾主纳气。肺的呼吸功能需要肾的纳气功能来保持一定的深度，才能呼吸正常。肾气充盛，吸入之气才能经肺的肃降而下纳于肾。若肾的纳气功能减弱，可出现呼多吸少、动则喘甚的表现。故有“肺为气之主”“肾为气之根”之说。

8. 脾与肝　脾主运化，主统血，肝主疏泄，主藏血，所以脾与肝的关系主要是消化和血液的生成、贮藏方面的关系。肝气疏泄正常，不但能促进胆汁的分泌和排泄，更能调畅气机，协助消化，使脾的运化正常。而脾气强盛，统血有权，又可以使肝血充盈，肝气舒畅条达。若肝失疏泄，则可影响脾胃的升降，导致肝脾或肝胃不和，可出现精神抑郁、胸胁胀满、食欲不振、腹胀腹痛、泄泻便溏等症。

9. 脾与肾　脾主运化，为“后天之本”，肾主藏精，为“先天之本”，所以脾与肾的关系主要是先天与后天相互促进，相互依赖的关系。脾的运化需要肾阳维系，肾中精气也赖水谷精微的不断充养。如肾阳不足，不能温煦脾阳，或脾阳久虚，损及肾阳，最终导致脾肾阳虚，可出现腹部冷痛、下利清谷、五更泄泻、水肿等症。

10. 肝与肾　肝藏血，肾藏精，精能生血，血能化精，所以肝与肾的关系主要是精血相互资生、相互转化的关系。肝阴、肝血的化生，有赖于肾精的气化；肾精的充盈，也有赖于肝血的滋养。如肾精亏损，可致肝血（肝阴）不足；肝血（肝阴）久虚，也可导致肾精亏损，最终出现头晕目眩、视物模糊、耳鸣、腰膝酸软等症。因此在治疗肝阴虚或肾阴虚时，常用肝肾同补之法。

此外，肝主疏泄，可以调节男子排精和女子月经。肾主藏精，主生长发育和生殖。二者也必须保持协调，才能保证男子排精和女子月经的正常。若藏泄失调，可出现男子排精异常，女子月经不调等生殖方面的疾病。

（二）脏与腑之间的关系

脏为阴，腑为阳，阴为里，阳为表。心与小肠，肺与大肠，脾与胃，肝与胆，肾与膀胱，一脏一腑，一阴一阳，一里一表，通过经脉的相互络属，构成阴阳表里关系。

1. 心与小肠　心与小肠相表里。若心火下移小肠，则见尿少、尿赤等症。反之，小肠之热循经上传于心，可出现心烦、口舌生疮、舌赤糜烂等症。

2. 肺与大肠　肺与大肠相表里。若肺失肃降，可影响大肠的传导，出现大便困难；大肠壅滞不通，也可引起肺气不利，出现胸闷、咳喘等症。

3. 脾与胃　脾与胃相表里。若脾运化失职，可影响胃的受纳与和降，出现受纳减弱、恶心呕吐等症；反之，胃的和降失常，又会影响脾的升清和运化，出现腹胀、腹泻等症。

4. 肝与胆　肝与胆相表里。若肝气郁滞，影响胆汁的排泄；胆腑湿热，也可影响肝的疏泄，出现肝胆气滞，肝胆湿热等病证。

5. 肾与膀胱　肾与膀胱相表里。若肾气不足，气不化水，则膀胱无液可存，出现尿少、无尿；若肾固摄功能减弱，可出现尿多、遗尿等。

传统上认为三焦为孤腑，在脏与腑的关系之中一般不把心包与三焦进行配对。

（三）腑与腑之间的关系

六腑之间的关系，主要体现在饮食物的消化吸收、津液的生成输布、糟粕的形成和排泄等过程中的相互联系和紧密协调。由于六腑传化水谷，不断地受纳排空，故有“六腑以通为用，腑病以通为补”之说。

六腑在病理上也相互影响。如胃热可致大肠津伤，引起便秘；大便不通，可致胃气不降，引起恶心、呕吐；胆火犯胃，可致呕吐；脾胃湿热熏蒸肝胆，可致黄疸。

第 2 节　藏象学说在中医药学中的应用

一、说明人体是以五脏为中心的整体观

人体是以五脏为中心的整体。心与小肠、肺与大肠、脾与胃、肝与胆、肾与膀胱相互对应，互为表里。脏在里，属阴，腑在表，属阳。脏与腑之间的表里关系，是由经脉来联系的，脏的经脉络于腑，腑的经脉络于脏，彼此经气相通，相互作用，两者在生理上既对立又统一，在病理上也相互影响，相互传变。虽然脏腑各有功能，但并非互不相干，而是相互联系，共同构成一个有机整体。

二、说明人体的生理病理变化

在正常生理情况下，脏腑功能正常，气血调和，身体健康，可从外表相关组织器官反映出来。如心主血脉功能正常，则面色红润等。脏腑功能失调，同样也会出现相应的病理变化，反映在外表相应的组织器官。如心火上炎，出现口舌生疮等。

三、指导临床诊断、用药

中医辨证的核心理论为藏象学说，它是脏腑辨证的理论基础，根据脏腑的生理功能，推断出相应的病理变化，根据在外的表现综合分析归纳得出反映疾病本质的证型，这就是诊断过程。根据诊断结果，选择合适的药物进行治疗。

自 测 题

【A 型题】

1. 下列脏腑中既属于六腑又属奇恒之腑的是
   A. 三焦 B. 膀胱 C. 胆
   D. 女子胞 E. 脑
2. 下列属于肾的生理功能的是
   A. 主气 B. 纳气 C. 生气
   D. 调气 E. 养气
3. 称为全身阴阳之根本的脏是
   A. 心 B. 肝 C. 脾
   D. 肺 E. 肾
4. 脾的所有功能之中最基本的是
   A. 主运化 B. 主升清
   C. 主统血 D. 主四肢
   E. 主肌肉
5. 内脏下垂与哪脏功能失调有关
   A. 心 B. 肝 C. 脾
   D. 肺 E. 肾
6. 脾为气血生化之源的生理作用基础是
   A. 气能生血 B. 人以饮食为本
   C. 脾主升清 D. 脾主运化水谷精微
   E. 脾为后天之本
7. 肺的主要生理功能是
   A. 主气 B. 主升清
   C. 主水 D. 主疏泄
   E. 主血
8. 在肝主疏泄的各种生理作用中最根本的是
   A. 调畅气机 B. 调畅情志
   C. 调节脾胃的升降 D. 调节胆汁分泌和排泄
   E. 调节女子的月经和男子的排精
9. 被称为髓海的是
   A. 脑 B. 女子胞 C. 肾
   D. 骨 E. 胃
10. 脏与脏之间的关系表现为气与血的关系的是
   A. 心肺 B. 肺肝 C. 脾肾
   D. 肝肾 E. 肺肾
11. 具有调节女子的月经和男子的排精功能的两脏是
   A. 脾肾 B. 心肾 C. 肝肾
   D. 肺肾 E. 肝脾
12. 肺主一身之气，主要取决于
   A. 气机调节 B. 宣发布散
   C. 呼吸功能 D. 宗气生成
   E. 以上都不是
13. 心主血脉的生理功能主要依赖于
   A. 心神的作用 B. 心气的作用
   C. 脉气的作用 D. 血的作用
   E. 以上都不是
14. 主“受盛化物”的腑是
   A. 胃 B. 脾 C. 大肠
   D. 小肠 E. 以上都不是
15. 肺的生理功能正确的是
   A. 主行血 B. 主统血
   C. 主通调水道 D. 主纳气
   E. 主水
16. 被称为“后天之本”的脏是
   A. 脾 B. 肾 C. 肺
   D. 肝 E. 心
17. 被称为“先天之本”的脏是
   A. 心 B. 肝 C. 肺
   D. 肾 E. 脾

18. 胆汁的分泌和排泄正常与否与以下哪项关系最密切

A. 脾的运化　　B. 胃的受纳

C. 肝的疏泄　　D. 小肠的受盛化物

E. 大肠的传导

【B 型题】

（19、20 题共用备选答案）

A. 肝胃　　B. 肝胆　　C. 心胃

D. 胆胃　　E. 心胆

19. 陈某，女，60 岁。半个月前与丈夫争吵后出现情绪抑郁，嗳气频频，呃逆不断，胸闷如有物阻，胁痛口苦，舌质淡红，苔白而腻，脉弦。该病的发生与哪两个脏腑有关

20. 李某，男，28 岁。平素脾气大，易发怒，症见爪甲软薄，枯而色夭，两胁胀满疼痛伴有口干口苦，舌质有瘀斑、瘀点，苔薄白，脉弦。该病的发生与哪两个脏腑有关

（梁　庆）

第4章 精气血津液

学习目标

1. 素质目标：培养对中医学的兴趣，形成对精、气、血、津液的基本理论和基本规律的正确认识，能够更好地理解人体生理、病理及疾病的诊断与防治。

2. 知识目标：掌握精、气、血、津液的生成、作用及相互关系。

3. 能力目标：能够判断人体气血功能、运行是否正常，能灵活应用精、气、血、津液之间的关系来说明病理变化。

案例 4-1

李某，女，37 岁。自幼体弱多病，平素易感冒，近半年来汗出较多，恶风，遇劳则甚，伴面色少华，体倦乏力，声音低微、气不能续，舌淡，苔薄白，脉细弱。

思考与讨论： 该病原因是什么？是人体气血功能哪方面病变？应该从哪方面调治？

精、气、血、津液是构成人体和维持人体生命活动的基本物质。人体内精、气、血、津液和组织器官之间，在生理和病理上始终存在互为因果的密切关系。

第1节 精

精是构成和维持人体生命活动的基本物质。精有广义和狭义之分。广义之精，泛指一切精微，包括肾所藏的精气、脏腑之精、水谷精微、气、血、津液，以及自然界的精微物质；狭义之精，指肾中所藏的生殖之精，是促进人体生长发育和生殖的基本物质。肾中之精有先天和后天之分。先天之精禀受于父母，是构成组织器官的原始生命物质；后天之精来源于脾胃运化的水谷精微。精的主要生理功能是生殖繁衍，促进人体的生长发育，生髓化血，滋养脏腑。

第2节 气

一、气的概念

气的含义有两个：一是指构成和维持人体生命活动的基本物质，如呼吸之气、水谷精气；二是指脏腑组织的功能活动，如脏腑之气、经络之气。二者相互联系，前者是后者的物质基础，后者是前者的功能表现。

二、气的生成和运动

（一）气的生成

气的生成来源有三个方面，即禀受于父母的先天之精气、饮食物中所化生的水谷之精气、肺所吸入的自然界之清气。所以，气的生成与先天禀赋、后天营养、自然环境以及肾、脾胃、肺的功能密切相关，其中脾胃的功能尤为重要。

（二）气的运动

气的运动称为气机。气机常见的基本形式是升、降、出、入。人体脏腑经络的生理活动，则是气升降出入运动的具体体现。如肺的呼吸功能，呼气体现了出和升的运动，吸气体现了入和降的运动；脾胃的消化功能体现了脾升清、胃降浊。气的升降出入运动协调平衡，称作气机调畅。若气的升降出入运动平衡失调，称作气机失调，可见气滞、气逆、气陷、气脱、气闭等病理现象。

三、气的功能

（一）推动作用

气是活力很强的精微物质，对人体的生长发育，组织器官的生理活动，血的生成和运行，津液的生成、输布和排泄等，均起着激发和促进作用。若气的推动作用减弱，可见生长发育迟缓或早衰，脏腑、经络功能减弱，血行瘀阻，水液停聚等病变。

（二）温煦作用

气是人体热量的来源。人体正常体温的维持，脏腑经络等组织器官的生理作用，血和津液的正常循行均依赖于气的温煦作用。若气的温煦作用减弱，可出现体温下降、四肢不温、血和津液运行迟缓等寒象。

（三）防御作用

气具有护卫机体，抗御外邪的作用。若气的防御功能减弱，抵抗力下降，则机体易患疾病。

（四）固摄作用

气对体内的血、津液等液态物质具有防止其流失的作用，对脏腑有固护作用。若气的固摄作用减弱，可出现衄血、崩漏、自汗、尿失禁、脏器下垂等症。

（五）气化作用

气化是指通过气的正常运动而产生的各种变化。气的运动促进了精、气、血、津液各自的新陈代谢和相互转化。如饮食物转化成水谷精气，再转化成气、血、津液，最后经代谢转化成汗液、尿液、糟粕等，都是气化作用的具体表现。若气化功能异常，可导致各种代谢异常的病变。

四、气的分类

（一）元气

元气又称原气、真气。元气根源于肾，由先天之精所化生，又依赖后天之精的充养，经三焦通达全身。元气的主要功能是推动人体的生长发育，调节和激发脏腑、经络等组织器官的生理活动，是人体生命活动的原动力。人体元气充沛，则脏腑、经络等组织器官的活动旺盛，身体健康少病；若先天禀赋不足，或后天失养，或久病耗损元气，导致元气生成不足或耗损太过，脏腑气衰，抗邪无力，则体弱多病。

（二）宗气

宗气是由肺吸入的自然界清气和脾胃运化的水谷精气结合而成。宗气聚集于胸中，上出咽喉，下蓄丹田。宗气的主要功能：一是走息道以行呼吸，二是贯心脉以行气血。凡语言、声音、呼吸的强弱，以及气血的运行，心脏搏动的强弱和节律等均与宗气的盛衰有关。宗气盛，则语声清亮，呼吸绵长，心跳平稳有力。宗气外泄，则语声低微，呼吸短促，心跳不平稳。

（三）营气

营气又称荣气，由水谷精微所化生，是富有营养作用的一种气。营气分布在血脉之中，成为血液的组成部分，循行全身，常以营血并称。相对于卫气而言，营气属阴，故又称营阴。营气的主要功能是化生血液，营养脏腑、经络等组织器官。营气充足，血液生化有源，则面色肌肤红润光泽。营气虚，则可见面色苍白、爪甲不荣等症。

（四）卫气

卫气由水谷精微所化生，是活力甚强、运动迅速、卫外有力的一种气。卫气行于脉外，相对于营气而言，卫气属阳，故又称卫阳。卫气的主要功能：一是护卫肌表，防御外邪；二是温养脏腑，润泽皮毛；三是控制汗孔的开阖，调节体温。若卫气不固，则易感冒，或见盗汗、自汗等症状。

第 3 节　血

一、血的概念

血，即血液，是循行于脉管中的红色液体，是构成人体和维持人体生命活动的基本物质。

二、血的生成与循行

（一）血的生成

血主要由营气和津液组成。两者皆来源于脾胃运化的水谷精微。食物经过脾胃的消化吸收后，其精微部分化生为营气，通过心肺的气化作用，注之于脉，化赤为血。此外，肝藏血，肾藏精，精可化血，称为精血同源。可见，血的生成主要与脾、胃、心、肺、肝、肾等脏有关。

（二）血的循行

血在脉管中的正常循行主要依赖气的推动和固摄作用。心主血、肺主气和肝主疏泄的综合作用是血液循行的动力；脾统血和肝藏血的作用则能固摄血液在脉管之中正常运行，不溢出脉管之外。此外，脉道是否通利，血的寒热，也直接影响着血液的运行。

三、血的功能

血具有营养和滋润全身的生理功能。血液充盈，则面色红润，肌肉壮实，皮毛润泽，感觉运动灵活自如。若血虚失养，可出现头晕目眩、面色不华、毛发干枯、肢端麻木等症。此外，血是神志活动的物质基础，血液充盈则精神充沛，思维敏捷。若血液亏虚，则可见心悸、失眠、多梦、健忘等症。

第4节 津 液

一、津液的概念

津液，是人体内一切正常水液的总称，是构成人体和维持人体生命活动的基本物质。津液包括各组织器官的内在体液及其正常的分泌物，如胃液、肠液、涕、泪等。其中清稀者为津，主要分布于体表皮肤、肌肉、孔窍，并能渗入血脉之内；稠厚者为液，主要灌注于关节、脏腑、脑髓。

二、津液的生成、输布和排泄

津液的生成依赖脾胃对饮食物的运化功能。津液的输布主要依赖脾运化水液，肺通调水道，肾气化，肝调畅气机等多脏腑协调完成。津液的代谢产物以汗、尿、便等形式排出体外。肺、脾、肾三脏在津液的输布与排泄过程中起着主要的协调平衡作用。若肺、脾、肾功能失调，可出现伤津脱液、水湿、痰饮、汗、尿等方面的病变。

三、津液的功能

津液有三大功能：一是滋润濡养。津液布散全身以滋养五脏六腑等组织器官。二是化生血液。津液渗入血脉之内，成为血液的组成部分。三是运输和排泄废物。津液在运行过程中，将代谢废物通过相关的排泄器官排出体外。

第5节 精气血津液之间的关系

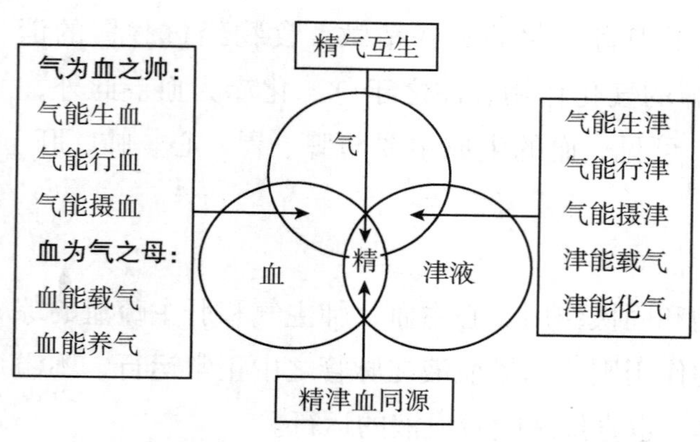

图4-1 精、气、血、津液之间的关系

精、气、血、津液作为人体生命的基本物质，其来源和形成都与先天禀赋和后天脾胃运化水谷饮食有关，在生理功能和病理变化上也相互影响（图4-1）。

一、精与气血津液之间的关系

精与气、血、津液是相互依存、相互滋生的关系。具体表现在生理上精气互生、精血津液同源，病理上也相互影响。

二、气与血的关系

气属阳，血属阴，气与血的关系可概括为“气为血之帅”“血为气之母”。

（一）气为血之帅

1. 气能生血　饮食物转化为水谷精微，再由水谷精微转化为血的过程，离不开气的气化作用。故气旺则血足，气虚则血少。故临床常用补气的药物配合治疗血虚证。

2. 气能行血　血的运行依靠气的推动作用，主要是心气的推动、宗气的贯注心脉助心行血。故气行则血行，气滞则血瘀。故临床常用行气理气的药物配合治疗瘀血证。

3. 气能摄血　血在脉中运行有赖于气的固摄作用。其中起主要作用的是脾主统血的功能。若气虚不能统摄血液，则出现各种出血病症，称为“气不摄血”。故临床常用补气的药物治疗出血证。

（二）血为气之母

1. 血能载气　血是气的载体，气随血运载到全身，发挥其生理功能。当大量失血时，气无所附，常致“气随血脱”。故临床治疗大出血时，往往采用益气固脱的方法。

2. 血能养气　血在载气的同时，又不断为气的功能活动提供充分营养，使气不断得到补充。故血虚也会引起气虚。

考点　气与血的关系

三、气与津液的关系

气与津液的关系和气与血的关系极其相似。

1. 气能生津　津液的生成以气为动力，主要依靠脾气的运化、肺气的通调水道和肾的气化。所以，气充盛则津液足，气衰少则津液少。

2. 气能行津　津液的输布和排泄，依靠气的升降出入运动。脾的运送转输、肺的宣发肃降、肾的蒸腾气化促使津液运行于全身。气虚、气滞都可导致津液停滞。

3. 气能摄津　气的固摄作用控制着津液的排泄，维持着津液在人体内的平衡。如卫气固摄肌表，使汗液正常排泄；肾气固摄下焦，使膀胱正常贮尿、排尿。临床上出现多汗、多尿、遗尿、带下、流涎等病症，常加补气药以益气固津。

4. 津能载气　津液是气的载体之一，气也依附于津液而存在。大汗、呕吐、泄泻使人体津液大量丧失，会导致“气随液脱”的危象。

5. 津能化气　津液在其输布过程中，受相关脏腑之气的作用，可化而为气，并藏布于组织器官，以维持脏腑的生理活动。

四、血与津液的关系

血与津液都来源于水谷精微，两者都具有滋润和濡养的作用。血与津液互相渗透，互相转化。血液的一部分渗出脉外，可转化为津液；津液渗入脉中，可成为血液的组成部分，故有“津血同源”之称。临床上失血过多，脉外的津液可以渗入脉中补偿血量的不足；而津液的大量流失，也会使脉中的一部分津液渗出脉外补充津液的不足。故汗液排泄过多，会导致伤津、耗血。因此，失血的患者不能再出汗；出汗过多或津液大量流失的患者，也不可以轻易用破血、逐瘀的药物，就如《灵枢·营卫生会》云：“夺血者无汗，夺汗者无血。”

自 测 题

【A型题】

1. 精气血津液之间相互转化依靠气的
   A. 推动作用　B. 温煦作用
   C. 防御作用　D. 固摄作用
   E. 气化作用
2. 与气的生成密切相关的脏腑是
   A. 心肺肝脾　B. 肾肝脾
   C. 肺肾脾　D. 心肝脾
   E. 脾肾
3. 联系心和肺的纽带是
   A. 元气　B. 真气
   C. 清气　D. 宗气
   E. 营气
4. “夺血者无汗，夺汗者无血”的理论依据是
   A. 气能生血　B. 气能化津
   C. 气能摄血　D. 津能载气
   E. 津血同源
5. 易于感冒是气的哪一种功能减退的表现
   A. 推动作用　B. 温煦作用
   C. 防御作用　D. 固摄作用
   E. 气化作用
6. 气随汗脱的理论依据是
   A. 气能生津　B. 气能化津
   C. 气能摄津　D. 津能载气
   E. 以上均非
7. 人体最根本最重要的气是
   A. 元气　B. 宗气　C. 营气
   D. 卫气　E. 以上均非
8. 推动人体生长发育，激发各脏腑经络等组织生理功能是气的
   A. 推动作用　B. 温煦作用
   C. 防御作用　D. 固摄作用
   E. 气化作用
9. 与语言、声音、呼吸强弱有关的气是
   A. 元气　B. 宗气　C. 营气
   D. 卫气　E. 以上均非
10. 具有营养全身和化生血液作用的气是
    A. 元气　B. 宗气　C. 营气
    D. 卫气　E. 以上均非
11. 具有调节汗孔开阖作用的气是
    A. 元气　B. 宗气　C. 营气
    D. 卫气　E. 以上均非

【B型题】

（12、13题共用备选答案）

A. 气滞血瘀　B. 气不摄血
C. 气随血脱　D. 气血两虚
E. 气血失和

12. 严某，男，38岁，肝病日久，两胁胀满疼痛，并见舌质瘀斑、瘀点。其病证是
13. 杨某，女，30岁，产后大出血，继则冷汗淋漓，甚则晕厥危及生命。其病证是

（梁　庆）

第5章 经 络

学习目标

1. 素质目标：具有关爱、理解患者的职业素养和认真严谨的工作态度；学会用专业知识消除患者紧张焦虑的情绪。

2. 知识目标：掌握经络的概念和十二经脉的名称、分布、走向、交接规律；熟悉十二经脉的流注次序；了解经络的生理功能及应用；了解奇经八脉的循行和功能。

3. 能力目标：能在自己或他人身上指出十二经脉的循行位置、走向和交接点。

案例 5-1

明代针灸学家杨继洲在《针灸大成》中记录："壬申夏，户部尚书王疏翁，患痰火炽盛，手臂难伸。予见形体强壮，多是湿痰流注经络之中，针肩，疏通手太阴经与手阳明经之湿痰；复灸肺俞穴以理其本，则痰气可清，而手臂能举矣。"

思考与讨论：你知道手太阴经与手阳明经分布在哪里吗？循行于上肢的经脉还有哪些？你能说出它们的走向和交接点吗？

经络学说是研究人体经络的组成、循行分布、生理功能、病理变化，以及与脏腑、气血津液等相互关系的学说，是中医学理论体系的重要组成部分。

经络学说贯穿于中医生理病理、疾病诊治和养生保健等各个方面，对临床各科，尤其是针灸、推拿等都有非常重要的指导意义。

链 接 针灸医学与腧穴

针灸医学是中医药学中最富特色的组成部分之一，是首批国家级人类非物质文化遗产。针灸医学以中医理论为指导，研究经络、腧穴及刺灸方法，探讨采用针刺和艾灸防治疾病。具有适应证广、疗效显著、操作简便、经济安全等优点，普遍为人们所接受，成为许多国家医疗技术手段的重要组成部分。

腧穴即穴位，是人体脏腑经络气血输注于体表的部位。腧穴在《黄帝内经》中又称作"节""会""气穴""气府""骨空"等；宋代《铜人腧穴针灸图经》中则通称为"腧穴"。它既是疾病的反应点，又是治疗疾病的刺激点。人体腧穴分为经穴、经外奇穴和阿是穴三类。

第1节 经络的概念和经络系统

一、经络的概念

经络是经脉和络脉的总称，是人体运行气血、联络脏腑组织、沟通上下内外的通路。经，又称经脉，有路径之意，为人体纵而直行的主干线，多循行于人体的深部；络，又称络脉，有网络之意，为经脉别出的分支，比经脉细小，走于表。经脉与络脉纵横交错，遍布全身，把人体五脏六腑、肢体官窍及皮肉筋骨等组织器官紧密地联结在一起，形成统一的有机整体，从而保证人体生命活动的正常运行。

考点 经络的概念

二、经络系统的组成

经络系统主要由经脉、络脉及其连属部分组成。其中经脉和络脉是主体。

经脉包括正经和奇经两类。正经有十二条，合称十二经脉；奇经有八条，合称奇经八脉。络脉是由经脉分出的行于浅表的支脉，包括十五络脉、孙络和浮络。连属部分包括十二经别、十二经筋、十二皮部（图 5-1）。

考点 经络系统的组成

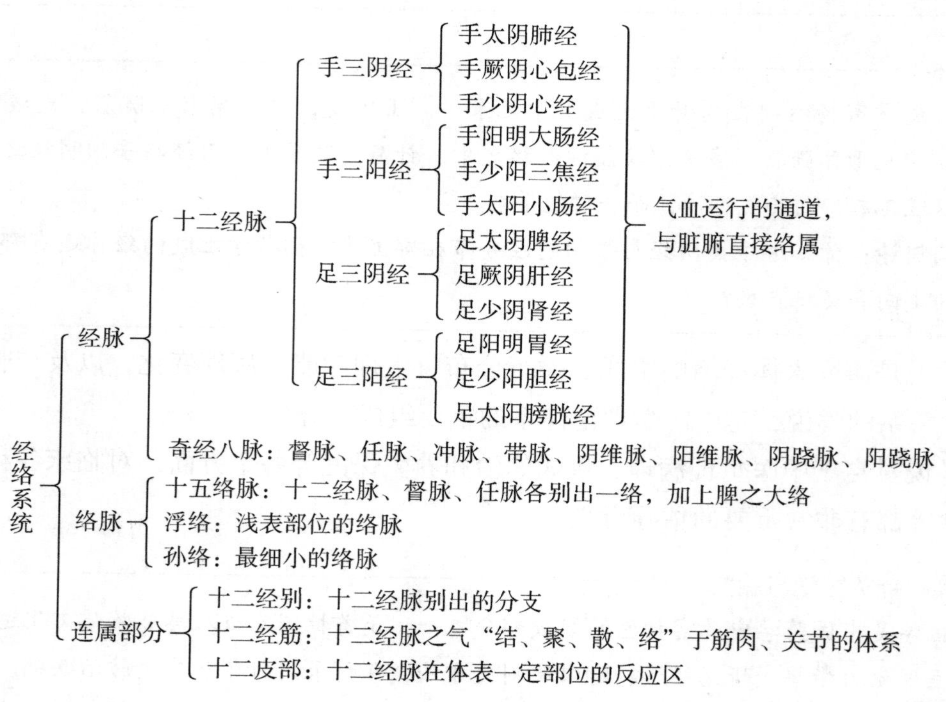

图 5-1 经络系统的组成

第 2 节 十 二 经 脉

一、十二经脉的名称和分布

（一）十二经脉的名称

1. 命名原则 十二经脉的名称由手足、阴阳、脏腑三部分组成。循行在上肢的经脉为手经，循行于下肢的经脉为足经；循行在肢体内侧面的经脉为阴经，属脏，有三条，即太阴、厥阴、少阴，循行在肢体外侧面的经脉为阳经，属腑，有三条，即阳明、少阳、太阳。

2. 具体名称 十二经脉分为手三阴经、手三阳经、足三阴经、足三阳经四组。具体见表5-1。

（二）十二经脉的分布

十二经脉在体表左右对称地分布于头面、躯干和四肢。

1. 头面部 阳明经行于面部、额部，少阳经行于头侧部，太阳经行于面颊、头顶及项枕部。

2. 躯干部 手三阳经行于肩胛部；足阳明经行于胸腹面，少阳经行于胁部，太阳经行于背面；手三阴经均从腋下走出；足三阴经皆循行于腹部。循行于腹面的经脉，自内向外的顺序依次为足少阴、足阳明、足太阴、足厥阴。

3. 四肢部 手经分布在上肢，足经分布在下肢；阴经分布在肢体的内侧面，分别为太阴在前、厥阴居中、少阴在后（足三阴经在内踝上8寸以下的分布是厥阴在前，太阴居中，少阴在后）；阳经分布在肢体的外侧面，分别为阳明在前、少阳居中、太阳在后。具体分布见表5-1。

考点 十二经脉的名称和分布

表5-1 十二经脉的名称和分布

	阴经（属脏络腑）	阳经（属腑络脏）	循行部位（阴经行于内侧，阳经行于外侧）	
手经	手太阴肺经	手阳明大肠经	上肢	前缘
	手厥阴心包经	手少阳三焦经		中线
	手少阴心经	手太阳小肠经		后缘
足经	足太阴脾经	足阳明胃经	下肢	前缘
	足厥阴肝经	足少阳胆经		中线
	足少阴肾经	足太阳膀胱经		后缘

注：在内踝上8寸以下，小腿下半部和足背部，肝经在前缘，脾经在中线；在内踝上8寸处交叉后，脾经在前缘，肝经在中线。

二、十二经脉的走向和交接规律

（一）十二经脉的走向

手三阴经，从胸走手，交手三阳经；手三阳经，从手走头，交足三阳经；足三阳经，从头走足，交足三阴经；足三阴经，从足走腹（胸），交手三阴经，构成一个“阴阳相贯，如环无端”的循行路径（图5-2）。

（二）十二经脉的交接规律

互为表里的阴经与阳经在四肢末端交接，同名手足阳经在头面部交接，手足阴经在胸腹部交接（图5-2）。

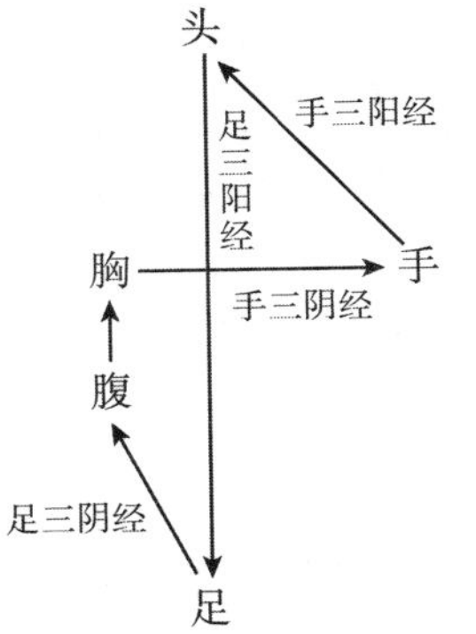

头 手三阳经 足三阳经 胸 手 手三阴经 腹 足三阴经 足

图5-2 十二经脉的走向与交接规律示意图

考点 十二经脉的走向和交接规律

三、十二经脉的流注次序

十二经脉中的气血运行从手太阴肺经开始，依次流经各经，最后传至足厥阴肝经，复再回到手太阴肺经，如此首尾相贯，如环无端（图5-3）。

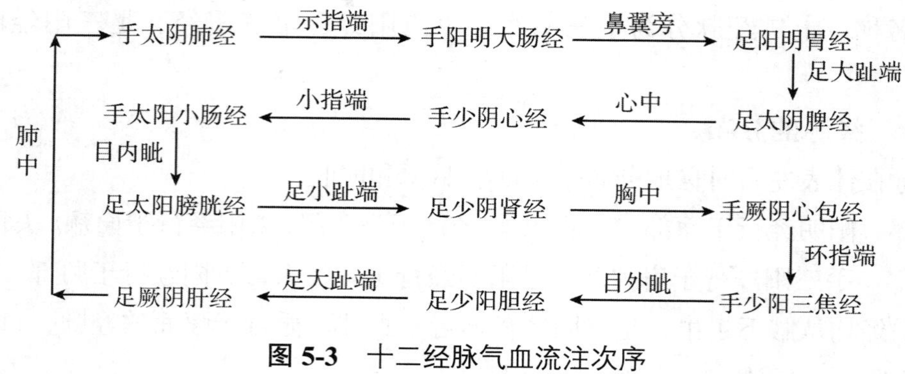

图 5-3 十二经脉气血流注次序

第 3 节 奇经八脉

奇经八脉是督脉、任脉、冲脉、带脉、阴跷脉、阳跷脉、阴维脉、阳维脉的总称。奇经八脉的特点是：既不直接络属脏腑，又无表里配属关系；与十二经脉不同，分布不像十二经脉那样规则。奇经八脉纵横交叉于十二经脉之间，具有加强十二经脉之间的联系、调节十二经脉气血的作用，与奇恒之腑关系较为密切。

考点 奇经八脉的作用

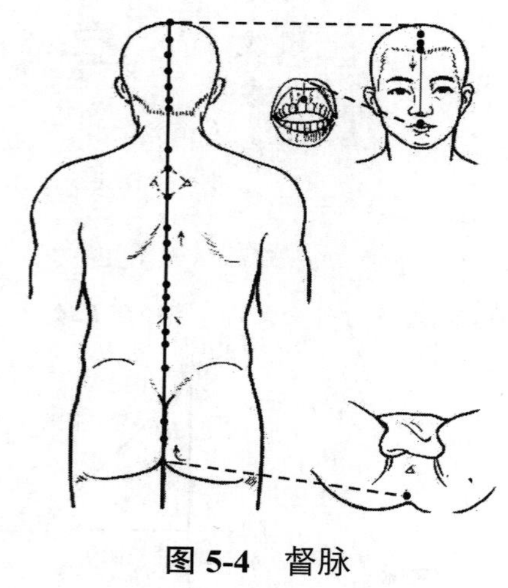

图 5-4 督脉

一、督 脉

督脉起于胞中，下出会阴，向后至尾骶部，沿脊柱里面正中上行，至项后风府穴进入脑内，络脑，再回出至头顶，沿头部正中线，过头顶、额部、鼻部、上唇，至上唇系带龈交穴处（图 5-4）。

督有统率、督领之意。督脉行于人体背部正中，能调节一身之阳经气血，故称为“阳脉之海”。其次，督脉行于脊里，上行入脑，并从脊里分出属肾，它与脑、脊髓和肾的功能有密切的联系。

二、任 脉

任脉起于胞中，下出会阴，经阴阜，向上沿腹部、胸部正中线上行，至咽喉天突穴，上行至下颌部，环绕口唇，沿面颊，分行至目眶下（图 5-5）。

任有受任、担任之意。任脉行于人体腹部正中线，能总任一身之阴经，故称“阴脉之海”；任，又与“妊”相通，且其脉起自胞中，与女子妊娠有关，故又称“任主胞胎”。

奇经八脉中任脉与督脉各有其专属的腧穴，与十二经脉合称为十四正经。

三、冲 脉

冲脉起于胞中，下出会阴后分三支，一支从气街部起与足少阴肾经相并，挟脐上行，散布于胸中，再上行，经喉，环绕口唇，至目眶下，一支入脊柱，一支行下肢（图 5-6）。

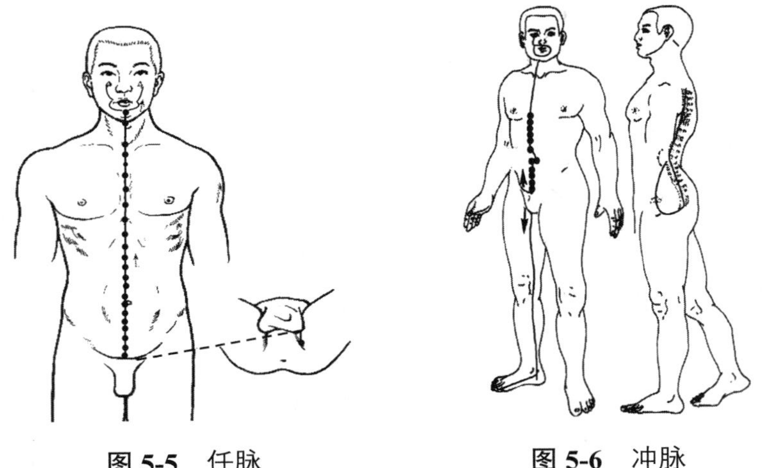

图 5-5 任脉　　图 5-6 冲脉

冲有要冲的意思。冲脉上至头，下至足，贯穿全身，成为总领诸经气血的要冲，能调节十二经气血，有“十二经脉之海”“五脏六腑之海”之称。另外，冲脉对妇女的月经有调节作用，故又有“血海”之称。

冲脉、督脉和任脉，三脉均起自胞中，同出会阴，故合称为“一源三歧”。

四、带　脉

带脉起于季肋，斜向下行，环身一周，状如束带。在腹面的带脉，下垂至少腹（图 5-7）。主要功能是约束纵行诸经之脉，主司固护胎儿和妇女带下。

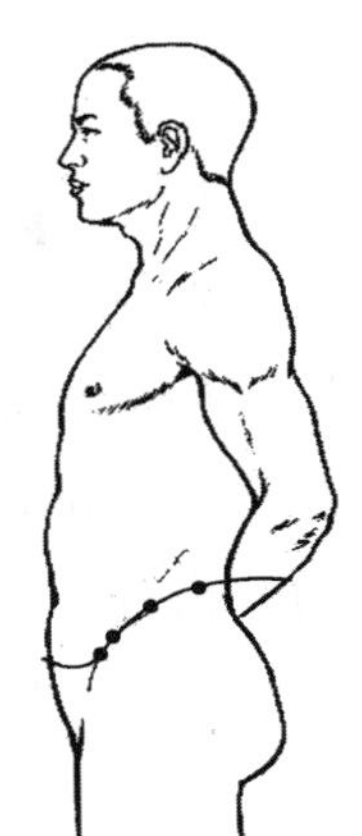

图 5-7 带脉

五、其他奇经

阴、阳跷脉：阴跷脉起于足跟内侧的照海穴，随足少阴肾经上行，经鼻旁行至目内眦与阳跷脉会合；阳跷脉起于足跟外侧的申脉穴，伴足太阳膀胱经上行，由颈外侧上挟口角至目内眦与阴跷脉会合，沿足太阳经上额，于项后会于足少阳经。二跷脉主宰一身左右的阴阳，共同调节肢体的运动和眼睑的开合。

阴、阳维脉：阴维脉起于小腿内侧足三阴经交会处，沿下肢内侧上行，与六阴经相联系，至咽喉与任脉会合，主一身之里；阳维脉起于足太阳膀胱经金门穴，沿下肢外侧上行，与六阳经相联系，至项后与督脉会合，主一身之表。二维脉维络一身表里之阴阳，进一步加强了机体的统一性。

第 4 节　经络的生理功能及应用

一、经络的生理功能

（一）沟通表里上下、联系脏腑组织

人体是由五脏六腑、四肢百骸、五官九窍、筋骨皮肉等构成的一个有机整体，这种整体性主要是依靠经络系统的沟通、联络作用实现的。十二经脉及其分支入里出表，通上达下，相互络属脏腑；奇经八脉沟通联系十二经脉气血；十二经别别行于十二经，补充十二经脉循行之不足；络脉从各经别出，由大而小，由粗而细，从线状分布进而形成庞大的网络结构；十二经筋、十二皮部联络筋肉皮肤，从而将人体各个脏腑组织器官构成一个联系紧密、共济协调的有机统一体。

（二）通行气血、濡养脏腑组织

《灵枢·本脏》云："经脉者，所以行血气而营阴阳，濡筋骨，利关节也。"人体的各组织器官依赖于气血的濡养才能维持其正常的生理活动，而气血之所以能运行到全身，发挥其营养脏腑组织器官的作用，则依赖于经络系统的沟通与传注。

（三）传导感应

经络具有传导信息的作用。当肌表受到某种刺激时，刺激量沿着经络传于体内相应脏腑，使该脏腑的功能发生变化，达到疏通气血和调整脏腑功能的目的。针刺治疗中的"得气"现象，就是经络感应传导功能的表现。脏腑功能的变化也可以通过经络的感应传导而反映于体表。如肝火上炎引起目赤肿痛、胃肠火盛引起牙龈肿痛等。

（四）调节机体平衡

经络对人体各脏腑形体官窍的功能活动具有调节作用，从而使复杂的生理活动相互协调，保持其相对平衡状态。当人体发生疾病时，出现气血不和及阴阳偏盛偏衰的证候，可运用针灸等治法激发经络的调节作用，以"泻其有余，补其不足，阴阳平复"（《灵枢·刺节真邪》）。

二、经络在中医药中的应用

（一）阐释病理变化

经络是人体通内达外的一个联络系统，在人体发生病变时，经络就可能成为传递病邪和反映病变的途径。外邪可以从皮毛腠理内传于脏腑；脏腑的病变既可以反映于外，表现于某些特定的部位或与其相应的官窍，也可以传变于互为表里的另一脏腑。如大肠实热，腑气不通，致肺气不利，可出现便秘、喘咳胸满等症状。

（二）指导疾病诊断

由于经络有一定的循行部位和络属的脏腑，根据疾病症状出现的部位，可以协助诊断病证所属的脏腑或经络。例如两胁疼痛，多为肝胆疾病。又如前额头痛，多与阳明经有关；两侧头痛，多与少阳经有关；头枕部痛，多与太阳经有关；巅顶头痛，多与厥阴经有关。在临床实践中，若发现在经络循行的通路上，或在经气聚集的某些穴位处，有明显的压痛或有结节状、条索状的反应物，或局部皮肤的形态变化，也常有助于疾病的诊断。

（三）指导疾病治疗与预防

经络学说被广泛地用以指导临床各科的治疗，是针灸、按摩和药物治疗的理论基础。临床上常用针灸与按摩疗法调整经络气血，达到治疗的目的。如根据"四总穴歌"云："肚腹三里留，腰背委中求，头项寻列缺，面口合谷收"。药物治疗中常用药物归经，通过经络的传导转输，使药性直达病所，发挥其治疗作用。如治头痛，属太阳经的可用羌活，属阳明经的可用白芷，属少阳经的可用柴胡等。

中医学认为，人体是通过经络联络、沟通成为一个有机的整体。因此，刺激经络上的有效穴位和经脉循行路线，可激发人体经气，提高自身防御能力和功能，达到“上医不治已病治未病”的效果。如常按睛明、翳风穴能使耳聪目明；刺激足三里穴可强健脾胃、延年益寿。刮痧、拔罐等疗法，也可以起到较好的预防疾病发生的作用。

链 接 辨证归经与引经

辨证归经，是指在经络学说指导下，通过辨析患者的症状、体征以及相关部位发生的病理变化，以确定疾病所在的经脉。

引经，即某些药物具有引领其他药物选择性地治疗某脏腑经络病证的作用。

自 测 题

【A型题】

1. 下列经脉表里络属关系错误的是

A. 手阳明 - 手太阴　B. 手太阳 - 手少阴　C. 足少阳 - 足厥阴　D. 足太阳 - 足少阴　E. 手少阳 - 手少阴

2. 奇经八脉中，“一源三歧”所指的经脉是

A. 督、冲、任　B. 冲、任、带　C. 督、带、冲　D. 任、带、冲　E. 督、任、带

3. 十二经脉中，肝经与肺经的交接部位是

A. 肺中　B. 肝中　C. 心中　D. 腹部　E. 胸中

4. 上肢外侧面，由前向后，经脉的正确分布顺序是

A. 三焦经、大肠经、小肠经
B. 大肠经、三焦经、小肠经
C. 小肠经、大肠经、三焦经
D. 大肠经、小肠经、三焦经
E. 小肠经、三焦经、大肠经

5. 足三阴经的循行走向是

A. 从头走足　B. 从胸走手　C. 从足走腹　D. 从手走头　E. 从手走足

6. 手阳明经所属的脏腑是

A. 心包　B. 胆　C. 大肠　D. 膀胱　E. 小肠

7. 下列经脉中，名称不正确的是

A. 足少阳胆经　B. 足阳明肺经　C. 足太阳膀胱经　D. 足厥阴肝经　E. 足太阴脾经

8. 手足三阴经在四肢由前到后的排列是

A. 厥阴、少阴、太阴
B. 少阴、太阴、厥阴
C. 太阴、厥阴、少阴
D. 厥阴、太阴、少阴
E. 太阴、少阴、厥阴

9. 十二经脉中，同名手足阳经的交接部位在

A. 手　B. 头面部　C. 胸腹部　D. 四肢末端　E. 足

10. 与胆经相表里的经脉是

A. 肺经　B. 肝经　C. 脾经　D. 膀胱经　E. 肾经

【B型题】

（11、12题共用备选答案）

A. 足太阳　B. 手太阳　C. 足阳明　D. 手阳明　E. 手太阴

11. 大肠经的名称是

12. 胃经的名称是

（卢玲玲）

第6章 病因病机

学习目标

1. 素质目标：学生通过主动思考，形成中医思维，培植深厚的爱国情感及中华民族文化自豪感。

2. 知识目标：掌握六淫、疠气、七情的概念及致病特点；熟悉饮食失宜、劳逸过度的病证特点，痰饮、瘀血、结石的概念及证候特点，邪正盛衰、阴阳失调、气血津液失常的基本病机；了解内生五邪的内涵。

3. 能力目标：能够运用病因病机的基本理论分析、解决临床问题。

案例 6-1

赵某，女，16岁，在校学生。1天前因降温后未及时增添衣物而出现恶寒，发热，无汗，周身疼痛，鼻塞，流清涕，舌苔薄白，脉浮紧。体温38.2℃。

思考与讨论：本病的主因是什么？

中医学认为，人体是一个有机的整体。在正常生理情况下，人体各脏腑组织之间，人体与外界环境之间处于既对立又统一的动态平衡状态。当致病因素作用于人体，导致动态平衡状态遭到破坏，又不能自行调节而恢复时，人体就会发生疾病。

疾病的发生、发展和变化，与人体的正气强弱，致病邪气的性质密切相关。

第1节 病　　因

病因是导致疾病发生的原因，又称致病因素。主要包括外感病因、内伤病因、病理产物性病因、其他病因四大类。

一、外感病因

外感病因，是指来源于自然界的致病因素，主要通过皮毛或口鼻侵入机体而引起疾病的发生。主要有六淫和疠气两类。

（一）六淫

淫，即太过、浸淫。六淫，又称六邪，是风、寒、暑、湿、燥、火六种外感病邪的统称。

在正常情况下，风、寒、暑、湿、燥、火是自然界存在着的六种不同的气候变化，称为六气。

六气是人类赖以生存的条件，正常情况下不会致病。当气候变化异常，超出人体的适应能力，或人体正气不足，抵抗力降低时，六气就会转变为六淫，对人体造成损害从而导致疾病。

1. 六淫致病的共同特点

（1）外感性　六淫为病，多从肌表或口鼻而入，因此又称为“外感六淫”。其所引起的疾病统称为外感病。

（2）季节性　六淫致病常有明显的季节性。如春季多风病，夏季多暑病，长夏多湿病，秋季多燥病，冬季多寒病等。

（3）地域性　六淫致病常与生活地域和居住环境密切相关。如西北高原地区多寒病、燥病；东南沿海地区多湿病、温病；久居潮湿环境多湿病；高温环境作业者多燥病、热病等。

（4）相兼性　六淫邪气既可单独侵袭人体发病，也可两种以上邪气相兼侵犯人体而致病，如风热感冒、暑湿泄泻等。

（5）转化性　六淫致病虽各有特点，但有时也会相互影响，并在一定条件下发生转化，如寒邪可入里化热，暑湿日久可化燥伤阴等。

考点 六淫的概念及致病的共同特点

2. 六淫各邪的性质及其致病特点

（1）风邪　风为春季的主气，但四季皆有。因此，风邪为病虽以春季为多，但其他季节均可发生。风邪的性质和致病特点如下。

1）风为阳邪，其性开泄，易袭阳位。风性轻扬上浮，具有向上、向外的特性，易侵犯人体上部的头面和外部的肌表等属阳的部位，使腠理疏泄而开张，出现头痛、鼻塞、口眼㖞斜、汗出、恶风等症状。

2）风性善行数变。善行，指风邪具有善动不居、行无定处、病位游移的特性。如风邪引起的行痹，常表现为游走性关节疼痛，痛无定处。数变，指风邪致病具有发病急骤、变化无常的特性。如风温（流行性脑脊髓膜炎）初起仅见发热、恶寒等表证，但可迅速发展为高热、神昏、惊厥等危重证候；风疹、荨麻疹发无定处，此起彼伏。

3）风性主动。是指风邪致病时其临床表现具有动摇不定的特点，如眩晕、震颤、四肢抽搐、角弓反张等。

4）风为百病之长。风邪是外感病因的先导，寒、湿、燥、火等邪往往都依附于风而侵袭人体，如风与寒合为风寒之邪，风与热合为风热之邪，风与湿合为风湿之邪，故称风邪为“百病之长”“六淫之首”。

（2）寒邪　寒为冬季的主气，也可见于其他季节，如气温骤降，人体感受寒邪而发病。寒邪的性质和致病特点如下。

1）寒为阴邪，易伤阳气。寒性属阴，容易损伤人体的阳气。阳气受损，失于温煦，故全身或局部可出现明显的寒象。如寒邪束表，卫阳郁遏，则出现恶寒、发热等症，称为伤寒。若寒邪直中于里，损伤脏腑阳气，则出现呕吐清水、脘腹冷痛等症，称为中寒。

2）寒性凝滞，主痛。凝滞，即凝结、阻滞不通之意。寒邪入侵人体，经脉气血失于温煦，气血凝结，滞涩不通，不通则痛，故疼痛是寒邪致病的重要特征。若寒邪外束肌表，经脉凝滞，可见头身肢体疼痛；若寒邪直中，气机阻滞，可见脘腹冷痛，甚或绞痛。

3）寒性收引。收引，即收缩牵引之意。寒邪侵袭人体，若侵袭肌表，则腠理闭塞，毛窍收缩，可见无汗、脉紧；若侵袭经络关节，则筋脉收缩拘急，可见筋脉拘挛作痛、屈伸不利等症状。

（3）暑邪　暑为夏季主气，为火热之气所化。暑邪独见于夏令，有明显的季节性，主要发生在夏至日以后、立秋日之前。暑纯为外感，无内暑之说。暑邪的性质和致病特点如下。

1）暑为阳邪，其性炎热。暑乃火热之气所化，火热属阳，故暑邪为阳邪。暑邪伤人，多表现为阳热症状，如高热、烦渴、面赤、肌肤灼热、脉洪大等。

2）暑性升散，伤津耗气。升散，即上升发散之意。暑邪侵袭人体，致腠理开泄而多汗。汗出过多，可见口渴喜饮、尿赤短少等症；气随津泄，可致气短乏力等症，甚则出现突然昏倒、不省人事等中暑重症。

3）暑多夹湿。暑季不仅气候炎热，而且多雨潮湿，故暑邪多兼湿邪而为病。临床表现除有发热、烦渴等暑热症状之外，常兼见身热不扬、四肢困倦、胸闷呕恶、大便溏泄不爽等湿气困阻之证。

（4）湿邪　湿为长夏主气。长夏为夏秋之交，雨量较多，湿气最盛，因此长夏多湿病。也可因涉水淋雨、居处潮湿、水中作业等受到湿邪侵袭而致病。湿邪的性质和致病特点如下。

1）湿为阴邪，易阻遏气机，损伤阳气。湿与水同类，皆属于阴。湿邪侵袭人体，易留滞于脏腑经络，导致脏腑气机升降失常，经络阻滞不畅，出现脘痞腹胀、小便不利、大便不爽等症状。湿为阴邪，容易损伤机体的阳气，其中最易困阻脾阳，使脾阳不振，水液运化不利，出现泄泻、水肿、尿少等症状。

2）湿性重浊。重，即沉重、重着之意。湿邪致病其临床表现以沉重感为特点。湿邪袭表，则头身困重、四肢酸楚沉重；湿滞经络关节，则可见肌肤不仁，关节疼痛重着等。浊，即秽浊、污浊之意。感受湿邪，易出现排泄物和分泌物秽浊不清的现象。湿滞大肠，则大便溏泄，下利脓血黏液；湿浊下注，则小便浑浊，妇女黄白带下过多；湿邪浸淫肌肤，则生疮疡、湿疹脓水秽浊等。

3）湿性黏滞。黏滞，是指湿邪致病具有黏腻停滞的特性。一方面表现为症状的黏滞性，常见大便黏腻不爽，小便涩滞不畅，分泌物黏浊，舌苔黏腻等。另一方面表现为病程的缠绵性，如湿疹、湿痹、湿温等，多病程较长，反复发作，缠绵难愈。

4）湿性趋下，易袭阴位。湿类水，具有趋下的特点。故湿邪致病多见下部症状，如下肢水肿、带下量多、小便浑浊、泄泻、下痢等。

（5）燥邪　燥为秋季主气。秋季收敛干燥，故多燥病。燥邪多从口鼻而入，侵犯肺卫。初秋之时，夏热之气未退，燥与热合，易成为温燥；深秋之时，冬寒之气来临，燥与寒合，易成为凉燥。燥邪的性质和致病特点如下。

1）燥性干涩，易伤津液。燥邪侵犯人体，易致阴津亏损，出现各种干燥症状，如口鼻、咽喉、皮肤、大便干燥，皮肤干涩皲裂，毛发干枯等。

2）燥易伤肺。肺为娇脏，喜润恶燥，主气司呼吸，外合皮毛，开窍于鼻。燥邪从口鼻而入，肺津受损，则宣降失常，出现干咳少痰或痰黏难咳、痰中带血、大便干燥等症状。

（6）火（热）邪　火（热）旺于夏季，一年四季均可发生。火与温、热同类，而程度不同，温为热之渐，火为热之极。因其性质同类，常称温热、火热之邪。风、寒、暑、湿、燥等外邪在一定条件下均可化热成火，故有五气化火之说。火（热）邪的性质和致病特点如下。

1）火为阳邪，其性炎上。火（热）具有炎热、升腾的特性，故为阳邪。火邪致病多表现为高热、恶热、脉实数等实热性病证。火性炎上，其病变多表现在人体头面部，如肝火上炎可致目赤肿痛，心火上炎可致口舌生疮等。

2）火易伤津耗气。火为阳邪，易损伤阴津，可见口渴喜饮、口干咽燥、小便短赤、大便秘结等症状。火邪内盛，迫津外泄，气随津泄，可见汗出、少气、乏力、体倦等症状。

3）火易扰心神。心五行属火，火热与心相通，心藏神。故火热之邪侵袭人体，最易扰乱心神，导致心神不宁，甚至心神错乱，出现心烦失眠，狂躁妄动、神昏谵语等症状。

4）火易生风动血。火邪侵袭人体，灼伤阴津，筋脉失养失润，肝风内动，出现高热、神昏、两目上视、四肢抽搐、角弓反张等症状，称之为“热极生风”。火热之邪灼伤脉络，迫血妄行，出现吐血、衄血、便血、尿血、皮肤发斑、妇女月经过多、崩漏等各种出血症状。

5）火易致肿疡。火邪入于血分，壅聚于局部，导致肉腐成脓，发为疮疡痈肿，临床多表现为局部红、肿、热、痛，故有“痈疽原是火毒生”之说。

链接　内生五邪

在疾病的发展过程中，由于气血津液和脏腑等生理功能失调而产生类似风、寒、湿、燥、火等外邪致病特点的病理变化。由于病起于内，故分别称为“内风”“内寒”“内湿”“内燥”和“内火”，统称为“内生五邪”。内风，是机体阳气亢逆而致风动之征的病理变化；内寒，是机体阳气不足，温煦气化功能减退，虚寒内生的病理变化；内湿，是脾失健运、水湿不化、停聚成湿的病理变化；内燥，是体内津液不足而干燥少津的病理变化；内火，是脏腑阴阳失调，而致火热内扰的病理变化。

考点　六淫各邪的性质和致病特点

（二）疠气

1. 疠气的含义　疠气又称戾气、疫气、毒气、疫毒、瘟疫等。是一类具有强烈传染性的外感病邪。疠气引起的一类疾病，总称为疫病、瘟病或瘟疫病。疠气不同于六淫邪气，是六淫邪气之外的一种特异的致病因素。

2. 疠气的致病特点

（1）发病急骤，病情危重　疠气多属热毒之邪，其致病具有发病急骤、来势凶猛、变化多端、病情凶险的特点。严重者若不及时抢救，可致死亡。

（2）传染性强，易于流行　疠气具有强烈的传染性和流行性，可通过空气、食物、水源等多种途径在人群中传播。如古医籍中记载的霍乱、大头瘟等，现代医学中的严重急性呼吸综合征、新型冠状病毒感染等。

（3）一气一病，症状相似　每种疠气特性不同，其致病部位选择性不同，故形成一气一病的特点。但同一种疠气致病，其临床表现特征和传变规律基本相同。

链 接 李东垣与普济消毒饮

金元四大家之一的李东垣刚到济源的那年春天，一场瘟疫就席卷了当地。疾病初起见高热恶寒、肢体沉重，接着就见头面浮肿，肿胀到几乎眼睛都难以睁开，脑袋也有所变大，喉咙或塞或痛，进食十分困难，喘气也有阻塞感。人们给此次瘟疫起了个形象的名字：大头天行——大头瘟。感染此病者，十死八九。看到如此惨烈的情景，李东垣提笔写下药方，标明药量，并嘱咐患者家属，一半药物用水煎服，另一半做成药丸让患者含在嘴里。许多患者服用药物后很快痊愈。后来，李东垣把该药方刻在石头上，让百姓传抄，救人无数，故将其称为普济消毒饮。

3. 疠气发生与流行的因素

（1）气候因素　自然气候严重或持久的反常变化，如久旱、酷热、湿雾瘴气、洪涝等。

（2）环境因素　环境卫生不良，如空气、水源、食物的污染等。

（3）预防措施　预防措施不力也是疫病流行的因素之一。

（4）社会因素　疫疠的流行与社会的经济、文化状况有关。如社会动荡不安、战乱不断、贫穷落后等，均可致疠气发生和流行。

考点 疠气的致病特点

二、内伤病因

内伤病因主要有七情内伤、饮食失宜、劳逸失度等。

（一）七情内伤

1. 七情的含义　七情，即喜、怒、忧、思、悲、恐、惊七种正常的情志变化。七情是人体对外界客观事物的不同反应。正常情况下，一般不会使人致病。只有突然、强烈或长期持久的情志刺激，超过了人体正常的生理活动调节范围，使人体气机紊乱、脏腑阴阳气血失调，才会导致疾病的发生。由于七情是造成内伤杂病的主要因素之一，有别于主要从口鼻或肌肤入侵人体的六淫，故又称为七情内伤。

2. 七情致病的特点

（1）直接伤及内脏　人的情志活动与脏腑气血关系密切，因此，七情过激可直接影响相应的内脏，使脏腑气血失调，气机逆乱，产生各种病理变化。《素问·阴阳应象大论》有“怒伤肝”“喜伤心”“思伤脾”“忧伤肺”“恐伤肾”之论。七情致病，临床上主要以影响心、肝、脾三脏功能失调为多见。如过于惊喜易伤心，导致心神不宁，可见心悸，失眠，健忘，甚则精神失常等症状；郁怒太过则伤肝，导致肝气郁结，可见两胁胀痛，胸闷太息，咽中如有异物梗阻，女子月经延后、痛经、闭经、癥瘕等症状；思虑过度则伤脾，导致脾失健运，可见食少、倦怠、腹胀、便溏等症状（表 6-1）。

（2）影响脏腑气机　《素问·举痛论》云：“百病生于气也，怒则气上，喜则气缓，悲则气消，恐则气下……惊则气乱……思则气结。”七情内伤影响脏腑气机，导致脏腑气机升降失常而出现相应的临床表现（表 6-1）。

（3）影响病情变化　七情不仅可以引起多种疾病的发生，而且对疾病的发展与转归有着重要的影响。良好、稳定的情绪可使病情好转，剧烈的不良刺激往往使病情加重，甚或急剧恶化。因此，在疾病的防治中，要充分重视人的精神因素，积极防止和及时解除患者的精神负担，端正患者对待疾病的态度。

链 接 大喜会伤心，喜乐应适度

《医碥·气》云："喜则气缓，志气通畅和缓本无病。然过于喜则心神散荡不藏，为笑不休，为气不收，甚则为狂。"《儒林外史》中记载：范进数十年寒窗苦读不得志，生活贫困潦倒，他的岳父对他非打即骂。范进晚年中了举人，可"大喜伤心"，举止失常，疯癫而目不识人。现代医学认为，过度喜悦能引起心率加快，头目眩晕而不能自控，某些冠心病病人亦可因过度兴奋而诱发心绞痛或心肌梗死。因此，喜乐应适度。

表 6-1 七情致病病机及临床表现

情志	病机	临床表现
怒	怒伤肝，怒则气上	胸胁胀满、嗳气叹息、面红目赤、头晕头痛、猝然昏倒等
喜	喜伤心，喜则气缓	心悸不安、精神涣散、哭笑不休、心神狂乱等
思	思伤脾，思则气结	食少倦怠、肌肉消瘦、腹胀便溏等
忧	忧伤肺，忧则气郁	少气、声低、息微、咳嗽、胸满等
悲	悲伤肺，悲则气消	抽吸饮泣、意志消沉、精神错乱等
恐	恐伤肾，恐则气下	心烦失眠、肢厥精遗、二便失禁等
惊	惊伤心，惊则气乱	心悸而乱、表情惊慌、精神错乱等

考点 七情的致病特点

（二）饮食失宜

饮食是人体维持生命活动的基本条件。但如果饮食失宜，损伤脾胃，则可成为致病因素。饮食失宜致病，主要有以下三个方面。

1. 饮食不节　饮食应以适量为宜，过饥或过饱，均可发生疾病。过饥，则摄食不足，生化乏源，气血不足，正气虚弱，抵抗力降低，易于生病。过饱，超过脾胃的受纳运化功能，可导致饮食积滞，出现脘腹胀满、嗳腐泛酸、厌食、吐泻等食伤脾胃之症。故有"饮食自倍，肠胃乃伤"之说。小儿脾胃较成人为弱，食滞日久，郁而化热，可出现手足心热、心烦易哭、脘腹胀满、面黄肌瘦等症，称为"疳积"。

2. 饮食不洁　进食不清洁的食物，可引起多种胃肠道疾病，出现腹痛、吐泻、下利脓血等症；或引起寄生虫病，表现为腹痛、嗜食异物、面黄肌瘦等症。若进食被污染或腐败变质甚或有毒食物，可致食物中毒，出现剧烈腹痛、吐泻、惊厥、昏迷，甚至死亡。

3. 饮食偏嗜　饮食结构合理，五味调和，寒热适中，才能满足人体营养的需要。若饮食偏嗜，可导致阴阳失调而发生疾病。如过食辛温燥热，可使胃肠积热，出现口渴、腹满胀痛、便秘或酿成痔疮病症；过食肥甘厚味，可助湿、生痰、化热或酿成疖肿疮疡等病症。

链 接 《黄帝内经》饮食养生法

《黄帝内经》云："五谷为养，五果为助，五畜为益，五菜为充，气味合而服之，以补精益气。"五谷是人体赖以生存的基本物质，五果辅助补充营养，五畜补益五脏精气，五菜有协同充养作用，各种食物合理搭配，保证用膳者必需的热能和各种营养素的供给。《黄帝内经》同时还告诫人们，不可暴饮暴食，避免五味偏嗜。

（三）劳逸失度

正常的劳动和锻炼有助于气血流通，增强体质。必要的休息可以消除疲劳，恢复体力和脑力。过度劳累或过度安逸，可能成为致病因素导致人体疾病的发生。

1. 过劳　包括劳力过度、劳神过度和房劳过度三个方面。

（1）劳力过度　过度的体力劳动或活动，可致积劳成疾，损伤脏腑功能，脏气虚弱，出现少气懒言、四肢困倦、精神疲惫、形体消瘦、易感冒等症，即所谓"劳则气耗"。

（2）劳神过度　思虑过度，可耗伤心血，损伤脾气，出现心悸、健忘、失眠多梦、纳呆腹胀、便溏等心脾两虚病证。

（3）房劳过度　性生活不加节制，房事过度，耗伤肾精，可见腰膝酸软、眩晕耳鸣、精神萎靡，或男子遗精滑泄、阳痿，女子不孕等症。

2. 过逸　长期缺乏体力活动或体育锻炼，易使人体气血运行不畅，脾胃功能呆滞，可见食欲不振、体弱神倦，或发胖臃肿，动则心悸、气喘、汗出等，还可继发其他疾病。

三、病理产物性病因

在疾病发生和发展过程中，由于某些病因的作用，会引起气血津液代谢失调，形成病理产物。病理产物滞留体内，成为新的致病因素，作用于机体，引起各种新的病理变化。因其常继发于其他病理过程，故又称继发性病因。

（一）痰饮

1. 痰饮的含义　痰饮，是人体水液代谢障碍所形成的病理产物。一般黏稠者为痰，清稀者为饮。痰饮分为有形之痰和无形之痰两类。有形之痰指视之可见、触之可及、闻之有声的痰浊和水饮。如咳咯而出的痰液，呕恶而出的水饮痰浊等。无形之痰是指只见其症，不见其形，看不到实质性的痰饮，因无形可征，故称无形之痰饮。其可表现为头晕目眩、心悸气短、恶心呕吐、神昏谵语、发狂等症状。

2. 痰饮的形成　痰饮多由外感六淫，或内伤七情、饮食失宜等，使肺、脾、肾及三焦等脏腑气化功能失常，水液代谢障碍，以致水湿停滞凝聚而成。

3. 痰饮的病证特点　痰饮形成之后，饮多留积于肠胃、胸胁和肌肤，痰则随气升降，内而脏腑，外而筋骨皮肉，无所不至。痰饮致病，主要是阻滞气机升降，影响气血运行。由于痰饮阻滞的部位不同，临床表现也多种多样，因此有"百病多由痰作祟"之说。如饮留肠间，称为痰饮，可见肠鸣沥沥有声；饮停胸胁，称为悬饮，可见胸胁胀满、咳唾引痛；饮停胸膈，称为支饮，可见胸闷、咳喘、不能平卧、其形如肿；饮溢肌肤，称为溢饮，可见肌肤水肿、身体困重。痰饮停肺，可见胸闷、咳喘、痰多等；痰饮停留于胃，可见恶心、呕吐等；痰迷心窍，可见胸闷、心悸、神昏、谵妄或癫狂等；痰饮流注经络，可见肢体麻木、屈伸不利，甚至半身不遂等。

（二）瘀血

1. 瘀血的含义　瘀血，指因体内血行障碍，血液凝聚而形成的病理产物，包括离经之血积存于体内，或血行不畅，阻滞于经脉及脏腑内的血液。又称蓄血、恶血、败血。

2. 瘀血的形成　原因主要有两个方面：一是由于气虚、气滞、血寒、血热等因素，导致气血运行不畅而形成瘀血；二是由于外伤或气虚出血、血热妄行等因素造成血离经脉，停留体内，不能及时消散或排出体外而形成瘀血。

3. 瘀血的病证特点

（1）疼痛　一般多呈刺痛，痛处固定不移，拒按，昼轻夜重，得温则舒、遇冷加剧。

（2）肿块　肿块固定不移。在体表，则常见肿块颜色青紫或青黄；在体内，则常可在患处触及肿块，推之不移，按之痛甚。

（3）出血　血色多紫暗或夹有血块。

此外，还可见面色黧黑、肌肤甲错、皮肤紫癜、口唇青紫，舌质紫暗或有瘀点瘀斑，脉细涩或结、代等症状和体征。

（三）结石

1. 结石的含义　结石，是指停滞于脏腑管腔的坚硬如石的物质，是一种砂石样的病理产物。其形态各异，大小不一，停滞体内，又可成为继发的致病因素，引发新的病理变化。

2. 结石的形成　饮食不当、情志内伤、服药不当、外感六淫、过度安逸等因素对结石的形成起着较重要的作用。

3. 结石的病证特点　结石多发于胃、胆、膀胱等空腔性器官，病程较长，病情轻重不一。疼痛是结石显著的病证特点之一。结石的疼痛具有阵发性、间歇性发作的特点，发作时剧痛难忍，甚则绞痛，而缓解时一如常人。亦可呈持续性疼痛，或为隐痛、胀痛、钝痛等。疼痛部位常固定不移，亦可随结石的移动而变化。

四、其他病因

其他病因主要包括外伤、虫兽伤、寄生虫、药邪等。

（一）外伤

外伤包括枪弹、金刃、跌仆损伤、持重努伤、烧烫伤、冻伤等。轻则局部损伤，出现红肿热痛或皮肤苍白冷麻、起疱、溃烂、出血、骨折等，重则损伤内脏或出血过多，出现烦躁不安、发热、昏迷、抽搐，甚至亡阴、亡阳而死亡。

（二）虫兽伤

虫兽伤包括毒蛇、猛兽、疯狗咬伤或蝎、蜂蜇伤等。轻则局部损伤，出现肿痛、出血等，重则损伤内脏，或出血过多而死亡。

（三）寄生虫

常见的寄生虫有蛔虫、钩虫、蛲虫、绦虫、血吸虫等。临床常见脐周腹痛、肛门奇痒、粪便中见白色带状成虫节片、嗜食异物、咳嗽胸痛等表现，严重者可见脘腹剧痛、四肢厥冷、形体消瘦、周身浮肿、胁下癥块、臌胀等症。

（四）药邪

药邪指由于药物加工不当或用药不当，而引起疾病的一类致病因素。包括用药过量、炮制不当、配伍不当、用法不当、滥用补药等情形，临床可产生或增强毒副作用，或引起机体阴阳失调，导致中毒或变生他疾。

第2节　病　　机

病机，指疾病发生、发展、变化与转归的机理。病邪入侵，正邪相争，破坏人体阴阳的相对平衡，导致阴阳失调、气血津液失常，形成各种疾病。尽管疾病种类繁多，临床表现错综复杂，但总体而言，都离不开邪正盛衰、阴阳失调、气血津液失常的基本规律。

一、邪正盛衰

正，即正气，指人体正常的机能活动、抗病能力和康复能力；邪，即邪气，泛指一切致病因素。邪正盛衰，是指在疾病过程中，机体的正气与致病邪气之间相互斗争中所发生的盛衰变化。

（一）邪正在发病中的作用

1. 正气不足是发病的内在根据　中医学很重视人体的正气，强调人体正气在发病中的主导作用，认为正气强盛，则病邪难以入侵，或虽有邪气侵袭也不一定发病，正如《素问・刺法论》云："正气存内，邪不可干。"若人体正气不足，抗邪无力，或邪气的致病能力超过正气的抗病能力时，则会导致疾病的发生，即《素问・评热病论》云："邪之所凑，其气必虚。"

2. 邪气侵袭是发病的重要条件　中医学虽然强调正气在疾病发生过程中的主导地位，但也并不忽视邪气对疾病发生的重要作用。邪气是疾病发生的条件，在某些情况下甚至起主导作用。如刀枪、高温、电击、中毒等，即使正气强盛，也难免不受其害。

（二）邪正盛衰与疾病的虚实变化

在疾病发展变化过程中，由于邪正双方力量的对比经常发生变化，因而形成虚实不同的病理状态。如出现邪气亢盛而正气未衰，以邪气亢盛为矛盾主要方面的实证；或以正气虚损而邪气不盛，以正气虚损为矛盾主要方面的虚证；抑或出现正气虚损与邪气亢盛同时并见的虚实夹杂病证。如《素问・通评虚实论》云："邪气盛则实，精气夺则虚。"

（三）邪正盛衰与疾病转归的关系

在疾病的发生、发展过程中，正气与邪气不断地进行斗争，其力量对比变化对疾病的转归起着决定性作用。正胜邪退，则疾病好转或痊愈；邪胜正衰，则疾病恶化甚至导致死亡；正虚邪恋，则疾病缠绵难愈；邪去正虚，病邪对机体的损害作用消失，但正气严重受损，则有待调养修复。

二、阴阳失调

阴阳失调，是指机体在疾病过程中，由于致病因素的作用，导致机体阴阳失去动态平衡所出现的病理变化。阴阳失调是疾病发生、发展变化的内在因素。

（一）阴阳偏胜

阴阳偏胜，指“邪气盛则实”的实证。即阳邪可致阳偏胜，阴邪可致阴偏胜。

1. 阳偏胜　指机体在疾病过程中所出现的阳气偏胜，功能亢奋，热量过剩的病理状态。其病机特点是阳胜而阴未衰。临床表现为实热证，常见壮热、烦躁、舌红苔黄、脉数等，即所谓“阳胜则热”。

2. 阴偏胜　指机体在疾病过程中所出现的阴气偏胜，功能障碍或减退，以及病理性代谢产物积聚的病理状态。其病机特点是阴胜而阳未衰。临床表现为实寒证，常见形寒肢冷、喜暖、口淡不渴、苔白、脉迟等，即所谓“阴胜则寒”。

（二）阴阳偏衰

阴阳偏衰，指“精气夺则虚”的虚证。“精气夺”，既包括机体的精、气、津液等基本物质的不足及其生理功能的减退，也包括脏腑、经络等生理功能的减退和失调。

1. 阳偏衰　指机体阳气虚损，机能减退或衰弱，热量不足的病理状态。其病机特点是阳气不足，阴寒相对偏盛。临床表现为虚寒证，常见畏寒肢冷、小便清长、舌淡、脉迟等，即所谓“阳虚则寒”。

2. 阴偏衰　指机体精、血、津液等物质亏耗，以及阴不制阳，导致阳相对亢盛，机能虚性亢奋的病理状态。其病机特点是阴液不足，阳气相对偏盛。临床表现为虚热证，常见五心烦热、骨蒸潮热、颧红、盗汗、咽干口燥、舌红苔少、脉细数等，即所谓“阴虚则热”。

（三）阴阳互损

阴阳互损，指阴或阳任何一方虚损的前提下，病变发展影响到相对的另一方，形成阴阳两虚的病理状态。

（四）阴阳格拒

阴阳格拒，指阴或阳的某一方面偏盛至极而壅遏于内，将另一方排斥格拒于外，迫使阴阳之间暂时不相维系，从而出现真寒假热或真热假寒的病理状态。阴阳格拒是阴阳失调中比较特殊的一类病机，包括阴盛格阳和阳盛格阴两个方面。

（五）阴阳亡失

阴阳亡失，指机体的阴液或阳气突然大量地亡失，导致生命垂危的一种病理状态。包括亡阴与亡阳两个方面。

三、气血津液失常

（一）气的失常

1. 气虚　指气不足，脏腑功能活动减退，机体抗病能力下降的病理状态。以少气懒言，疲倦乏力，自汗，脉虚等为主要表现。

2. 气滞　指气的运行不畅，或局部发生阻滞不通的病理状态。以胸闷，脘腹胀痛，嗳气或矢气后诸症减轻，脉弦等为主要表现。

3. 气逆　指气的上升太过或下降不及的病理状态。以咳嗽，喘息，嗳气，呕恶，头痛头胀，面红目赤，甚则呕血，昏厥等为主要表现。

4. 气陷　指气的下降太过或上升不及的病理状态。以面色无华，少气倦怠，眩晕，小腹坠胀，脱肛，子宫脱垂，舌淡苔白，脉弱等为主要表现。

5. 气闭　指气不能外达而郁闭于内的病理状态。以突然昏厥，不省人事等为主要表现。

6. 气脱　指气不能内守而大量外逸的病理状态。以面色苍白，汗出不止，全身瘫软，二便失禁等为主要表现。

（二）血的失常

1. 血虚　指血液不足，滋润和濡养功能减退的病理状态。以面色无华，唇、舌、爪甲色淡，头晕，心悸，两目干涩，失眠多梦，手足麻木，舌淡，脉细弱等为主要表现。

2. 血瘀　指血行不畅，瘀血内阻的病理状态。以面青唇紫，肿块或痛处固定，痛如针刺，拒按，或见出血，或肌肤甲错，舌质紫暗有瘀斑，脉涩等为主要表现。

3. 血热　指血分有热，或热入血分的病理状态。以身热烦躁，夜间加重，口干不欲饮，或见各种出血证，舌质红绛，脉数等为主要表现。

4. 血寒　指寒邪入血，寒凝气滞，血行不畅的病理状态。以手足、少腹冷痛，妇女痛经、闭经，肤色紫暗等为主要表现。

（三）津液的失常

1. 津液不足　指体内津液亏少，脏腑、孔窍、皮毛失其濡润滋养作用的病理状态。以口干咽燥，五心烦热，皮肤干燥，尿少便秘，舌红少津，苔薄黄，脉细数等为主要表现。

2. 津液运行失常　指津液在体内的运行缓慢，导致水液潴留、停阻、泛滥的病理状态。以咳嗽痰多，胸脘痞满，食少便溏，肢体沉重，或水肿，小便不利，舌胖有齿痕，苔厚腻，脉滑或濡等为主要表现。

（四）气血津液关系失调

1. 气血两虚　指气虚和血虚同时存在的病理状态。以面色淡白或萎黄，少气懒言，疲乏无力，心悸失眠，肌肤干燥，肢体麻木等为主要表现。

2. 气不摄血　指气虚摄血无力，导致气虚和出血同时存在的病理状态。以面色淡白或萎黄，少气懒言，咯血，吐血，衄血，便血，尿血，崩漏等为主要表现。

3. 气随血脱　指在大量出血的同时，气随血液急剧流失，形成气血两虚或气血并脱的病理状态。以大量出血，精神萎靡，眩晕或晕厥，冷汗淋漓，四肢不温等为主要表现。

4. 气滞血瘀　指气机郁滞，血行不畅而气滞与血瘀并存的病理状态。以胸闷气短，胸胁胀满疼痛，心悸，心痛，癥积等为主要表现。

5. 气随津脱　指由于津液大量丢失，气失其依附而随津液外泄，导致暴脱亡失的病理状态。以汗出不止，面色苍白，目闭，口开，手撒，二便失禁，神昏，脉微欲绝等为主要表现。

6. 津枯血燥 指津液亏乏枯竭，导致血燥虚热内生或血燥生风的病理状态。以心烦，鼻咽干燥，口渴喜饮，肌肉消瘦，皮肤干燥，小便短少，舌红少津，脉细数等为主要表现。

7. 水停气阻 指水液停贮体内，导致气机阻滞的病理状态。以胸满咳嗽，喘促不能平卧，心悸心痛，头昏困倦，脘腹胀满，纳化呆滞，恶心呕吐等为主要表现。

8. 津亏血瘀 指津液亏损，导致血液运行不畅的病理状态。以鼻咽干燥，口渴喜饮，皮肤干燥，舌质紫绛或见瘀点瘀斑等为主要表现。

自测题

【A型题】

1. 常为外邪致病先导的是
A. 风邪 B. 暑邪 C. 燥邪
D. 寒邪 E. 火邪

2. 寒邪的致病特点是
A. 善行数变 B. 伤津耗气
C. 其性黏滞 D. 其性凝滞
E. 其性开泄

3. 易阻遏气机的邪气是
A. 湿邪 B. 寒邪 C. 暑邪
D. 风邪 E. 燥邪

4. 易致肿疡的邪气是
A. 燥邪 B. 湿邪 C. 寒邪
D. 风邪 E. 火邪

5. 其性干涩，易伤津液的邪气是
A. 风邪 B. 寒邪 C. 暑邪
D. 湿邪 E. 燥邪

6. 疠气的致病特点是
A. 易生风动血
B. 高热持续不退
C. 易伤津耗气
D. 扰动心神
E. 传染性强，易于流行

7. 哪种情志异常易使肝的功能失调
A. 喜 B. 思 C. 怒
D. 恐 E. 悲

8. 过度恐惧对气机的影响是
A. 气消 B. 气结 C. 气上
D. 气下 E. 气乱

9. 最易导致脘腹胀满，嗳腐泛酸，厌食症状的是
A. 摄食不足 B. 饮食不洁
C. 暴饮暴食 D. 饮食偏寒偏热
E. 饮食五味偏嗜

10. 瘀血所致疼痛的特点是
A. 胀痛 B. 窜痛 C. 灼痛
D. 刺痛 E. 重痛

11. 疾病发生的内在根据是
A. 正气 B. 正气不足
C. 邪气 D. 邪气亢盛
E. 邪气损正

12. 饮留肠间，肠鸣沥沥有声者，称为
A. 痰饮 B. 悬饮 C. 溢饮
D. 支饮 E. 以上均非

【B型题】

（13～15题共用备选答案）
A. 风邪 B. 寒邪 C. 暑邪
D. 湿邪 E. 燥邪

13. 独见于夏季的邪气是

14. 某人四肢关节疼痛，酸楚沉重，阴雨天加重。其病因主要是

15. 时值秋季，某人干咳少痰，咳甚胸痛，口鼻干燥。其病因主要是感受了

（王婀娜）

第7章 四　诊

学习目标

1. 素质目标：在收集病情资料的过程中，能换位思考，关心、尊重、理解患者，树立以患者中心的职业理念和高尚的职业道德。

2. 知识目标：熟悉望诊、闻诊的内容及意义；掌握问诊的内容及意义；了解正常脉象及常见病脉的内容及意义。

3. 能力目标：能通过望闻问切收集病情资料，综合分析病情；能识别正常舌象，分辨常见病舌及其意义。

案例 7-1

李某，男，27 岁。2 天前受凉后出现鼻塞，流涕，咽痒痛，微咳。未治疗。现自行到药店购药，店员听其咳声重浊，观其舌质红、苔黄腻，测其体温 38℃。

思考与讨论：通过望诊和闻诊，判断患者病情是加重还是减轻了？

中医诊法，是指望、闻、问、切四种诊察疾病，收集病情资料的基本方法，简称四诊。中医学的整体观念认为：人体局部的病变可以影响全身，而内脏的病变也可以从局部皮肉官窍等反映出来。因此通过望、闻、问、切四诊合参，就能全面、系统地了解病情，对病证做出准确的判断。

第1节　望　诊

望诊，是运用视觉有目的地察看患者全身以及局部的神、色、形、态以了解病情的诊察方法。望诊应在充足的光线下进行，以自然光线为佳。望诊包括望神、望色、望形体、望姿态、望舌等方面。

链 接　望诊在四诊中的地位

《素问·邪气脏腑病形》云：“见其色，知其病，命曰明；按其脉，知其病，命曰神；问其病，知其处，命曰工。”《难经·六十一难》云：“望而知之谓之神，闻而知之谓之圣，问而知之谓之工，切脉而知之谓之巧。”《灵枢·五色》云：“五色各见其部，察其浮沉，以知浅深；察其泽夭，以观成败；察其散抟，以知远近；视色上下，以知病处；积神于心，以知往今。”《史记·扁鹊仓公列传》中扁鹊见齐桓公的故事，也说明了中医望诊的重要。

一、望　神

（一）望神的概念

望神，是通过观察人体生命活动的整体表现来诊察病情的方法。望神包括观察人体的精神、意识、思维、眼神、动作、反应等方面的情况，以了解患者脏腑气血的盛衰，判断其疾病的轻重和预后。

（二）望神的分类

《黄帝内经》云：“得神者昌，失神者亡。”望神的结果一般分为得神、少神、失神、假神、神乱五种情况。

1. 得神　又称有神，是指神志清楚，目光明亮，面色荣润，表情自然，语言清晰，体态自如，反应灵敏，提示正气充足，脏腑功能未衰，或虽病而病情较轻，预后良好。

2. 少神　又称神气不足，是指精神不振，两目乏神，面色少华，声低懒言，倦怠乏力，动作迟缓。提示正气不足，脏腑功能较弱，见于轻病或素体虚弱者，预后尚可。

3. 失神　又称无神，是指精神萎靡，目光无神，表情淡漠，面色晦暗，身体沉重，动作艰难，甚至意识模糊，或神志不清，或循衣摸床，或撮空理线，或猝倒而目闭口开、手撒尿遗等。提示正气大伤，脏腑功能衰败，大多病情危重，预后不良。

4. 假神　又喻为“回光返照”“残灯复明”。是指久病重病已失神，突然精神好转，言语不休，想见亲人，面赤如妆，食欲大增。提示脏腑精气衰竭，阴阳即将离决，多处于疾病的危重阶段，一般是临终前的征兆。

5. 神乱　又称神志异常，常见于癫、狂、痫的患者。如见表情淡漠、寡言少语、闷闷不乐，继则精神发呆、哭笑无常者为癫病。如见烦躁不宁、登高而歌、弃衣而走、呼号怒骂、打人毁物、不避亲疏者为狂病。如见突然跌仆、昏不知人、口吐涎沫、四肢抽动者为痫病。

考点　望神的分类、临床表现及其意义

二、望　色

望色，是通过观察人体全身皮肤（尤其是面部皮肤）的颜色和光泽变化来诊察病情的方法。颜色的不同可反映不同脏腑的病证和疾病的不同性质；光泽的变化可反映精气的盛衰。望色应分清常色与病色。

（一）常色

常色是健康人的面部色泽。中国人正常的面色是红黄隐隐，明润含蓄。明润，即明亮、润泽；含蓄，即血色与肤色隐隐透露。受遗传、季节、地理以及工作等影响，面色有略黑或稍白的差异。只要是明润含蓄的，不作病论。

（二）病色

病色的特点是色泽枯槁而暴露，或晦暗独呈一色而无血色相间。病色有青、赤、黄、白、黑五种（表7-1）。

表 7-1 病色

分类	主病	机理
青色	主寒证、痛证、瘀血证、惊风证、肝病	青色主要为气血运行不畅所致。寒则气血凝滞，经脉受阻，不通则痛，故青色多见于寒证、痛证、瘀血证；肝主筋，青为肝色，故惊风证、肝病亦见面色青
赤色	主热证	赤色为血液充盈皮肤脉络所致。血得热则行，脉络充盈，故热证多见赤色。满面通红为实热，两颧潮红为虚热。久病重病面色苍白却时而泛红如妆，多为戴阳证，是虚阳上越的危重证候
黄色	主脾虚证、湿证	黄为脾色，黄色为脾虚、湿蕴之候。脾虚失运，气血不生，则面色萎黄；脾失健运，水湿内停，则面黄虚浮。一身面目俱黄为黄疸，为湿蕴脏腑所致，其中黄而鲜明如橘色者为阳黄；黄而晦暗如烟熏者为阴黄
白色	主虚证、寒证、失血证	白色为气血不荣之候。气血虚衰，不能上荣于面；或寒凝血涩，经脉收缩；或失血耗气，血脉不充，皆可使面色发白。若㿠白而虚浮，多属阳气不足；淡白而消瘦，多为营血亏损。若急性病突然面色苍白，常属阳气暴脱的证候
黑色	主肾虚证、水饮证、瘀血证、寒证、痛证	黑为肾色，黑色也是阴寒水盛，或血行不畅之色。阳虚水泛，或阴寒内盛，或肾精亏耗，或瘀血内停，或痛证均可见黑色

考点 常见的病色及主病

三、望 形 体

望形体，是通过观察人体外形的强弱、胖瘦等情况，以了解脏腑功能的盛衰及气血的盈亏，从而判断疾病的虚实及预后的好坏。一般而言，形体强壮者，内脏坚实，气血旺盛，抗病力强，预后较好；形体衰弱者，内脏虚弱，气血不足，抗病力弱，预后较差。

四、望 姿 态

望姿态，是通过观察人体的动静姿势、体位变化和异常动作来诊察病情的方法。正常的姿态是舒适自然，运动自如，反应灵敏。如果多动，喜向外，仰卧伸足者，多属阳证、热证、实证；多静，喜向里，侧卧蜷曲者，多属阴证、寒证、虚证。四肢抽搐或拘挛，常见于肝风内动；一侧手足举动不遂，或麻木不仁，多为中风偏瘫；手足软弱无力，行动不灵而无痛者为痿证；肢体疼痛，行动困难者为痹证。

五、望 舌

望舌是通过观察舌质和舌苔的变化以诊察疾病的方法。由于舌通过经络等与脏腑直接或间接相连，故舌象可反映人体脏腑、气血、津液的盛衰和疾病的深浅轻重。

（一）舌面分候脏腑

舌面的不同区域分属于不同的脏腑。舌尖主心肺，舌中主脾胃，舌根主肾，舌边主肝胆（图 7-1）。根据舌面特定区域的病理变化，可以推测相应脏腑的病变，但不能机械地看，还需与其他症状和体征综合考虑。

（二）正常舌象

舌象包括舌质和舌苔两方面的表现。舌质，又称舌体，是舌的肌肉脉络组织。舌苔，是舌体上附着的一层苔状物，由胃气所生。正常舌象表现为舌质荣润，颜色淡红，大小适中，柔软灵活，舌苔薄白，均匀有根。概括为淡红舌，薄白苔。

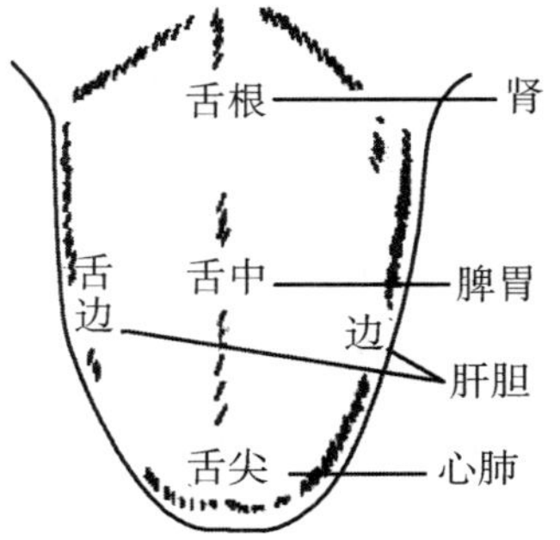

图 7-1　舌面脏腑部位分属图

（三）异常舌质

舌质的变化主要反映脏腑虚实和气血盛衰。望舌质包括望舌色、望舌形、望舌态等三个方面。

1. 舌色

（1）淡白舌　舌色较淡红舌浅淡，甚至全无血色，称淡白舌。主虚证、寒证。若舌淡白，而舌体瘦薄，多属气血不足；舌淡白而胖嫩，或有齿痕，多为阳虚寒盛。

（2）红舌　舌色鲜红，较正常舌为深，称红舌。主热证。舌红苔黄，为实热证；舌红苔少，为虚热证。舌尖红为肺或心有热；舌边红为肝胆有热。

（3）绛舌　舌色深红，称绛舌。主热盛。外感病见绛舌，多为热入营血；内伤杂病见绛舌，多为阴虚火旺。一般来说，舌质由红舌变成绛舌，颜色越深，热邪越重。

（4）紫舌　舌色青紫，称紫舌。主热证、寒证、瘀血证。舌质紫暗，或有瘀点瘀斑，多为气滞血瘀；舌绛紫而干，多为热盛；舌淡紫或青紫湿润，为虚寒证，或寒凝血瘀证。

2. 舌形

（1）胖大舌和肿胀舌　舌体较正常舌大，甚至伸舌满口，或有齿痕，称胖大舌，多因水饮痰湿阻滞所致。舌体肿大，胀塞满口，不能缩回闭口，称肿胀舌，主热证或中毒。

（2）齿痕舌　舌体的边缘见牙齿的痕迹，即为齿痕舌。多因舌体胖大而受齿缘压迫所致，故齿痕舌常与胖大舌同见，多属脾虚。若舌质淡白而湿润，多为脾虚而寒湿壅盛。

（3）瘦薄舌　舌体较正常瘦小而薄者，称为瘦薄舌。舌质淡而瘦薄，多为气血不足；舌质红绛而瘦薄，多为阴虚内热。

（4）芒刺舌　舌乳头增生肥大，突起如刺，摸之刺手，称为芒刺舌。多为邪热内盛。芒刺越多，热邪越盛。舌面出现芒刺的部位不同，提示相对应的脏腑邪热亢盛。如舌尖芒刺多属心火亢盛，舌边芒刺则多属肝胆热盛。

（5）裂纹舌　舌面上出现各种形状的裂沟，裂沟中无舌苔覆盖者，称裂纹舌。多因阴血亏虚、舌体失养所致。舌质红绛而有裂纹，多属热盛伤阴；舌质淡而有裂纹，多属血虚。裂纹舌也可见于少数正常人，其裂纹中多有舌苔覆盖，身体无其他不适，不作病论。

3. 舌态

（1）歪斜舌和颤动舌　伸舌偏斜一侧，舌体不正，称为歪斜舌。舌体震颤抖动，不能自主，称为颤动舌。二者多见于中风证或中风先兆。久病中见舌颤，属气血两虚或阳气虚弱。外感热病中见之，属热极生风或虚风内动之象。

（2）强硬舌　舌体板硬强直，运动不灵，称为强硬舌。见于热入心包，高热伤津，痰浊内阻、中风或中风先兆等证。

（3）痿软舌　舌体软弱、无力屈伸，痿废不灵，称为痿软舌。可见于气血俱虚，热灼津伤，阴液枯涸等证。

（4）吐弄舌　舌常伸出口外者为吐舌；舌不停舐上下左右口唇，或舌微出口外，立即收回者为弄舌。二者合称为吐弄舌，皆可见于心、脾二经有热者。吐舌可见于疫毒攻心，或正气已绝。弄舌常见于小儿智能发育不全或惊风先兆。

考点 常见舌色、舌形、舌态的特点及主病

（四）异常舌苔

望舌苔包括望苔色和望苔质两个方面。

1. 苔色　望苔色可以判断病情的轻重和邪气的性质和深浅等。

（1）白苔　主表证、寒证。若舌淡苔白而湿润，常是里寒证或寒湿证。如舌上满布白苔，如白粉堆积，扪之不燥，为积粉苔，常见于瘟疫或内痈。

（2）黄苔　主里证、热证。一般来讲，苔色越黄，热邪越重。淡黄热轻，深黄热重，焦黄热结。黄苔又主里证，故外感病苔由白转黄者，为表邪入里化热的征象。

（3）灰苔　即浅黑色苔。主里热证、里寒证。常由白苔或黄苔转化而来。苔灰而干，多为热盛伤津证；苔灰而润，多为寒湿内阻证。

（4）黑苔　主寒盛、热极。黑苔多由焦黄苔或灰苔发展而来，常见于疾病的严重阶段。苔色越黑，病情越重。

（5）染苔　某些食物或药物会使舌苔染色，出现假舌象，称为染苔。染苔多浮于舌苔表面，一般在短时间内可自行退去。如有疑问，可询问患者饮食、服药情况加以确认。

2. 苔质　望苔质可以判断病情的轻重和转归、体内津液的盛衰和胃气之有无等。

（1）厚与薄　厚与薄以见底和不见底为标准。凡透过舌苔隐约可见舌质的为见底，即为薄苔，为正常舌苔。有病见之，为表证、内伤轻证。透过舌苔不能见到舌体的，为厚苔，多主里证。舌苔由薄增厚，表示病邪由表入里，病情由轻转重，为病进；而舌苔由厚变薄，则表示邪气得以内消外达，病情由重变轻，多属病退。

（2）润与燥　舌面润泽，干湿适中，是润苔，提示津液未伤；若水分过多，甚至伸舌涎流欲滴，为滑苔，多见于阳虚而痰饮水湿内停之证。若望之干枯，扪之无津，为燥苔，多见于热盛伤津，阴液不足，阳虚水不化津，燥气伤肺等证。

（3）腐与腻　苔厚而颗粒粗大疏松，形如豆腐渣堆积舌面，揩之可去，称为腐苔，常见于痰浊、食积，且有胃肠郁热之证。苔质颗粒细腻致密，揩之不去，刮之不脱，上面罩一层腻状黏液，称为腻苔，多见于痰饮、湿浊内停等证。

（4）剥脱　舌苔忽然全部或部分剥脱，剥脱处见底，称剥脱苔。若全部剥脱，不生新苔，光洁如镜，称镜面舌，属胃气或胃阴大伤；若舌苔剥脱不全，剥脱处光滑，余处残存斑驳舌苔，称花剥苔，是胃之气阴两伤所致。

考点 常见苔色、苔质的特点及主病

六、其他望诊

（一）望头形与头发

1. 头形　小儿头形过大或过小，伴有智力发育不全，多属肾精亏损。囟门迟闭，头项软弱不能竖立者多属肾精不足，发育不良；囟门凹陷，称为囟陷，多属虚证；囟门高突，称为囟填，多属实证。一侧或两侧腮部以耳垂为中心漫肿，边缘不清，按之有柔韧感或压痛，为痄腮，由外感温毒所致，多见于小儿，属传染病。

2. 头发　头发稀疏易落，或干枯不荣，多属精血不足。青年白发伴有耳鸣、腰酸等症者，属肾虚；伴有失眠健忘等症者，为劳神伤血所致。发白有因先天禀赋所致者，不属病态。片状脱发，显露圆形或椭圆形光亮头皮，称为斑秃，为血虚受风或忧思太过所致。

（二）望五官

1. 目　目赤肿痛，属肝经风热；白睛发黄，为黄疸；目眦淡白，为气血不足；目睛上视、直视或斜视，为肝风内动；瞳孔散大，为精气衰竭。口眼歪向一侧，患侧不能闭眼或流口水，见于面瘫或中风病。

2. 耳　耳内流脓水，称为脓耳，多由肝胆湿热，蕴结日久所致；耳道局部红肿疼痛，为耳疖，多因邪热搏结耳窍所致。

3. 鼻　鼻流清涕，为外感风寒；鼻流浊涕，为外感风热；鼻流脓涕，气味腥臭，为鼻渊；鼻翼翕动，呼吸喘促，初病为肺热，久病为肺肾虚衰。

4. 唇　唇色淡白，多属气血两虚；唇色青紫，常为瘀血；唇深红而干，为实热；口唇糜烂，为脾胃蕴热或阴虚火旺。

5. 齿　牙齿干燥，多是胃热炽盛、津液大伤；干燥如枯骨，多为肾精枯竭，肾水不能上承；牙齿松动稀疏、齿根外露者，属肾虚或虚火上炎；睡中咬牙或龂齿，为胃热或有虫积。

6. 咽喉　咽喉红肿而痛，多属肺胃积热；红肿而溃烂，有黄白腐点，是肺胃热毒壅盛；若鲜红娇嫩，肿痛不甚者，是阴虚火旺。如咽部有灰白色假膜，擦之不去，重擦出血，随即复生者，是白喉，为肺胃热毒伤阴所致，有一定传染性。

（三）望皮肤

1. 斑疹　斑色红，点大成片，平摊于皮肤下，摸之不碍手，多由热入营血、络脉受损、迫血妄行所致；疹形如丘，高起于皮肤，摸之碍手，多属风热郁于血络所致。小儿胸腹背皮肤见红色斑丘疱疹，疹形椭圆，清澈晶莹，皮薄易破，为水痘，由外感疫邪，内蕴湿热所致。

2. 白㾦　是皮肤上出现的一种白色小疱疹，多为湿热之邪郁于肌表，汗出不彻而发。无不适者不作病论或予以散热祛湿之法即可。

3. 疖、痈、疽、疔　患部范围较小且单个，起于浅表，不甚疼痛，脓溃即愈者为疖，多属湿热蕴结，热毒不重；患部范围较大，红肿热痛，脓头突显者为痈，多属湿热火毒内盛，气血壅滞所致；漫肿无头，根脚平塌，肤色不变，不热少痛者为疽，多属气血亏虚，阴寒凝滞所致，须防疽毒内陷；范围较小，根脚坚硬，如钉之深，顶白而痛者为疔，多属竹木刺伤，或感受疫疠火毒所致，须防疔疮走黄。

（四）望排出物

排出物是排泄物和分泌物的总称，如痰、涎、粪、尿、涕、汗、带下、呕吐物等。望排出物时，应注意观察其形、色、质、量等方面的变化，以判断其寒、热、虚、实的不同。一般来讲，排出物色淡白，质清稀，多属虚证、寒证；色深黄，质稠浊，多属实证、热证。

考点 其他望诊的内容及意义

案例 7-2

范某，女，28 岁。自诉半年前严重咳嗽长达 1 个月，而后反复感冒，常感疲乏易累，形寒肢冷，现症见：语声低微，偶有咳嗽，咳声低而气弱，舌淡苔白，脉弱无力。

思考与讨论： 对该患者的闻诊反映出什么问题？

第 2 节　闻　诊

闻诊是通过听声音和嗅气味以了解病情的诊察方法。

一、听　声　音

听声音包括听患者的语声、呼吸、咳嗽、呃逆、嗳气、呕吐等各种声响的变化，以分辨病情的寒热虚实。

（一）语声

烦躁多言，声音高亢有力者，多属实证、热证；沉默寡言，声音低弱无力者，多属虚证、寒证。若声音嘶哑，称为喑哑；若完全不能发声，称为失音。其中新病者，多属实证，是外感风寒或风热，或痰浊壅滞，肺气不宣所致；久病者，多属虚证，是肺肾阴虚，肺失滋润所致。

（二）呼吸

呼吸气粗而快，多属实证、热证，见于外感热病；呼吸气微而慢，多属虚证、寒证，见于内伤虚损；呼吸困难，短促急迫，甚至鼻翼煽动，张口抬肩，难以平卧为喘，因邪气壅塞，气机不利，或肺肾虚损，出纳无力所致；呼吸急促似喘，喉间哮鸣者为哮，为痰饮内伏，复感外邪所致。感觉胸闷不舒而不自觉发出长吁短叹声，称为太息，为肝气郁结的表现。

（三）咳嗽

咳声重浊为肺实；咳嗽声低气弱或久咳声哑为肺虚。若咳声阵作，连续不断，叫声如鹭鸶，为百日咳，又称顿咳，常见于小儿，乃风邪与伏痰搏结，郁而化热，阻遏气道所致；若咳声如犬吠，喉间有白膜不易剥去，见于白喉，为肺肾阴虚，火毒攻喉所致。

（四）呃逆

呃呃连声，不能自制，声短而频，称呃逆，俗称打呃。正常人在刚进食后，或遇风寒，或进食过快均可见呃逆，无其他不适，往往是暂时的，大多能自愈。重病久病见呃逆者，为胃气衰败，是临终前的危重症状。实证呃逆高亢而短，响而有力，往往发病较急，因寒邪直中脾胃或肝火犯胃所致。虚证呃逆低沉而稍长，气弱无力，因脾肾阳衰或胃阴不足所致。

（五）嗳气

饱食后胃气上逆动喉而发出缓和而声长调低的声音，称嗳气，俗称“打饱嗝”。嗳气有酸腐气味，为宿食停滞，消化不良；嗳气无酸腐气味，伴纳呆乏力，为肝胃不和或脾胃气虚。

（六）呕吐

胃内容物自口中吐出，称呕吐。来势较缓，呕声低微者，为虚证或寒证；来势较猛，声响有力者，为实证或热证。

二、嗅 气 味

嗅气味包括嗅患者身体及其排泄物、分泌物的异常气味以及病室的气味。嗅气味可了解病程长短、病邪轻重及寒热属性。一般而言，气味臭秽或腥臭者，为实证、热证；气味不重或微有腥臭者，为虚证、寒证。

考点 闻诊的内容及意义

第3节 问 诊

问诊是对患者或其陪诊者进行有目的有步骤的询问，以了解病情的诊察方法。

问诊能充分收集到望、闻、切诊无法取得的资料，包括疾病发生的时间、地点、原因或诱因以及治疗的经过、自觉症状、既往健康情况等，因此问诊在疾病的诊察中具有重要意义。

链 接 新编十问歌

明代医学家张景岳认为问诊是“诊病之要领，临证之首务”。清代医家赵晴初在《存存斋医话稿续集》中云：“脉居四诊之末，望、闻、问贵焉。其中一问字，尤为辨证之要。”可见历代对问诊的重视。以下是现代开展问诊的《新编十问歌》云：“一问寒热二问汗，三问疼痛四问便，五问睡眠六饮食，七聋八渴俱当辨，九问旧病十问因，再兼服药参机变，妇问经带儿接种，也须明哲毋招怨。”

一、问 寒 热

问寒热是指询问患者有无怕冷和发热的感觉，可了解感邪的性质和机体的阴阳盛衰。

（一）恶寒发热

恶寒发热并见，见于外感表证。恶寒重发热轻，兼无汗、身痛等症，为表寒证，是外感风寒；发热重恶寒轻，兼口渴、面红等症，为表热证，是外感风热；发热恶风，兼汗出、脉浮缓等症，为表虚证，是外感风邪。

（二）但寒不热

只怕冷而无发热，为里寒证。又分为实寒和虚寒两种。新病恶寒为实寒，因寒邪直中，侵犯脏腑所致；久病畏寒为虚寒，因阳气虚衰，失于温煦所致。

（三）但热不寒

只发热不怕冷，为里热证。高热（体温超过 39℃）不退，称壮热，常伴满面通红、口渴饮冷、大汗出、脉洪大，属里实热证；定时发热或按时热甚，如潮汐之有定时，称潮热。见于阴虚内热之午后或夜间潮热，或热结胃肠之日晡潮热，或湿热蕴结之午后潮热。轻度发热，热势较低，多在 37 ～ 38℃，称低热。见于阴虚内热，或气虚发热，或温热病后期余热未尽，或小儿夏季热。

（四）寒热往来

恶寒与发热交替发生，因正邪交争，互为进退，为半表半里证。见于伤寒少阳病和疟疾。

考点 问寒热的内容、种类及意义

案例 7-3

黄某，男，42 岁。昏迷半小时后紧急入院。家属诉约 1 小时前跑步锻炼，回家后汗出不止，洗澡时出现心慌心悸，急忙叫唤家人送医，路上出现昏迷。既往 1 年常有睡觉时汗出湿衣现象。脉见沉迟无力。

思考与讨论：患者汗出属于哪种性质？汗出与哪个内脏有关？

二、问　汗

问汗是询问异常汗出的情况，以判断病邪的性质，津液的盈亏，阴阳的盛衰及病情的预后。正常人在过劳、剧烈运动、环境或饮食过热、情绪紧张时出汗，属于正常现象。

（一）无汗

表证无汗，属外感寒邪之表实证；里证无汗，属里实寒证或气血不足证。

（二）有汗

1. 表证有汗　属外感风邪之表虚证或外感风热证；里证有汗，伴壮热口渴，属里实热证。

2. 自汗　指清醒而安静状态下不自主汗出，动辄尤甚。常于秋凉等季节也如此自汗出，为气虚或阳虚不固，要注意询问心脏相关症状。

3. 盗汗　指睡时汗出，醒则汗止。为阴虚内热，或心之阴阳俱虚。

4. 战汗　指先恶寒战栗，而后汗出。是热病正邪剧烈交争的表现。如汗出热退，脉静身凉，为疾病好转的征象；若汗出身热，烦躁不安，脉来疾急，为疾病恶化的表现。

5. 绝汗　指亡阴、亡阳时大量出汗。若汗出如油，汗热味咸，四肢温和，脉细数无力为亡阴；若汗出如珠，汗凉味淡，四肢厥冷，脉微欲绝为亡阳。

考点 问汗的内容、种类及意义

三、问 疼 痛

疼痛是临床最常见的自觉症状之一，其形成的机理不外乎两个方面：一是“不通则痛”，二是“不荣则痛”。问疼痛重点询问疼痛的性质、部位、程度、时间、喜恶等。以下介绍疼痛的性质和部位。

（一）疼痛的性质

胀痛者，多为气滞；针刺样疼痛者，多为血瘀；痛势较缓，尚可忍耐，绵绵不休者，多为虚证；冷痛，喜温者，多为寒证；灼热疼痛，喜凉者，多为热证；疼痛之处固定不移者，多为血瘀或湿邪偏胜；疼痛游走不定，或走窜攻痛者，多为气滞或风邪偏胜。

（二）疼痛的部位

前额连眉棱骨痛者，属阳明经；头两侧连太阳穴痛者，属少阳经；后头痛连项者，属太阳经；巅顶头痛者，属厥阴经。胸痛多为心肺病变；脘痛多为胃腑病变；胁肋痛多为肝胆病变；腰痛多为肾脏病变；腹痛则与脾、大肠、小肠、膀胱、胞宫等多个脏腑病变有关；四肢关节疼痛，多见于痹证，为外感风寒湿三邪所致。其中，以关节游走窜痛为特点者，称为风痹；以关节疼痛剧烈，喜热恶寒为特点者，称为寒痹；以关节疼痛，沉重不移为特点者，称为湿痹；风寒湿邪化热，以关节红肿热痛为特点者，称为热痹。

考点 问疼痛的内容及意义

四、问　二　便

问二便可以了解脏腑的功能，判断疾病的寒热虚实。

（一）大便

主要询问大便的次数、质地和排便感等情况。大便次数减少，便硬难排，甚至多日不解，称便秘。因实热，或实寒，或气虚，或血虚所致；大便次数增多，一日三四次以上，稀软不成形，甚至如水样，称为泄泻；泄泻前有不洁饮食史者为伤食泻；泄泻伴腹痛，将黎明即泻，泻后即安，腰膝酸软，称为五更泻，多属脾肾阳虚；腹痛窘迫，时时欲泻，肛门重坠，便出不爽，称里急后重，多因湿热内阻，肠道气滞；大便时先便后血，有赤白黏冻，腹痛阵作，日久消瘦，可见于肠癌。大便色黑如柏油，为远血，见于胃脘出血或过食血制品；大便时先血后便，色鲜红，或血附在大便上，为近血，见于肛裂或内痔。

（二）小便

主要询问尿量、尿次和排尿感等情况。尿量增多，常见于虚寒证或消渴病；尿量减少，常见于热盛伤津或水湿内停；小便频数，属下焦湿热或肾气不固；小便涩痛，多为湿热蕴结膀胱；小便失禁，属肾气不固或下焦虚寒。

考点 问二便的内容及意义

五、问　睡　眠

问睡眠可以了解人体阴阳的盛衰。睡眠异常有失眠与嗜睡两种情况。

（一）失眠

失眠是指患者经常不易入睡，或睡而易醒，甚至彻夜难眠。虚证为心血不足，心神失养，或阴虚火旺，扰乱心神；实证为痰火内盛或饮食积滞，扰乱神明。

（二）嗜睡

嗜睡是指患者自觉神疲困倦，睡意很浓，时时欲睡。虚证为脾虚气弱或阳虚阴盛，清阳不升；实证多为痰湿内盛，困阻清阳。

链 接 四季起居睡眠

卫气者昼行于阳，则醒；夜行于阴，则眠。对于睡眠我们要做到起居有常，安卧有方。《素问·四气调神大论》描述："春三月…夜卧早起，广步于庭。……夏三月…夜卧早起，无厌于日。……秋三月…早卧早起，与鸡俱兴。……冬三月…早卧晚起，必待日光。"现代人要特别注意睡前不能过度运动和激动，不能长时间玩手机，避免饮酒、饮咖啡、喝茶等。

六、问 饮 食

问饮食主要包括问饮水的多少、食欲的好坏等方面。

（一）食欲与食量

不欲进食，食少甚至恶食，称纳呆，多为脾胃气虚、湿邪困脾、饮食积滞、肝胆湿热所致；食欲旺盛，多食易饥，称消谷善饥，多为胃火亢进，腐熟太过所致；有饥饿感，但又不想进食，或进食不多，称饥不欲食，多因胃阴不足，虚火内扰所致。

（二）口渴与饮水

口渴明显，饮水量多，为津液大伤，可见于燥证、热证；渴不欲饮或饮水不多，为津液轻度损伤或津液输布障碍，可见于湿热、痰饮、瘀血等证。

考点 问饮食的内容及意义

七、问 耳 目

（一）耳

1. 耳鸣　指自觉耳内鸣响，如闻蝉鸣或潮水声，或时发时止，或持续不停，甚至妨碍听觉。若暴起耳鸣而声大，用手按而鸣声不减，伴口苦胁痛，属实证，多因肝火上扰所致；若渐觉耳鸣而声音细小，以手按之，鸣声减轻，伴头晕腰酸，属虚证，多因肾精亏虚所致。

2. 耳聋　指患者听觉丧失，也称为耳闭，常由耳鸣发展而成。新病突发耳聋多属实证，多因肝胆实火蒙蔽清窍所致；渐聋多属虚证，多因肾脏虚损而成。外伤以及某些药物（如链霉素）也会导致耳聋，由耳窍被损伤所致。

（二）目

1. 目痛　目痛而赤，多属肝火上炎；目赤肿痛，畏光多眵，多属风热；目痛较剧，伴头痛，恶心呕吐，瞳孔散大，多是青光眼；目隐隐作痛，时作时止，多为阴虚火旺所致。

2. 目眩　有两种，一是指视物旋转动荡，常与头晕并存，称为头晕目眩，可因风火上扰、阴虚阳亢、心脾血虚或中气不足、肾精不足以及痰浊中阻所致。二是指眼睛发黑，眼冒金星，或眼前感觉有蚊蝇飞动，也称眼花，因肝肾阴虚，肝血不足，或气血不足，目失所养而致。

八、问 经 带

妇女有月经、带下、妊娠、产育的生理特点，发生疾病时，常能引起上述方面的病理改变。因此，询问月经、带下等情况，可作为诊断妇科或其他疾病的依据。

（一）月经

主要询问月经的期、量、色、质以及伴随症状等，由此了解脏腑的功能和气血的盛衰以及运行等情况。月经先期，量多，色淡红、质稀者多为气虚；色深红、质稠者多为血热。月经后期，量少，色淡红、质稀者多为精血亏虚；色紫暗夹有血块者，多为寒凝血瘀。月经先后不定期，为肝郁或肾虚。经前或经期小腹疼痛，胀痛或刺痛者属气滞或血瘀；冷痛喜温者属寒凝或阳虚。经期或经后小腹隐痛，多属气血两虚。

（二）带下

主要询问带下的量、色、质和气味等情况。带下量多，色白、质稀如清涕，淋漓不断者，多属脾肾阳虚，寒湿下注；带下色黄、质黏，气味臭秽者，多属湿热下注。

考点 问经带的内容及意义

九、问 小 儿

问小儿，除了一般的问诊内容外，还要注意询问小儿出生前后情况，出生后的预防接种，传染病史以及常易引起小儿疾病的因素如外感、饮食、惊吓等。

第4节 切 诊

切诊是通过触按患者局部，体察动脉搏动以及局部异常征象以了解病情的诊察方法。包括脉诊和按诊两部分。

一、脉 诊

脉诊又称切脉，是医者以指腹触按患者脉之搏动，体察脉之形象，以了解病情，辨别病证部位、性质和正邪盛衰的诊察方法。现代常用的脉诊方法为寸口脉诊。

链 接 脉诊的细节

脉诊是一种要体察细致入微的技术，医者通过细心体察脉位的深浅、脉动的快慢、脉势的强弱、脉形的大小、节律的整齐与否以及血流的流畅度等等不同表现而会之于心，测知脏腑功能、气血盛衰和阴阳消长的情况，以配合诊断疾病的病因、病位、病性、邪正关系、病情轻重和预后。医者只有善于抓住脉象的细微变化，对脉象体验于指，领会于心，知常达变，反复训练，才能有效运用于临床诊断中。

（一）切脉部位

寸口的位置在腕后桡动脉搏动处，又称气口、脉口。寸口脉分寸、关、尺三部，以掌后

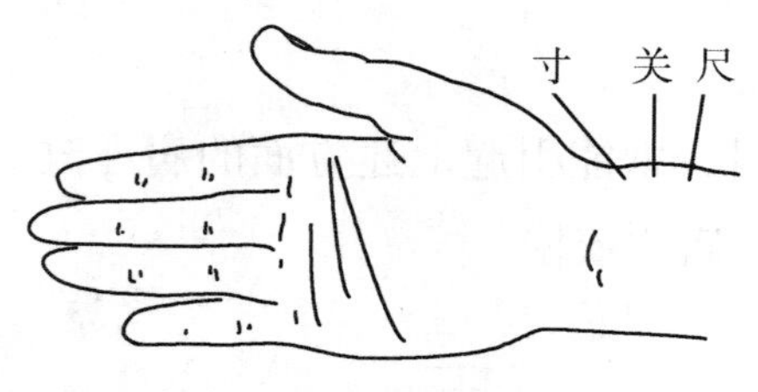

图 7-2 寸关尺部位示意图

高骨（桡骨茎突）为标志定为关，关前（腕端）为寸，关后（肘端）为尺（图 7-2）。

（二）切脉方法

切脉时先让患者安静休息片刻，取坐位或仰卧位，前臂自然伸展，手心向上，和心脏近于同一水平，手腕关节平放于脉枕上，使寸口显露。医者的左手诊患者的右手，右手诊患者的左手，以中指定关位，示指定寸位，环指定尺位，三指呈弓形，指头平齐，以指腹接触和感觉脉体。在寸、关、尺三部，使用举（浮取）、寻（中取）、按（沉取）三种指法以诊察脉象，合称三部九候。

医者在诊脉时应当静心宁神，调匀呼吸。古代医家以自己的呼吸计算患者的脉搏次数，一呼一吸为一息，例如医者呼吸一次，患者脉搏跳动四下，则称为一息四至。现代以秒表计数，诊脉时间不应少于 1 分钟。寸口脉分候脏腑情况见表 7-2。

表 7-2 寸关尺对应脏腑

寸口诊法	寸	关	尺
左手	心（膻中）	肝（胆、膈）	肾（膀胱、小肠）
右手	肺（胸中）	脾（胃）	肾（命门、大肠）

（三）常脉

正常的脉象称为常脉，又称平脉。其形象特征是寸、关、尺三部皆有脉，不浮不沉，不快不慢，一息 4 ～ 5 至（60 ～ 90 次 / 分），不大不小，从容和缓，节律均匀，尺部沉取不绝。

常脉可受年龄、性别、体质、气候等因素的影响而略有改变。如小儿较成人脉快；女子脉稍细濡；瘦人脉较浮；冬季脉较沉。

（四）常见病脉及主病

常见病脉包括浮、沉、迟、数、虚、实、洪、细、弦脉等（表 7-3）。

表 7-3 常见病脉脉象特点和主病

常见病脉	脉象特点	主病
浮脉	轻按即得，重按反减，如水上漂木	表证。浮而有力为表实；浮而无力为表虚
沉脉	轻取不应，重按始得，如石沉水底	里证。沉而有力为里实；沉而无力为里虚
迟脉	脉来迟缓，一息不足 4 至（脉搏每分钟 60 次以下）	寒证。迟而有力为实寒；迟而无力为虚寒
数脉	脉来急促，一息 6 至以上（脉搏每分钟 90 次以上）	热证。数而有力为实热；数而无力为虚热
虚脉	三部脉举寻按皆无力	虚证
实脉	三部脉举寻按皆有力	实证
洪脉	脉形宽大，来盛去衰，如波涛汹涌	热甚
细脉	脉细如线，应指明显	虚证、湿证
弦脉	端直而长，如按琴弦	肝胆病、痛证、痰饮
紧脉	脉来绷急，如牵绳转索	实寒证、痛证
滑脉	往来流利，应指圆滑，如珠走盘	痰饮、食滞、实热。妇女妊娠亦可见

续表

常见病脉	脉象特点	主病
涩脉	往来艰涩不畅，如轻刀刮竹	精伤、血少、气滞血瘀
濡脉	浮而细软，按之无力，如絮浮水	虚证、湿证
结脉	脉来缓而时有一止，止无定数	阴盛气结、寒痰血瘀、癥瘕积聚
促脉	脉来数而时有一止，止无定数	阳盛实热，气血、痰饮、宿食停滞
代脉	脉来缓而时有一止，止有定数	脏气衰微

考点 切脉方法、常脉特点以及病脉的特点和主病

二、按　诊

按诊是对患者肌肤、脘腹、腧穴等部位进行触摸、按压，了解其温凉、润燥、软硬、压痛、肿块等异常情况，以推断疾病的部位和性质的一种诊察方法。

（一）按肌肤

肌肤灼热，为热证；肌肤清冷，为寒证。肌肤湿润，为汗出或津液未伤；肌肤干燥，为无汗或津液已伤。按之凹陷不起者，为水肿；随手而起者，为气肿。

（二）按脘腹

脘腹疼痛，按之痛减，局部柔软者，为虚证；按之痛剧，局部坚硬者，为实证。腹部肿块推之不移，痛有定处，按之有形者，为癥积，病属血分；肿块推之可移，痛无定处，聚散不定者，为瘕聚，病属气分。

（三）按腧穴

脏腑病变可在相应的腧穴出现痛点、结节、条索状物或反应过敏点。如急性阑尾炎患者在阑尾穴有明显压痛；胆囊疾病患者在胆俞穴有压痛或结节；肺病患者在肺俞穴有结节或中府穴有压痛；肝炎患者在期门和肝俞穴有压痛；胃及十二指肠溃疡患者在足三里穴有压痛等。

自 测 题

【A型题】

1. 少神的表现提示
   A. 正气充足，属无病或病轻
   B. 正气不足，脏腑功能较弱
   C. 正气大伤，精气亏虚
   D. 精气衰竭，虚阳外越
   E. 阴阳离决
2. 望诊主要望神、色、形、态，在望色中黑色的主病是
   A. 虚证、寒证、失血证
   B. 虚证、湿证
   C. 寒证、痛证、瘀血、惊风证
   D. 肾虚证、水饮证、瘀血证
   E. 热证
3. 望舌见舌尖红赤，多属
   A. 肺热火盛　B. 肝胆火旺
   C. 胃肠热极　D. 中焦热盛
   E. 下焦热盛
4. 正常舌象是
   A. 淡白舌、厚白苔

B. 淡红舌、薄白苔
C. 红绛舌、深黄苔
D. 青紫舌、灰黑苔
E. 鲜红舌、厚腻苔

5. 望苔色可以反映病邪的性质，苔灰而润主
A. 热证 B. 湿痰证 C. 寒湿证
D. 湿热证 E. 寒证

6. 舌苔由薄变厚，表示
A. 病进 B. 病退 C. 气虚
D. 血虚 E. 阴虚

7. 某女，38 岁，经常无故汗出，稍微活动更甚，平时常感疲倦乏力，其原因是
A. 阴虚内热 B. 阳虚不固
C. 亡阴 D. 亡阳
E. 湿热熏蒸

8. 某男，27 岁，寒热往来，每 2 个小时恶寒与发热交替发生，属于
A. 表证 B. 里证
C. 半表半里证 D. 热证
E. 寒证

9. 辨别头痛的部位确定其经脉时，头顶痛属于
A. 厥阴经 B. 太阳经
C. 阳明经 D. 少阳经
E. 少阴经

10. 胀痛多属
A. 气血不足 B. 血瘀
C. 湿邪阻滞 D. 火邪窜络
E. 气滞

11. 某女，16 岁，每次来月经前 2 天出现腹痛剧烈，遇寒加重，得热痛减，属于
A. 气滞 B. 血瘀 C. 虚证
D. 热证 E. 寒证

12. 患者泄泻伴腹痛、每天黎明即泻，泻后即安，腰膝酸软，多属于
A. 湿热 B. 寒湿
C. 脾虚气陷 D. 脾肾阳虚
E. 肠道湿热

13. 浮脉的主病是
A. 里证 B. 燥证 C. 热证
D. 表证 E. 虚证

14. 寸口位于
A. 头侧太阳穴处
B. 颈部人迎穴处
C. 手腕掌后桡动脉搏动处
D. 腹股沟动脉搏动处
E. 脚背趺阳脉处

15. 切脉时，患者的左关部体察的是哪一个脏腑的情况
A. 心 B. 肺 C. 脾
D. 肝 E. 肾

16. 肝炎患者，出现明显压痛的腧穴是
A. 心俞穴 B. 肺俞穴
C. 期门穴 D. 中府穴
E. 阑尾穴

【B 型题】

（17 ～ 20 题共用备选答案）
A. 瘀血疼痛 B. 厥阴经痛
C. 寒证 D. 热证
E. 气滞证

17. 刺痛多属于
18. 灼痛多属于
19. 巅顶头痛多属于
20. 胀痛多属于

（周卫民）

第8章 辨 证

学习目标

1. 素质目标：培养关心、爱护、尊重病人的情感态度，树立中医学独特性、实践性的价值观。

2. 知识目标：掌握八纲辨证、脏腑辨证和中医临床常见疾病辨证内容。

3. 能力目标：具有运用常用的辨证方法诊断分析中医临床病证的能力。

辨证，就是将四诊（望、闻、问、切）所收集的各种症状、体征等临床资料进行综合分析，辨清疾病的病因、性质、部位和邪正之间的关系，概括、诊断为某种证型的过程。

常用的辨证方法有八纲辨证、脏腑辨证、经络辨证、六经辨证、气血津液辨证、卫气营血辨证、三焦辨证、病因辨证等。其中八纲辨证为总纲；脏腑辨证主要应用于内科杂病，是其他辨证方法的基础；卫气营血辨证、三焦辨证是外感病中温病的辨证方法。这些辨证方法虽各有特点，对不同疾病诊断上各有侧重，但又是互相联系和相互补充的。

考点 辨证的概念、常用的辨证方法

链 接 认识中医“辨证论治”

中医的“辨证论治”原则是指根据病人的具体病情，通过望、闻、问、切等手段进行综合分析，确定病因、病性、病位，然后据此制订个性化的治疗方案。辨证论治具有三个特点：一是突出个体治疗。它强调根据每个患者的不同体质和病情进行治疗，因人而异，提高治疗效果。二是防治结合。它可发现疾病早期的征兆，实现早期干预，预防疾病的发生和发展。三是全面调理。它不仅关注疾病本身，还注重调和人体的整体平衡，促进身心健康。对于现代医学难以解决的复杂疾病，中医辨证论治提供了一种全新的治疗思路和方法，有助于提高临床治疗的效果，促进患者的全面康复，是中医学术思想在现代医疗实践中的重要体现。

第1节 八纲辨证

八纲，是指阴、阳、表、里、寒、热、虚、实八类证候。八纲辨证，是根据四诊收集的资料，经过综合分析，以概括病变的类别、部位、性质及正邪盛衰等方面的情况，从而归纳为阴证、阳证、表证、里证、寒证、热证、虚证、实证八类基本证候。

一、表里辨证

表里是辨别病位深浅、病情轻重和病势趋向的一对纲领。人体皮毛、肌腠、经络在外属

表；脏腑、气血、骨髓在内属里。表证病邪尚浅，病情较轻；里证病邪深入，病情较重。在疾病发展过程中，表邪入里则病进，里病出表则病退。

（一）表证

表证是指六淫之邪从皮毛、口鼻侵入机体，正气抗邪所出现的一类证候。表证多见于外感病的初期阶段，具有起病急、病程短、病位浅的特点。临床表现为恶寒（或恶风）、发热、舌苔薄白、脉浮，常兼见头身疼痛、鼻塞、咳嗽等。

（二）里证

里证是相对表证而言，泛指疾病部位在内，由脏腑、气血、骨髓等受病所出现的一类证候。里证多见于外感病的中、后期或内伤疾病，具有起病可缓可急、病程较长、病位较深，病情较重的特点。里证的成因，大致有三种情况：一是表证失治，外邪内传入里，侵犯脏腑所致；二是外邪直接侵犯脏腑而成；三是七情刺激，饮食不节，劳逸过度等因素，损伤脏腑，引起功能失调，气血逆乱而致。里证临床表现范围广泛，涉及寒热虚实、脏腑、气血等，症状繁多，很难说哪几个症状是里证的代表症状，但里证的基本特点是以脏腑症状为主要表现，无新起恶寒发热并见。

（三）半表半里证

半表半里证是指外邪由表内传，尚未入于里；或里邪透表，尚未至于表，邪正相搏于表里之间，而出现的既不同于表证，又不同于里证的证候。临床表现为寒热往来，胸胁胀满，口苦咽干，心烦，欲呕，不思饮食，目眩，舌尖红，苔黄白相兼，脉弦等。

（四）表证与里证的鉴别

表证与里证的鉴别见表 8-1。

表 8-1 表证与里证的鉴别

证候	病程	寒热	常见症状	舌象	脉象
表证	短，新病	恶寒发热	恶寒，发热，头身疼痛，鼻塞流涕，内脏症状不明显	常无变化	浮
里证	长，久病	但热不寒或但寒不热	以内脏症状为主	有异常表现	沉

二、寒热辨证

寒热是辨别疾病性质的一对纲领，是阴阳偏胜偏衰的具体表现。“阳胜则热，阴胜则寒”“阳虚则外寒，阴虚则内热”，阴胜或阳虚表现为寒证，阳胜或阴虚表现为热证，所以辨寒热就是辨阴阳的盛衰。

（一）寒证

寒证是指机体感受寒邪，或阳虚阴胜所出现的一类证候，表现为机体机能活动衰减或抑制。其中由外感阴寒邪气，或过食生冷寒凉，导致阴寒偏胜的，为实寒证；因久病内伤，阳气耗损，导致温煦不足的，为虚寒证。

（二）热证

热证是指感受火热阳邪，或阴虚阳亢所出现的一类证候，表现为机体机能活动亢进。其中由外感热邪，或寒邪入里化热，或七情过激，五志化热，或过食辛辣燥热，导致阳气偏胜的，为实热证；因内伤久病，或亡津失血，或房事劳伤，劫夺阴精，导致阴虚阳亢的，为虚热证。

（三）寒证与热证的鉴别

寒证与热证的鉴别见表 8-2。

表 8-2 寒证与热证的鉴别

证候	面色	四肢	寒热喜恶	口渴	大便	小便	舌象	脉象
寒证	面白	冷	恶寒喜暖	不渴或热饮不多	稀溏	清长	舌淡，苔白润	迟
热证	面赤	热	恶热喜凉	口渴喜冷饮	干结	短赤	舌红，苔黄干	数

三、虚实辨证

虚实是概括和辨别正气强弱和邪气盛衰的一对纲领。“邪气盛则实，精气夺则虚”，辨别虚实是治疗时确定扶正或祛邪的主要依据。

（一）虚证

虚证是指人体的正气不足，脏腑功能衰退所出现的一类证候。多见于素体虚弱，后天失养，或久病、重病损耗正气所致。虚证可分为气虚、血虚、阴虚、阳虚四种。

常见的临床表现如下。

1. 气虚证　症见面色无华，神疲乏力，少气懒言，语声低微，自汗，动则诸症加重，舌淡，脉虚弱。

2. 血虚证　症见面色苍白，或萎黄无华，唇色淡白，头晕眼花，心悸失眠，手足麻木，女子月经量少，或迟或闭，舌淡，脉细无力。

3. 阴虚证　症见午后潮热，盗汗，颧红，咽干，五心烦热，舌红少津或苔少，脉细数。

4. 阳虚证　症见形寒肢冷，面色苍白，精神不振，口淡不渴，小便清长，大便稀溏，舌淡胖，苔白滑，脉沉迟无力。

（二）实证

实证是指邪气亢盛而正气未衰所出现的一类证候。凡外邪入侵或因脏腑功能失调而产生的痰饮、瘀血、水湿、食积等留滞体内，都属于实证。由于邪气的性质及其所在的部位不同，在临床表现上也不一样，常见的症状有形体壮实，发热，精神烦躁，声高气粗，痰涎壅盛，胸胁脘腹胀满，疼痛拒按，大便秘结，或下利里急后重，小便不利，舌苔厚腻，脉实有力等。

（三）虚证与实证的鉴别

虚证与实证的鉴别见表 8-3。

表 8-3 虚证与实证的鉴别

证候	起病	病程	体质	精神	气息	疼痛	大便	小便	舌象	脉象
虚证	起病缓，久病	长	虚弱	萎靡	声低息微	隐痛喜按	稀溏或滑泄	清长或失禁	舌淡胖嫩或舌红苔少	细弱
实证	起病急	短	壮实	尚可	声高气粗	疼痛拒按	秘结或下利	不利或淋沥涩痛	苔厚腻	实而有力

四、阴阳辨证

阴阳是概括证候类别的一对纲领，又是八纲的总纲，所有的病证都可以概括为阴证和阳证两大类，其中表、热、实证属阳证；里、寒、虚证属阴证。

（一）阴证

阴证是指体内阳气虚衰，或寒邪凝滞所出现的一类证候。机体反应多呈衰退表现。临床表现为精神萎靡，面色苍白或暗淡，畏寒肢冷，气短声低，口不渴，大便稀溏，小便清长，舌淡胖嫩，苔白，脉迟弱等。

（二）阳证

阳证是指体内热邪壅盛，或阳气亢盛所出现的一类证候。机体反应多呈亢盛表现。临床表现为身热面赤，精神烦躁，气粗声高，口渴喜饮，大便秘结，小便短赤，舌红绛，苔黄，脉洪滑实等。

（三）亡阴证和亡阳证

亡阴证和亡阳证是指疾病过程中，体内阴液或阳气大量丧失所出现的危重证候。一般出现在高热大汗或发汗过多，或剧烈吐泻，或失血过多，或久病、重病等情况下。

1. 亡阴证　是指体内阴液大量消耗或丢失，出现阴液衰竭的病变和证候。临床表现为烦躁不安，面色潮红，呼吸短促，身热，手足温，汗出而黏，渴喜冷饮，舌红而干，脉细数无力。

2. 亡阳证　是指体内阳气严重耗损，出现阳气虚脱的病变和证候。临床表现为精神淡漠，面色苍白，大汗淋漓，手足厥逆，气息微弱，口不渴或渴喜热饮，舌淡，脉微欲绝。

考点 八纲辨证的要点

第2节　脏腑辨证

一、脏腑辨证的概念

脏腑辨证是以藏象学说为基础，根据脏腑的生理功能、病理变化，结合八纲辨证、气血津液辨证的方法，对四诊收集到的病情资料进行分析、归纳和综合，以辨明病位、病性、邪正盛衰的一种辨证方法。

二、常见脏腑病辨证

（一）心与小肠病辨证

心主血脉，主神志，其华在面，开窍于舌；小肠主受盛化物和泌别清浊。心与小肠互为表里关系。心的病变主要表现为血液运行的失常和神志活动的异常，常见症状有心悸、心痛、心烦、失眠、健忘、昏迷、发狂等；小肠的病变主要表现为大小便的异常，常见症状有腹泻、尿频、尿赤等。

心与小肠病辨证见表 8-4。

表8-4 心与小肠病辨证

证型		病因病机	常见症状
虚证	心气虚	心气不足，鼓动无力	心悸气短，体倦乏力，自汗，活动时加重，面色苍白，舌淡苔白，脉细弱或结代
	心阳虚	心阳不振，胸阳痹阻	心悸气短，自汗，活动时加重，面色白或见晦暗，形寒肢冷，心胸憋闷，舌淡胖苔白滑，脉细弱或结代
	心血虚	心血不足，心失濡养	心悸健忘，失眠多梦，面色无华，眩晕，唇舌色淡，脉细弱
	心阴虚	心阴亏虚，阴虚内热	心悸健忘，失眠多梦，颧红，潮热，盗汗，口干咽燥，五心烦热，舌红少津，脉细数
实证	心火炽盛	心火炽盛，下移小肠	口舌生疮，心烦失眠，口渴，尿黄便秘，或有吐衄，舌红苔黄，脉数
	心血瘀阻	心阳不振，瘀阻心脉	心悸，心痛，痛引两胁及肩臂，时发时止，重者面唇指甲青紫，四肢逆冷，自汗出，舌质紫暗有瘀斑，脉细涩或结代
	痰火扰心	痰火内扰，心神错乱	神志错乱，哭笑无常，狂躁妄动，甚则打人骂人，面赤气粗，口渴，尿黄，舌红苔黄腻，脉滑数
	痰迷心窍	痰浊凝聚，蒙蔽心窍	意识模糊，甚则昏迷，舌蹇不语，呕吐痰涎，喉中痰鸣，苔白腻，脉滑
	小肠实热	小肠热盛，上移于心	小便短赤涩痛，甚或尿血，心胸烦热，口舌生疮，咽干而痛，舌红苔黄，脉数

（二）肺与大肠病辨证

肺主气，司呼吸，主宣发肃降，通调水道，在体合皮，其华在毛，开窍于鼻；大肠主传化糟粕。肺与大肠互为表里关系。肺的病变主要表现为呼吸功能和水液代谢障碍，常见症状有咳嗽、咳痰、气喘、胸闷、胸痛等，尤以咳、痰、喘更为多见；大肠的病变主要表现为传导功能失常，常见症状有便秘、泄泻、下痢等。

肺与大肠病辨证见表8-5。

表8-5 肺与大肠病辨证

证型		病因病机	常见症状
虚证	肺气虚	肺气不足，宣降失调	咳喘无力，动则气喘，面色无华，神疲少气，声音低微，自汗畏风，易于感冒，舌淡苔白，脉虚弱
	肺阴虚	阴虚内热，肺失肃降	干咳无痰或痰少而黏，或痰中带血，口干咽燥，潮热盗汗，颧红，五心烦热，舌红少津，脉细数
	大肠津亏	津液不足，肠失濡润	大便干燥秘结，甚则如羊粪，难于解出，舌红少津，苔薄黄，脉细数
实证	风寒束肺	风寒袭肺，肺气失宣	咳嗽或气急，痰稀色白，口不渴，鼻塞流清涕，或兼恶寒发热，头身疼痛，苔薄白，脉浮紧
	风热犯肺	风热犯肺，肺气失宣	咳嗽，痰稠色黄难咯，口渴，咽喉疼痛，恶风，有汗，头身疼痛，舌尖红、苔薄黄，脉浮数
	燥热犯肺	燥热伤肺，肺失宣降	干咳无痰，痰少而黏难咯，或痰夹血丝，咳引胸痛，鼻燥咽干，或兼有发热、恶寒等表证，舌干苔薄而少津，脉细数或浮数

续表

证型		病因病机	常见症状
实证	痰热壅肺	痰热壅肺，肺失肃降	咳嗽喘促，呼吸气粗，甚则鼻翼煽动，咳痰黄稠，或痰中带血，或咳脓血腥臭痰，发热，胸痛，口渴，便秘溲赤，舌红苔黄腻，脉滑数
	痰浊阻肺	痰浊内阻，肺失肃降	咳嗽气喘，痰多色白而黏，易于咳出，胸闷，喉中痰鸣，甚则不能平卧，舌淡苔白腻，脉滑
	大肠湿热	大肠湿热，传导失职	腹痛，泄泻秽浊，或下利脓血，里急后重，肛门灼热，小便短赤，或发热，口渴，舌红苔黄腻，脉滑数

（三）脾与胃病辨证

脾主运化水谷和水液，主升清，主统血，在体合肌肉，主四肢，其华在唇，开窍于口；胃主受纳、腐熟水谷，主通降。脾与胃互为表里关系。脾的病变主要表现在运化水谷功能失常和水液停聚，以及因气虚下陷发生的内脏下垂和脾不统血而造成的出血；胃的病变则主要表现在和降失常。

脾与胃病辨证见表 8-6。

表 8-6 脾与胃病辨证

证型		病因病机	常见症状
虚证	脾气虚	脾气虚弱，生化无源	面色萎黄，肌肉消瘦，身倦乏力，少气懒言，食少腹满，便溏，舌淡苔白，脉缓弱
	脾气下陷	中气不足，气虚下陷	子宫脱垂，脱肛，胃下垂或其他内脏下垂，面色萎黄，头昏眼花，体倦乏力，少气懒言，少腹坠胀，食少腹胀，舌淡苔白，脉缓弱
	脾不统血	脾气虚弱，气不摄血	面色苍白，体倦乏力，少气懒言，食少腹满，便血、尿血、紫斑或女子月经过多，崩漏及其他出血症，舌淡，脉细弱
	脾阳虚	脾阳虚损，阴寒凝滞	纳减腹胀，大便溏薄清稀，四肢不温，或脘腹隐痛，喜温喜按，或见面肢浮肿，小便不利，或女子白带清稀而多，舌质淡嫩苔白滑，脉沉细或迟弱
	胃阴虚	胃阴不足，虚热内扰	口干唇燥，饥不欲食，干呕呃逆，胃痛嘈杂，大便干结，舌红苔少或无苔少津，脉细数
实证	寒湿困脾	寒湿困脾，运化失职	脘腹胀闷，不思饮食，口不渴，头重身困，面目四肢虚浮，大便溏泻，小便不利，舌淡胖苔白腻，脉濡缓
	湿热蕴脾	湿热内蕴，脾失健运	脘痞呕恶，纳差，口黏而甜，身重困倦，小便短黄，大便臭秽不爽，或面目肌肤发黄，黄色鲜明，舌红苔黄腻，脉濡数
	胃火炽盛	胃火熏灼，失于和降	胃脘灼热疼痛，渴喜冷饮，消谷善饥，泛酸嘈杂，呕吐，口臭，齿龈肿痛或溃烂出血，大便秘结，舌红苔黄，脉滑数
	食滞胃脘	宿食停滞，胃失和降	脘腹胀满或疼痛，嗳腐吞酸，厌食呕吐，矢气酸臭，大便秘结或泄泻，舌苔厚腻，脉滑
	寒凝胃脘	寒凝气滞，胃失和降	胃脘冷痛，受寒加重，得暖则缓，呃逆，呕吐清水，舌淡苔白滑，脉弦或迟

（四）肝与胆病辨证

肝主疏泄，喜条达而恶抑郁，主藏血，在体合筋，开窍于目，其华在爪；胆主贮藏和排泄胆汁。肝与胆互为表里关系。肝的病变主要表现在疏泄失常，血不归藏，筋脉不利及各种目疾等方面的证候，常见症状有头晕胀痛，胸胁少腹胀痛，情志抑郁或易怒，肢体震颤，目疾，月经不调，睾丸肿痛等。胆的病变主要表现在胆汁排泄的异常，常见症状有口苦、黄疸等。

肝与胆病辨证见表 8-7。

表 8-7 肝与胆病辨证

证型			病因病机	常见症状
虚证	肝血虚		肝血不足，肝失濡养	眩晕耳鸣，视物模糊，两目干涩，夜盲，肢体麻木，筋脉拘挛，月经不调，面白无华，唇爪色淡，舌淡，脉细弱
	肝阴虚		阴虚火旺，肝失濡养	眩晕耳鸣，视物模糊，两目干涩，胁肋隐痛，或手足蠕动，口干咽燥，五心烦热，潮热盗汗，舌红少津，脉细数
实证	肝气郁结		肝失疏泄，气机郁结	精神抑郁，易怒，胁肋胀痛或窜痛，胸闷，善太息，脘腹胀满，大便失调，或咽部梗阻感，或月经不调，痛经，或乳房胀痛，苔薄，脉弦
	肝火上炎		肝郁化热，循经上扰	头胀痛，眩晕，面红目赤，急躁易怒，口苦咽干，胁肋灼痛，耳鸣耳聋，尿黄便秘，或吐血衄血，舌红苔黄，脉弦数
	肝胆湿热		湿热蕴结，疏泄失常	胁肋疼痛，发热口苦，恶心呕吐，纳呆腹胀，大便失调，小便短赤，或面目周身发黄，或阴囊湿疹，或睾丸肿痛，或带下黄臭，外阴瘙痒，舌红苔黄腻，脉弦数
	肝阳上亢		肝肾阴虚，肝阳上亢	眩晕耳鸣，头目胀痛，面红目赤，急躁易怒，失眠多梦，腰膝酸软，头重脚轻，舌红绛，脉弦数
	肝风内动	肝阳化风	肝阳升动，化火生风	眩晕欲仆，头胀痛，肢体麻木或震颤，舌体颤动，甚则突然昏倒，半身不遂，舌强不语，口舌歪斜，舌红，脉弦细
		热极生风	高热伤津，筋脉失养	高热烦躁，神昏谵语，颈项强直，手足抽搐，两目上视，甚则角弓反张，舌红苔黄，脉弦数
		血虚生风	肝血亏虚，筋脉失养	眩晕耳鸣，视物模糊，面白无华，肢体麻木或震颤，肌肉瞤动或皮肤瘙痒，舌淡，脉细
	寒凝肝脉		寒凝气滞，肝脉不利	少腹胀痛，睾丸坠胀，遇寒加重，或阴囊冷缩，痛引少腹，舌苔白滑，脉弦迟
	胆郁痰扰		胆郁气滞，痰浊上扰	头晕目眩，口苦，恶心呕吐，虚烦不寐，易惊善恐，胸闷，舌淡苔白腻，脉滑

（五）肾与膀胱病辨证

肾为先天之本，藏精，主生长发育与生殖，主水，主纳气，在体合骨，其华在发，开窍于耳及二阴；膀胱主贮尿和排尿。肾与膀胱互为表里关系。肾的病变主要表现在生长发育、生殖功能、水液代谢的异常，常见症状有腰膝酸软、耳鸣耳聋、牙齿松动、阳痿遗精、经少经闭、水肿、二便异常等。膀胱的病变主要表现为排尿异常，常见症状有尿频、尿急、尿痛及遗尿等。

肾与膀胱病辨证见表 8-8。

表 8-8 肾与膀胱病辨证

证型		病因病机	常见症状
虚证	肾阳虚	肾阳虚损，温煦失司	面色㿠白，形寒肢冷，腰膝酸软，头昏耳鸣，神疲乏力，自汗，男子阳痿，女子不孕，舌淡苔白，脉沉弱
	肾气不固	肾气亏虚，固摄失职	腰膝酸软，小便频数清长，或遗尿，或小便失禁，或尿后余沥不尽，夜尿多，滑精早泄，带下清冷，舌淡苔白，脉沉弱
	肾不纳气	肾气虚弱，摄纳失职	久病咳喘，气短喘促，呼多吸少，动则尤甚，咳逆汗出，四肢不温，面部虚肿，舌淡，脉虚无力
	肾阴虚	肾阴亏虚，虚热内扰	腰膝酸软，耳鸣耳聋，头晕健忘，失眠多梦，五心烦热，颧红盗汗，口干咽燥，发落齿摇，足跟痛，甚则男子遗精或不育，女子崩漏或经闭不孕，舌红苔少，脉细数
实证	膀胱湿热	湿热蕴结，气化失司	尿频，尿急，尿痛，尿道有灼热感，或小便困难，或余沥不尽，尿色浑浊，或尿血，或有砂石，小腹胀满，舌红苔黄腻，脉滑数

（六）脏腑兼病辨证

脏腑兼病是指两个或两个以上脏腑相继或同时发病的复杂证候。

脏腑兼病辨证见表 8-9。

表 8-9 脏腑兼病辨证

证型	病因病机	常见症状
心肺气虚	心失所养，肺失肃降	心悸气短，咳喘少气，胸闷，自汗乏力，动则愈甚，面色苍白或暗淡，甚则可见口唇青紫，舌质暗淡或见瘀斑，脉细弱
心脾两虚	心血不足，脾气虚弱	心悸健忘，失眠多梦，食少纳差，腹胀，便溏，倦怠乏力，面色萎黄，或皮下出血，女子月经量多、色淡或经少、经闭，舌淡，脉细弱
心肾不交	肾阴亏损，心火偏亢	虚烦失眠，心悸健忘，头晕耳鸣，腰膝酸软，梦遗早泄，五心烦热，潮热盗汗，舌红苔少，脉细数
肝肾阴虚	阴液亏虚，虚热内扰	头晕目眩，视物模糊，耳鸣，胁痛，腰膝酸软，咽干，颧红，盗汗，五心烦热，男子遗精，女子月经量少，舌红苔少，脉细数
肝脾不调	肝失疏泄，脾失健运	胁肋胀痛，善太息，情志抑郁或易怒，纳食减少，脘腹胀满，肠鸣，矢气多，大便不调，舌苔白，脉弦缓
肝胃不和	肝气瘀滞，胃失和降	胸胁闷胀，烦躁易怒，胃脘胀痛，痛引两胁，嗳气吞酸，舌苔薄黄，脉弦
肝火犯肺	气郁化火，灼伤肺阴	胸胁灼痛，咳嗽呛逆，痰黄稠难咯，甚则咳吐鲜血，急躁易怒，烦热，口干苦，头晕目赤，舌红苔黄，脉弦数
脾肺气虚	脾失健运，肺气亏虚	久咳不已，气短乏力，痰多清稀，食欲减退，腹胀便溏，脉细弱

续表

证型	病因病机	常见症状
肺肾阴虚	肺肾阴亏，虚热内扰	咳嗽无痰或痰少，间或咳血，腰膝酸软，消瘦，骨蒸潮热，口干咽燥，盗汗，颧红，男子遗精、女子月经不调，舌红苔少，脉细数
脾肾阳虚	脾肾阳虚，运化失常	畏寒肢冷，腰膝酸软，面色㿠白或晦暗，少气懒言，体倦乏力，食欲不振，大便溏泄或五更泻，或面浮肢肿，腰以下为甚，甚则腹胀如鼓，舌质淡胖苔白滑，脉沉迟无力

考点 脏腑辨证的主要内容

第3节 卫气营血辨证

卫气营血辨证是运用于外感温热病的一种辨证方法，是分析归纳外感温热病发展过程中所表现出的证候，概括为卫、气、营、血四个不同阶段的证候类型，用以说明其病位深浅、病情轻重以及各阶段的病理变化及其传变规律，为临床治疗提供依据。

卫气营血四个不同阶段辨证见表8-10。

表8-10 卫气营血辨证

证型	病因病机	常见症状
卫分证	温热病邪侵袭肌表，肺卫失宣	发热，微恶风寒，口微渴，头痛，咳嗽，咽喉疼痛，舌边尖红、苔薄，脉浮数
气分证	卫分证不解，邪热内传入里或温热病邪直入气分	发热，不恶寒反恶热，口渴，苔黄。若见大热、大汗、大渴、喜冷饮、面赤、心烦、舌红苔黄燥、脉洪大，为气分热盛；若见日晡潮热、大便秘结、腹满硬痛且拒按、舌苔黄燥、脉沉实，为热结肠道
营分证	温热之邪内陷心营，热伤营阴，心神被扰	身热夜甚，口干不欲饮，心烦不寐或神昏谵语，斑疹隐隐，舌红绛，脉细数
血分证	温热之邪深入血分，动血耗血、瘀热内阻	身热，躁扰不安，神昏谵语，出血（吐血、衄血、便血、尿血、斑疹等），舌质深绛而干，脉数；或兼见两目上视，牙关紧闭，手足抽搐，颈项强直，角弓反张，舌红绛，脉弦数；或见面色浮红，口咽干燥，昏沉欲睡，手足蠕动，或时而抽搐，心悸不宁，舌红少津，脉虚细数

第4节 中医临床常见病辨证

一、感 冒

感冒是因感受风邪或时行疫毒，导致肺卫失和，以恶寒发热、鼻塞流涕、喷嚏、头痛、项背酸痛、脉浮为主要表现的一种病证。感冒属外感疾病，轻者称伤风，在一个时期内广泛流行，证候相似者称时行感冒。全年皆可发，冬春季节为多。西医学中上呼吸道感染、流行性感冒可参照本病辨证论治。感冒辨证论治见表8-11。

表 8-11 感冒辨证论治

证型	常见症状	治法	主方
风寒感冒	轻者鼻塞声重，喷嚏，流清涕，咽痒，痰清色白；重者恶寒重，发热轻，无汗，头痛，肢节酸痛。苔薄白而润，脉浮紧	辛温解表、宣肺散寒	荆防败毒散
风热感冒	发热，微恶寒，汗出不畅，头痛，鼻塞流涕，口渴，咽喉红肿疼痛，咳嗽，痰黄黏。苔薄黄，脉浮数	辛凉解表、清肺透邪	银翘散
气虚感冒	恶寒发热，头痛鼻塞，倦怠无力，气短懒言，反复发作，年老多病，恶风自汗。舌淡苔薄白，脉浮无力	益气解表、疏风散寒	参苏饮
血虚感冒	身热，微恶风寒，面色无泽，头晕头痛，无汗或汗少，唇甲色淡，心悸多梦，气怯声微，或有咳嗽，或口渴咽干，常有月经量少，色淡。舌淡苔少，脉细弱	养血解表、疏风散寒	葱白七味饮加减

二、咳　　嗽

咳嗽是因外邪侵袭、情志失调、脏腑失和等原因，导致肺失宣降，肺气上逆，以发出咳声，或咳吐痰液为主要表现的一种病证。咳嗽既是肺系疾病的一个主要症状，又是独立性的一种疾病。有声无痰称为咳，有痰无声称为嗽。临床上多声痰并见，很难截然分开，所以统称为咳嗽。西医学中上呼吸道感染、急慢性支气管炎、支气管扩张、肺炎等见咳嗽者可参照本病辨证论治。咳嗽辨证论治见表 8-12。

表 8-12 咳嗽辨证论治

证型	常见症状	治法	主方
风寒袭肺	咳嗽声重，气急咽痒，咳痰稀薄，色白，兼见风寒表证。舌苔薄白，脉浮或浮紧	疏风散寒、宣肺止咳	三拗汤合止嗽散
风热犯肺	咳嗽频剧，气粗或咳声音哑，喉痒咽痛，咳痰不爽，痰黏稠或稠黄，兼见风热表证。舌红苔薄白，脉浮数或浮滑	疏风清热、宣肺止咳	桑菊饮
风燥伤肺	干咳，咳声作呛，无痰或有少量黏痰，不易咳出，兼见风燥表证。舌质红，苔薄白或薄黄、干而少津，脉浮数或细数	疏风清肺、润燥止咳	桑杏汤
痰湿蕴肺	咳嗽痰多，咳声重浊，痰白黏腻或稠厚，且晨间咳痰甚，因痰而嗽，痰出咳缓，兼痰湿内蕴证。舌苔白腻，脉濡滑	燥湿化痰、理气止咳	二陈汤合三子养亲汤
痰热郁肺	咳嗽气息粗促，或喉有痰声，痰多，质稠厚或稠黄，咳吐不爽，或有腥臭味，或吐血痰，兼痰热内蕴证。舌红苔黄腻，脉滑数	清热化痰、肃肺止咳	清金化痰汤
肝火犯肺	气逆咳声阵作，咳时面红目赤，咳引胸痛，随情绪波动增减，兼见肝郁化火证。舌红苔薄黄少津，脉弦数	清肺泻肝、化痰止咳	黛蛤散合泻白散

续表

证型	常见症状	治法	主方
肺阴亏虚	干咳，咳声短促，痰少黏白或痰中带血，或声音嘶哑，兼肺阴不足证。舌红苔少，脉细数	养阴清热、润肺止咳	沙参麦冬汤
肺气亏虚	久咳不愈，咳声低微无力，气短懒言，喘促，痰液清稀，畏寒自汗，易感冒，活动或劳累后症状加重，面色淡白。舌淡，脉虚弱	补肺益气、止咳化痰	补肺汤

三、喘　证

喘证是因外邪侵袭、饮食不当、情志失调、劳欲久病等，导致肺失宣降，肾失摄纳，以呼吸困难，甚则张口抬肩，鼻翼煽动，不能平卧等为主要表现的一种病证。严重者可出现喘脱之危重证候。辨证首当分清虚实。实喘治肺，以祛邪利气为主；虚喘治肾，以培补摄纳为主。西医学中喘息性支气管炎、肺部感染、肺气肿、肺结核等见喘证者可参照本病辨证论治。喘证辨证论治见表8-13。

表8-13　喘证辨证论治

证型	常见症状	治法	主方
风寒壅肺	喘咳气促，胸部胀闷，痰多稀薄而带泡沫、色白质黏，常有头痛，恶寒，初起多兼表寒证。苔薄白而滑，脉浮紧	疏风散寒、宣肺平喘	麻黄汤合华盖散
表寒肺热	喘逆上气，息粗，鼻煽，胸胀或痛，咳而不爽，吐痰稠黏，伴形寒，身热，烦闷，身痛，有汗或无汗，口渴。舌边红，苔薄白或薄黄，脉浮数或滑	解表清里、宣肺平喘	麻杏石甘汤
痰热郁肺	喘咳气涌，胸部胀痛，痰多质黏色黄或夹有血色，伴胸中烦闷，身热，有汗，口渴而喜冷饮，面赤，咽干，小便赤涩，便秘。舌质红，舌苔薄黄或腻，脉滑数	清热化痰、宣肺平喘	桑白皮汤
痰浊阻肺	喘而胸满闷塞，甚则胸盈仰息，咳嗽痰多，黏腻色白，咯吐不利，兼有呕恶食少，口黏不渴。舌苔白腻，脉滑或濡	祛痰降逆、宣肺平喘	二陈汤合三子养亲汤
肺气郁闭	每因情志刺激而诱发，发时突然呼吸短促，息粗气憋，胸闷胸痛，咽中如窒，但痰鸣不著，喘后如常。常多精神抑郁，失眠，心悸。苔薄，脉弦	疏肝解郁、降气平喘	五磨饮子
肺气虚	喘促短气，气怯声低，咳声低弱，痰吐稀薄，自汗恶风，或见咳呛痰少质黏，咽喉不利。舌质淡红，脉弱或细	补肺益气、敛肺平喘	补肺汤
肾虚	喘促日久，动则尤甚，呼多吸少，气不得续，腰膝酸软，跗肿便溏，汗出肢冷，面青唇紫。舌淡苔白或黑而润滑，脉微细或沉弱	补肾纳气、降气平喘	金匮肾气丸合参蛤散

续表

证型	常见症状	治法	主方
喘脱	喘逆甚剧，张口抬肩，鼻翼煽动，端坐不能平卧，稍动咳喘欲绝，或有痰鸣，心悸，烦躁，面青唇紫，汗出如珠，肢冷。舌淡无华或干瘦，苔少，脉浮大无根，或见结代，或模糊不清	扶阳固脱，镇摄肾气	参附汤

四、心　　悸

心悸是因气血阴阳亏虚，或痰饮瘀血阻滞，导致心失所养，心脉不畅，心神不宁，以心跳异常，惊慌不安，不能自止等为主要表现的一种病证。心悸时伴气短、胸闷，甚至眩晕、喘促、晕厥，脉象或数或迟或节律不齐。心悸较重者称怔忡。西医学中由各种原因引起的心律失常，如心动过速、心动过缓、心房颤动、神经官能症等，凡见心悸者可参照本病辨证论治。心悸辨证论治见表 8-14。

表 8-14　心悸辨证论治

证型	常见症状	治法	主方
心虚胆怯	心悸不宁，善惊易恐，稍惊劳累则加重。伴胸闷气短、自汗、坐卧不安、闻声惊动、失眠多梦。舌淡红，苔薄黄，脉数	镇惊定志、养心安神	安神定志丸
心脾两虚	心悸气短，头晕目眩，面色无华，神疲乏力，纳呆便溏，少眠多梦。舌淡红，脉细弱	补血养心、益气安神	归脾汤
肝肾阴亏	心悸失眠，五心烦热，潮热盗汗，腰膝酸软，视物昏花，两目干涩，筋脉拘急，肢体麻木。舌红，少苔或无苔，脉细数	滋补肝肾、养心安神	一贯煎合酸枣仁汤，或天王补心丹
心阳不振	心悸不安，动则尤甚，形寒肢冷，胸闷气短，面色苍白。舌淡苔白，脉微沉细或虚弱无力	温补心阳、安神定悸	桂枝甘草龙骨牡蛎汤
水气凌心	心悸眩晕，面浮肢肿，下肢为甚，甚则咳喘不能平卧。伴胸闷痞满、纳呆恶心、小便短少、形寒肢冷。舌淡胖，苔白滑，脉弦滑或沉细	振奋心阳、化气利水	苓桂术甘汤
心血瘀阻	心悸胸闷，心痛时作，痛如针刺，唇甲青紫。舌紫暗或有瘀斑，脉涩或结代	活血化瘀、理气通络	桃仁红花煎
痰浊阻滞	心悸气短，胸闷胀满，伴食少腹胀，恶心呕吐，烦躁失眠，纳呆，小便黄赤，大便秘结。舌苔白腻或黄腻，脉滑	理气化痰、宁心安神	导痰汤

五、胸　　痹

胸痹是因年老体虚，饮食失调，情志失节，劳倦内伤等，导致心脉挛急，以膻中或左胸膺部疼痛，甚则胸痛彻背，喘息不得卧为主要表现的一种病证。轻者胸闷如室，呼吸欠畅；重者突然剧烈疼痛、压榨样绞痛，伴心悸、气短、喘促、惊恐、面白、大汗淋漓，四肢不温。西医学中冠心病的无症状心肌缺血、心绞痛、心肌梗死可参照本病辨证论治。胸痹辨证论治见表 8-15。

表 8-15 胸痹辨证论治

证型	常见症状	治法	主方
瘀血痹阻	心前剧痛，如刀刺，痛有定处，彻背彻心，夜间多发，胸闷心悸，怒则加重。舌暗有瘀斑，苔薄，脉弦涩或结代促	活血化瘀、通络止痛	血府逐瘀汤
痰浊闭阻	胸闷重而痛轻，形体多肥胖，痰多气短，倦怠乏力，纳呆便溏，阴雨天易发。苔白腻，脉滑	通阳泄浊、豁痰开结	瓜蒌薤白半夏汤
寒凝心脉	胸痛如绞，时作时止，感寒痛甚，伴手足不温，冷汗自出，心悸气短，心痛彻背，背痛彻心。舌质淡红，苔白，脉沉紧或沉细	祛寒活血、宣痹通阳	枳实薤白桂枝汤合当归四逆汤
气阴两虚	胸闷隐痛，时作时止。伴心悸心烦，疲乏气短，手足心热，或肢体沉重。舌质嫩红，苔少或薄白，脉细弱无力或结代	益气养阴、活血通络	生脉饮合人参养荣汤
心肾阴虚	胸灼痛或闷痛，心悸心烦，腰膝酸软，头晕，耳鸣目眩，五心烦热，潮热盗汗，口干。舌红，苔少或剥脱，脉细数或促代	滋阴益肾、养心和络	天王补心丹合炙甘草汤
心肾阳虚	胸闷而痛，心悸气短，神疲怯寒，面白肢冷，汗出肢肿，动则气喘。舌淡胖，或紫暗，苔白或腻，脉沉细，或脉微欲绝，或沉细迟，或结代	温补阳气、振奋心阳	参附汤合右归饮

六、眩 晕

眩晕是因情志失调、病后体虚、年迈肾亏等，导致风、火、痰、瘀上扰清空或精亏血少，清窍失养，以头晕、眼花等为主要表现的一种病证。眩即眼花，晕即头晕，两者常同时并见，统称为眩晕。轻者闭目即正；重者如坐车船，旋转不定，不能坐立，或伴有恶心呕吐，汗出，面色苍白等，严重者可突然昏仆。西医学中高血压、低血压、耳源性眩晕、脑性眩晕、神经衰弱等见眩晕者可参照本病辨证论治。眩晕辨证论治见表 8-16。

表 8-16 眩晕辨证论治

证型	常见症状	治法	主方
肝肾阴虚	头晕目眩，耳鸣如蝉，腰膝酸软，两目羞涩，咽干口燥，少眠多梦。舌红苔少，脉细数	滋补肝肾、养阴填精	左归丸
风阳上扰	眩晕欲仆，耳鸣，头痛且胀，每因烦劳或恼怒加剧，伴面红目赤，急躁易怒，肢颤膝软，心悸健忘，失眠多梦。舌红苔黄，脉弦	平肝潜阳、滋养肝肾	天麻钩藤饮
气血亏虚	头晕目眩，动则加剧，遇劳即发，面色苍白，唇甲不华，神疲纳减，怠倦乏力，心悸少寐，声低懒言。舌淡嫩，苔薄白，脉细弱	补养气血、健运脾胃	归脾汤
痰浊中阻	眩晕，头重如蒙，胸闷，恶心呕吐，纳呆多寐，肢体倦怠。舌淡苔白腻，脉弦或濡细	燥湿祛痰、健脾和胃	半夏白术天麻汤
瘀血阻窍	头晕目眩，伴头部刺痛，痛有定处，健忘，失眠，心悸，面唇紫暗。舌暗有紫斑或瘀点，脉弦涩或细涩	祛瘀生新、通窍活络	通窍活血汤

七、中　风

中风多因内伤积损，复因劳欲、饮食、情志或外邪等，导致阴阳失调，气血逆乱，上犯于脑，脑脉瘀阻或血溢脑脉，以突然昏仆、不省人事、半身不遂、口舌歪斜；或不经昏仆，而仅以半身不遂、口舌歪斜、言语不利、偏身麻木为主要表现的一种病证。又名卒中。西医学中短暂性脑缺血发作、脑血栓形成、脑栓塞、脑出血、蛛网膜下腔出血等可参照本病辨证论治。中风辨证论治见表 8-17。

表 8-17　中风辨证论治

证型		常见症状	治法	主方
中经络	肝阳暴亢	半身不遂，肢体强痉，口舌歪斜，言语不利，伴眩晕头胀，面红目赤，心烦易怒，便秘尿黄。舌红或绛，苔黄或黄燥，脉弦或弦数	平肝息风、潜阳通络	天麻钩藤饮
	风痰入络	半身不遂，肢体拘急，口舌歪斜，言语不利，肢体麻木，伴头晕目眩。舌暗红或绛，苔白腻，脉滑	燥湿化痰、祛风通络	化痰通络汤
	痰热腑实	半身不遂，肢体强痉，口舌歪斜，言语不利，伴腹胀便秘，头晕目眩，口黏痰多，午后面红烦热。舌红，苔黄腻或黄燥，脉弦滑	清热化痰、通腑泄热	星蒌承气汤
	阴虚风动	半身不遂，口舌歪斜，言语不利，伴肢体麻木，五心烦热，失眠，眩晕耳鸣。舌红或暗红，苔少或光剥无苔，脉弦细或弦细数	滋阴潜阳、镇肝息风	镇肝息风汤
中脏腑	痰火闭窍（阳闭）	突然昏仆，不省人事，半身不遂，肢体强痉，口舌歪斜，伴鼻鼾痰鸣，面红目赤，或抽搐，双目直视，身热躁扰，大便秘结。舌红或红绛，苔黄腻或黄厚，脉滑数有力	清热涤痰、醒神开窍	羚羊角汤合至宝丹或安宫牛黄丸鼻饲
	痰湿蒙窍（阴闭）	突然昏仆，不省人事，半身不遂，肢体松懈，口舌歪斜，伴痰涎涌盛，面白唇暗，四肢不温，甚则逆冷。舌暗淡，苔白腻，脉沉滑	燥湿化痰、醒神开窍	涤痰汤合苏合香丸鼻饲
	脱证	突然昏仆，不省人事，汗出如珠，目合口张，肢体瘫软，手撒肢厥。舌淡紫，或舌体卷缩，苔白腻，脉微欲绝	益气回阳、扶正固脱	参附汤
后遗症	风痰瘀阻	半身不遂，偏身瘫软，肢体麻木，甚则感觉完全丧失，口舌歪斜，伴少气懒言，无力，纳差，自汗，面色萎黄，或偏侧肢体强痉、屈伸不利，或患侧肢体浮肿。舌紫暗或有瘀斑，苔白腻，脉滑	益气活血、化瘀通络	解语丹
	气虚络瘀	言语不利、语謇或失语。伴舌强，口舌歪斜，口角流涎，偏身麻木，半身不遂。舌暗苔腻，脉细弱或细涩	祛风化痰、宣窍通络	补阳还五汤

八、呕 吐

呕吐是多因外感六淫、饮食不节、情志失调、体虚病后、误食毒食或药物等，导致胃失和降，气逆于上，以胃内容物经食道和口腔吐出为主要表现的一种病证。有物无声为吐，无物有声为呕。临床呕与吐常同时发生，合称为呕吐。西医学中急慢性胃炎、贲门痉挛、幽门梗阻、十二指肠溃疡、肠梗阻、肝炎、胰腺炎、胆囊炎、尿毒症及颅脑疾病等见呕吐者可参照本病辨证论治。呕吐辨证论治见表 8-18。

表 8-18 呕吐辨证论治

证型	常见症状	治法	主方
寒邪犯胃	发病急骤，突然呕吐，伴恶寒发热，头身疼痛，兼见脾胃失常之证。苔薄白，脉濡缓	解表疏邪、化浊和中	藿香正气散
饮食停滞	呕吐酸腐，脘腹胀满，嗳气厌食，得食愈甚，吐后反快，大便臭秽或溏或结。苔厚腻，脉滑实	消食导滞、和胃降逆	保和丸
痰饮内停	呕吐多为清水痰涎，头晕心悸，兼见痰湿内停之证。苔白腻，脉滑	温化痰饮、和胃降逆	小半夏汤合苓桂术甘汤
肝气犯胃	呕吐吞酸，嗳气频作，兼见气滞肝旺证。舌边红，苔薄腻，脉弦	疏肝理气、和胃止呕	四七汤
脾胃虚寒	饮食稍不慎即呕吐，大便溏薄，时作时止，兼见脾虚、脾阳不足证。舌质淡，苔薄白，脉濡弱	益气健脾、和胃降逆	理中丸
胃阴不足	呕吐反复发作，时作干呕，兼胃阴不足之象。舌质红，少津，脉细数	滋养胃阴、降逆止呕	麦门冬汤或益胃汤

九、泄 泻

泄泻是因感受外邪、饮食所伤、情志失调、脾胃虚弱，先天或久病肾虚等，导致脾胃运化失职，湿邪内盛，以排便次数增多，粪便稀溏，甚至泻出如水样为主要表现的一种病证。泄，即泄漏，指大便稀溏，时作时止，病势较缓；泻，即倾泻，指大便如水倾注，病势较急。在临床上泄与泻难以截然分开，统称为泄泻。本病是常见的脾胃病，四季均可发生，以夏秋季多见。西医学中急慢性肠炎、胃肠功能紊乱及肠结核等肠道疾病见腹泻者可参照本病辨证论治。泄泻辨证论治见表 8-19。

表 8-19 泄泻辨证论治

证型	常见症状	治法	主方
寒湿泄泻	泻下清稀，甚至如水样，有时如鹜溏，兼见寒湿困脾或兼风寒袭表证。苔薄白或白腻，脉濡缓	芳香化湿、疏表散寒	藿香正气散
湿热泄泻	腹痛即泻，泻下急迫，势如水注，或泻而不爽，粪色黄褐而臭，兼湿证。舌红，苔黄腻，脉濡数或滑数	清热利湿	葛根芩连汤
暑湿泄泻	盛夏之时，腹痛泄泻，泻下如水，暴急量多，粪色黄褐，兼暑湿内蕴证。舌红苔黄厚腻，脉濡数	清暑化湿	黄连香薷饮

续表

证型	常见症状	治法	主方
食滞肠胃	腹痛肠鸣，泻后痛减，泻下粪便臭如败卵，夹有不消化之物，兼宿食内停证。苔垢浊或厚腻，脉滑数	消食导滞	保和丸
肝气乘脾	肠鸣攻痛，腹痛即泻，泻后痛缓，每因情志抑郁恼怒或情绪紧张而诱发，兼见肝郁脾虚夹湿之证。苔薄白，脉细弦	抑肝扶脾	痛泻要方
脾胃虚弱	大便时溏时泻，反复发作，稍有饮食不当，则大便次数增多，夹水谷不化，兼脾胃虚弱之证。舌淡苔白，脉细弱	健脾益气、化湿止泻	参苓白术散
肾阳虚衰	黎明之前，脐腹作痛，继则肠鸣而泻，完谷不化，泻后则安，兼脾胃阳虚之证。舌淡苔白，脉沉细	温肾健脾、涩肠止泻	四神丸

十、水　肿

水肿是因肺脾肾功能失调，导致体内水液潴留，泛滥肌肤，以头面、眼睑、四肢、腹背，甚至全身浮肿为主要临床表现的一种病证。严重者可伴有胸水、腹水。西医学中急、慢性肾小球肾炎，肾病综合征，充血性心力衰竭，内分泌失调，以及营养障碍等疾病见水肿者可参照本病辨证论治。水肿辨证论治见表 8-20。

表 8-20　水肿辨证论治

证型		常见症状	治法	主方
阳水	风水泛滥	眼睑及颜面浮肿，继而四肢及全身皆肿，来势迅速，小便不利。多有恶风发热、肢节酸楚，咳喘等。偏于风寒者，苔薄白，脉浮滑或浮紧；偏于风热者，舌质红，脉浮滑数	疏风解表、宣肺利水	越婢加术汤
	湿毒浸淫	眼睑浮肿，延及全身，小便不利，身发疮痍，甚则溃烂。或乳蛾肿痛，伴发热、口干等。舌红苔黄，脉浮数或滑数	宣肺解毒、利湿消肿	麻黄连翘赤小豆汤合五味消毒饮
	水湿浸渍	全身浮肿，按之没指，小便短少，身体困重，胸闷，纳呆泛恶，苔白腻，脉沉缓	健脾化湿、通阳利水	五皮散合胃苓汤
	湿热壅盛	遍体浮肿，肿势较剧，皮肤绷急光亮，腹大胀满，胸脘痞闷，烦热口渴，小便短赤，或大便干结。舌红苔黄腻，脉沉数或濡数	分利湿热、消肿	疏凿饮子
阴水	脾阳虚衰	身肿，腰以下为甚，按之凹陷不起。小便短少，面色不华，纳减面白，便溏，脘腹胀闷，神倦肢冷。舌淡苔白腻或白滑，脉沉缓或沉弱	温运脾阳、利水消肿	实脾饮
	肾阳衰微	面身浮肿，腰以下为甚，按之凹陷不起，尿量减少或增多，心悸，气促，腰部酸重，四肢厥冷，畏寒神疲，面色苍白或灰滞。舌淡胖苔白，脉沉细或沉迟无力	温肾助阳、化气行水	济生肾气丸合真武汤

十一、痹　证

痹证是因机体正气不足，卫外不固，感受风、寒、湿、热等外邪，导致经络痹阻，气血不畅，以肌肉、筋骨、关节发生酸痛、麻木、重着、灼热、屈伸不利，甚至关节肿大变形为主要临床表现的一种病证。西医学中风湿热、类风湿关节炎、强直性脊柱炎、骨性关节炎、痛风、坐骨神经痛等可参照本病辨证论治。痹病辨证论治见表8-21。

表8-21　痹病辨证论治

证型	常见症状	治法	主方
行痹	肢体关节酸痛，游走不定，关节屈伸不利，或见恶风发热。苔薄白，脉浮	祛风通络、散寒除湿	防风汤
痛痹	肢体关节疼痛较剧，痛有定处，得热痛减，遇寒痛甚，关节不可屈伸，局部皮色不红，触之不热。苔薄白，脉弦紧	温经散寒、祛风除湿	乌头汤
着痹	肢体关节重着、酸痛、肿胀，痛有定处，手足沉重，活动不便，肌肤麻木不仁。苔白腻，脉濡缓	除湿通络、祛风散寒	薏苡仁汤
热痹	肢体关节灼热红肿剧痛，痛不可触，得冷稍舒，兼发热，恶风，口渴，烦闷不安。舌红苔黄燥，脉滑数	清热通络、祛风除湿	白虎加桂枝汤
尪痹	关节疼痛日久不愈，关节肿大、畸形、僵硬、刺痛。伴屈伸不利，皮下结节，筋脉拘紧，肌肉萎缩，甚则生活不能自理而成残疾。舌质紫暗或有瘀点瘀斑，苔白腻，脉细涩	补肾散寒、化瘀通络	独活寄生汤

十二、痛　经

痛经是因外感寒湿，饮食失调，久病亏虚等，导致气滞血瘀、寒湿凝滞、阳虚内寒、气血虚弱，出现行经前后或行经期间，下腹部疼痛或痛引腰骶，甚至痛剧昏厥，并随月经周期发作为主要临床表现的一种病证。西医学中原发性痛经和继发性痛经可参照本病辨证论治。痛经辨证论治见表8-22。

表8-22　痛经辨证论治

证型	常见症状	治法	主方
气滞血瘀	经前或经期，小腹胀痛，经期多推后，经行不畅，经色紫暗有块，经净后疼痛消失，伴胸胁、乳房胀痛。舌质紫暗或有瘀点、瘀斑，脉沉弦	理气活血、行瘀止痛	膈下逐瘀汤
寒湿凝滞	经前与经期小腹冷痛，得热痛减，经行不畅，量少色暗，伴畏寒肢冷。苔白腻，脉沉紧	温经散寒、除湿化瘀	少腹逐瘀汤
阳虚内寒	经期与经后小腹冷痛，喜按，经量少，色暗淡，伴腰膝酸软，小便清长。苔白润，脉沉迟	温经散寒、调经止痛	温经汤
气血虚弱	行经推后，经前或经后小腹隐痛，喜温喜按，经来量少色淡，质稀无块，伴面黄，神倦乏力，头晕心悸。舌淡苔白，脉细弱	补益气血、调经止痛	十全大补汤

十三、崩　漏

崩漏是因肾 - 天癸 - 冲任 - 胞宫轴的严重失调，导致冲任损伤，子宫藏泄失常，不能制约经血，以妇女不在行经期间，阴道大量出血，或持续下血，淋漓不断为主要临床表现的一种病证。也称崩中漏下。一般来势急、出血量多者称崩；出血量少或淋漓不尽者为漏，二者经常交替出现，统称崩漏。西医学中异常子宫出血可参考本病辨证论治。崩漏辨证论治见表8-23。

表 8-23　崩漏辨证论治

证型	常见症状	治法	主方
肾阳虚	经血非时而下，出血量多或少，淋漓不断，色淡质稀，腰痛如折，畏寒肢冷，小便清长，大便溏薄，面色晦暗，舌淡暗，苔薄白，脉沉弱	温补肾阳、止血固经	右归丸
肾阴虚	经血非时而下，出血量少或多，淋漓不断，色鲜红，质稠，头晕耳鸣，腰酸膝软，手足心热，颧赤唇红，舌红苔少，脉细数	滋补肾阴、止血固经	左归丸
脾气虚	经血非时而下，出血量多或少，淋漓不断，色淡质稀，面色苍白，少气懒言，倦怠乏力，纳呆，便溏。舌淡，脉沉弱	健脾补气、固经止血	固本止崩汤
血热	经血非时而下，突然暴注如下，或淋漓不断，色深红、质稠，口渴烦热，便秘。舌红，苔黄，脉滑数	清热凉血、止血固经	清热固经汤
血瘀	经血非时而下，出血量多或少，淋漓不断，或停闭数月又突然崩中，继而漏下，经色暗有血块。舌质紫暗或尖边有瘀点，脉弦细或涩	活血化瘀、止血调经	逐瘀止血汤或将军斩关汤

十四、带　下

带下是因外感湿邪或脏腑功能失调、内生湿邪，导致任脉损伤，带脉失约，以女性阴道分泌物增多，或色、质、气味异常为主要临床表现的一种病变。西医学中生殖系统炎症及宫颈癌可参照本病辨证论治。青春期、经前和妊娠期分泌物增多而无其他症状者，不属于病态。带下病辨证论治见表 8-24。

表 8-24　带下病辨证论治

证型	常见症状	治法	主方
脾虚	带下量多色白，如涕如唾，连绵不断，清稀无臭，劳后更甚，伴神疲乏力，面色萎黄，纳差便溏，脘腹胀满，面浮肢肿。舌淡苔白腻，脉细弱	健脾益气、除湿止带	完带汤
肾阳虚	带下量多色白，清稀如水，甚则滑脱不禁，伴畏寒肢冷，腰膝酸冷，小便清长，夜尿频数。舌淡苔白，脉沉迟	温补肾阳、固涩止带	内补丸

续表

证型	常见症状	治法	主方
肾阴虚	带下量少，赤白相杂，质黏，或阴道灼热，伴眩晕耳鸣，腰膝酸软，五心烦热。舌红苔少，脉细数	滋养肾阴、清热止带	知柏地黄丸
湿热	带下量多，色黄质稠，气味臭秽，腹胀便溏。舌红苔黄腻，脉滑数	清热利湿、祛邪止带	止带方
湿毒	带下量多，质稠，色黄或黄绿或杂血色，其味臭秽，阴部灼痛或瘙痒，伴烦热口渴，溲赤便结，小腹疼痛拒按。舌红苔黄腻，脉滑数	清热解毒、除湿止带	银甲丸

十五、疳　证

疳证是因喂养不当，或因多种疾病损伤脾胃，导致气阴耗伤，以全身虚弱羸瘦、面黄发枯为主要临床表现的一种小儿慢性病证。多见于 3 岁以内的婴幼儿，起病缓慢，病程迁延，影响儿童生长发育，与麻疹、惊风、天花并称为儿科四大证。西医学中小儿营养不良和多种维生素、微量元素缺乏症可参照本病辨证论治。疳证辨证论治见表 8-25。

表 8-25　疳证辨证论治

证型	常见症状	治法	主方
疳气	初期。形体略瘦、食欲不振、精神欠佳，易发脾气，大便或溏或秘。舌淡苔薄白或微黄，脉细	调脾健运	资生健脾丸
疳积	中期。形体明显消瘦、腹大肢细、嗜食异物或善食易饥、精神烦躁。舌淡苔薄腻，脉细数	消积理脾	肥儿丸
干疳	后期。极度消瘦，呈老人貌，皮肤干瘪起皱，皮包骨头，精神萎靡，啼哭无力且无泪，毛发干枯，腹凹如舟，胃不思纳，大便稀溏或便秘，时有低热，口唇干燥。舌淡或光红少津，脉沉细弱	补益气血	八珍汤

十六、痈

痈是因皮肤破损染毒，或其他部位疮疡毒邪循经流窜，或因肝脾血热兼恨怒气郁等，导致邪毒蕴结，气血瘀滞，以皮肉局部光软无头，红肿疼痛为主要临床表现的一种病证。发于皮肉之间的急性化脓性疾患，是聚集在一起的多个毛囊和皮脂腺的急性化脓性感染，或由多个疖融合而成。具有发病迅速，局部红、肿、热、痛，易溃易敛等特点，好发于项背。西医学中皮肤及皮下软组织急性化脓性细菌感染，如蜂窝织炎等可参考本病辨证论治。痈病辨证论治见表 8-26。

表 8-26　痈病辨证论治

证型	常见症状	治法	主方
初期	皮肉之间突然肿胀，迅速结块，红肿疼痛，继则肿势增大，轻者无全身症状；重者恶寒发热，头痛口渴，尿赤便秘。苔黄腻，脉洪数	清热解毒、活血散结	仙方活命饮、外敷金黄散

续表

证型	常见症状	治法	主方
成脓期	局部肿盛、疼痛加剧，按之中软，切开有脓流出，伴高热，溲赤便秘。苔黄腻，脉滑数	清热解毒、托里排脓	透脓散、外敷九一丹
溃后期	溃后流黄白脓，局部疮形平塌散漫，疮色灰暗不泽，化脓迟缓，腐肉难脱，脓水稀薄，色带灰绿，闷肿胀痛不显，疮口易空壳，发热，大便溏薄，小便频数，口渴不欲饮，面色少华。舌淡苔白腻，脉数无力	益气排脓、调补气血	八珍汤、外用九一丹

十七、痔

痔是因平素湿热内积，过食辛辣燥热食物，或因久坐而血脉不行，或经常大便秘结，或妇女临产用力过甚，或久痢等，导致浊气瘀血流注肛门，以肛门内外有块物突出、疼痛、出血等为主要临床表现的一种病证。按块物位置可分为内痔、外痔、混合痔等。痔病辨证论治见表 8-27。

表 8-27　痔病辨证论治

证型	常见症状	治法	主方
风伤肠络	大便带血，血色鲜红，舌质红，苔薄白或薄黄，脉浮数	清热凉血、祛风	凉血地黄汤 / 槐花散
湿热下注	肛内肿物脱出，可自行还纳，肛门灼热，便血鲜红，量多。舌红，苔薄黄腻，脉弦数	清热渗湿、止血	脏连丸
气滞血瘀	肛内肿物脱出，甚或嵌顿，肛门紧缩，坠胀疼痛，甚则肛门缘有血栓，形成水肿，触之疼痛明显。舌暗红苔白或黄，脉弦或涩	清热利湿、祛风活血	止痛如神汤
脾气下陷	肛门坠胀，痔核脱出，用手托可复位，便血鲜红或淡红，面色无华，神疲乏力，少气懒言，纳呆便溏。舌淡胖，舌边有齿痕，苔薄白，脉弱	补气升提	补中益气汤

自 测 题

【A 型题】

1. 八纲辨证是
   A. 各种辨证的综合
   B. 各种辨证的总纲
   C. 内伤杂病的辨证方法
   D. 外感热病的辨证方法
   E. 病因辨证
2. 表证最主要的症状是
   A. 恶寒　　B. 发热
   C. 头身痛　　D. 脉浮数
   E. 腹痛
3. 表热证与里热证的辨证要点是
   A. 发热是否伴有恶寒
   B. 咳嗽是否伴有咯痰
   C. 出汗量之多少
   D. 头身疼痛与否
   E. 小便是否色黄
4. 阴虚证的主要临床表现是

A. 五心烦热　　B. 身热不扬
C. 日晡潮热　　D. 夜热早凉
E. 易感冒

5. 下列哪项是阳虚证的典型表现
A. 神疲乏力　　B. 形体消瘦
C. 形寒肢冷　　D. 舌暗脉涩
E. 大汗淋漓

6. 感冒的主要病因是
A. 风邪　　B. 寒邪　　C. 湿邪
D. 热邪　　E. 燥邪

7. 感冒的病位在
A. 肌表　　B. 营卫　　C. 肺卫
D. 气血　　E. 脾胃

8. 风寒感冒的主方是
A. 银翘散　　B. 新加香薷饮
C. 荆防败毒散　　D. 参苏饮
E. 葱白七味饮

9. 患者，男，20岁，发热有汗，微恶风寒，头胀痛，鼻塞流浊涕，微渴欲饮，咽红肿疼痛，咳嗽，痰黄黏稠，舌苔微黄，脉浮数。治疗的主方为
A. 麻黄汤　　B. 清瘟败毒饮
C. 银翘散　　D. 六一散
E. 桑杏汤

10. 无论外感咳嗽或内伤咳嗽均属何脏受病
A. 肺　　B. 肝　　C. 肾
D. 脾　　E. 心

11. 肺阴亏虚咳嗽的主方是
A. 清金化痰汤　　B. 桑菊
C. 三拗汤　　D. 沙参麦冬汤
E. 桑杏汤

12. 患者心悸、失眠多梦、神疲乏力，纳呆便溏，舌红质淡，脉细弱。治法宜
A. 滋阴清火，养心安神
B. 活血化瘀，理气通络
C. 振奋心阳，化气利水
D. 镇惊定志，养心安神
E. 补血养心，益气安神

13. 下列哪项除外，均为呕吐的病因
A. 外邪犯胃　　B. 饮食不节
C. 脾胃虚弱　　D. 情志失和
E. 肾阳不足

14. 下列哪一项为寒湿泄泻的表现
A. 泄泻清稀如水样
B. 泻下粪便臭如败卵，夹有不消化食物
C. 大便时溏时泻，反复发作
D. 泻下粪色黄褐而臭
E. 黎明前腹痛、泄泻

15. 肾阳虚衰泄泻的特征为
A. 因抑郁恼怒或紧张而诱发
B. 黎明之前腹痛肠鸣而泻，泻后则安
C. 大便时溏时泻，反复发作
D. 泻下清稀如水
E. 泻下肛门灼热

16. 某患者头晕目眩，如坐舟车，旋转不定，不能站立，伴恶心呕吐，汗出，面色苍白。诊断为
A. 中风　　B. 眩晕　　C. 痫病
D. 厥证　　E. 以上都不是

17. 风阳上扰型眩晕的症状特点为
A. 头痛如蒙，视物旋转
B. 头晕目眩，心悸少寐
C. 眩晕耳鸣，头痛且胀
D. 头晕且痛，目赤口苦
E. 以上都不是

18. 某患者肢体关节疼痛不移，遇寒则痛甚，得热则痛缓，甚则关节屈伸不利，皮色不红，舌质红润，苔白而薄腻，脉多沉弦而紧。可选用下列何方治疗
A. 防风汤　　B. 薏苡仁汤
C. 乌头汤　　D. 白虎加桂枝汤
E. 桃红饮

19. 下列哪个症状不是痛经
A. 经前小腹痛　　B. 经后小腹痛
C. 经期小腹痛　　D. 小腹痛与月经有关
E. 转移性右下腹疼痛

20. 下列哪项是正确的经期护理

A. 冷水洗头　B. 保暖

C. 夏天睡地上　D. 淋雨

E. 吃冷饮

21. 带下的病因下列哪项除外

A. 湿热　B. 脾虚　C. 肾虚

D. 肺虚　E. 湿毒

22. 下列除哪项外都是疳证的临床表现

A. 消瘦　B. 肥胖　C. 食欲下降

D. 精神差　E. 大便失调

【B 型题】

（23 ～ 24 题共用备选答案）

A. 清热利湿，止泻

B. 温肾健脾，涩肠止泻

C. 温中散寒，化湿止泻

D. 健脾益气，化湿止泻

23. 患者泄下迫热，粪便黄褐恶臭，肛门红热，舌红苔黄腻，脉滑数。治宜

24. 患者溏泄日久，食少纳呆，面色微黄，舌白苔薄，脉微细。治宜

（25、26 题共用备选答案）

A. 痰壅气道，肺失宣降

B. 肺失宣降，肾失摄纳

C. 痰瘀经络，肺气壅闭

D. 肺失宣降，肺气上逆

E. 脾失健运，肺气亏虚

25. 咳嗽的基本病机是

26. 喘证的基本病机是

（林　坚）

第9章 防治原则与体质调养

学习目标

1. 素质目标：具有运用中医药基础知识和预防养生思想为大众健康服务的意识和责任感。

2. 知识目标：熟悉疾病的预防、治疗原则和治疗方法；熟悉九种体质类型的辨识要点及其调养方法。

3. 能力目标：能运用所学知识对服务对象进行疾病防治指导；能辨析体质类型并进行体质调养指导。

防治原则指预防疾病的发生和治疗疾病的原则，目的都是维护人类的身体健康，提高其生活质量。它是中医学理论体系的重要组成部分。治疗方法是在治疗原则指导下治疗疾病的具体方法。体质调养属于预防疾病的方法之一，是根据不同体质的特征制订适合自己的日常调养方法，讲究因人而异，辨体施养。

案例9-1

何某，女，65岁。到药店咨询购买能预防感冒的药。店员仔细询问后得知，何某患有糖尿病、高血压、慢性阻塞性肺疾病等多种慢性疾病，平时身体弱，易出汗，活动后出汗更甚，常感冒。近段时间天气忽冷忽热，何某担心自己又会感冒，希望店员能给她推荐预防感冒药。

思考与讨论：店员该如何为何某制定一份个性化的调养方案？

第1节 防治原则

防治原则包括未病先防、既病防变、愈后防复的预防原则和治病求本、扶正祛邪、调整阴阳、三因制宜的治疗原则。

一、预　防

预防就是采取一定的措施，防止疾病的发生与发展。预防为主是我国新时代卫生工作方针的重要组成部分。党的二十大报告中指出“推进健康中国建设”“促进优质医疗资源扩容和区域均衡布局，坚持预防为主，加强重大慢性病健康管理，提高基层防病治病和健康管理能力”“创新医防协同、医防融合机制，健全公共卫生体系，提高重大疫情早发现能力，加强重大疫情防控救治体系和应急能力建设，有效遏制重大传染性疾病传播”。中医学历来十分重视疾病预防，早在《黄帝内经》中就提出了“不治已病，治未病”的著名论点，强调“防患于未然”。所谓治未病，包括未病先防、既病防变和愈后防复三个方面的内容。

（一）未病先防

未病先防，就是在疾病未发生前就采取各种预防措施来防止疾病的发生。未病先防，应从提高正气的抗病能力和防止病邪的侵害两方面入手。

1. 提高正气的抗病能力　正气不足是发病的内在根据。提高人体的正气，是预防疾病发生的关键。常用的方法包括调畅情志、强健身体、饮食均衡和顺应四时。良好的心态能保证人体的气机调畅，气血平和；适度地锻炼身体能促使经脉通利，血液畅行；饮食多样化并合理搭配，能满足机体对营养的需求，保证人体营养平衡，脏腑功能正常；顺应四时气候的变化安排作息时间，培养有规律的起居习惯，都是提高正气、维持健康的重要手段。

2. 防止病邪的侵害　邪气侵袭是发病的重要条件，在某些情况下甚至起主导作用。防止病邪侵害常用的方法包括避其邪气和药物预防两种。避其邪气的措施包括讲究卫生，空气流通，防止环境、水源和食物污染，避免六淫、疠气、饮食等致病，防范跌仆损伤、虫兽咬伤等各种外伤；药物预防的措施则包括用贯众、板蓝根、大青叶等预防流感和腮腺炎，用茵陈、栀子等预防肝炎，用马齿苋等预防细菌性痢疾，16 世纪发明的人痘接种法预防天花以及现代的注射疫苗预防流感、新型冠状病毒感染等。

考点 未病先防的内容

（二）既病防变

既病防变，就是指疾病已经发生，应早期诊断，早期治疗，以防止疾病的进一步发展与传变。既病防变包括早期诊治、控制传变两个方面。疾病初期，病情轻，病位浅，正气未衰，易于治愈，此阶段一定要做到早发现、早诊断、早治疗，把疾病消除在萌芽状态。如温病的卫分证阶段就是温病早期诊治的关键。疾病的发展都有一定的规律和途径，如能针对疾病的发展规律和传变途径及时采取相应的防治措施，就能阻止其传变，防止病情进一步发展或恶化。《金匮要略》云：“夫治未病者，见肝之病，知肝传脾，当先实脾”，就是控制传变的典范。

考点 既病防变的内容

（三）愈后防复

愈后防复，就是指在疾病初愈、机体功能尚未完全恢复，或在疾病尚未发作的稳定期或间歇期，采取巩固性治疗或预防性措施，防止疾病的复发。哮喘、老年性慢性支气管炎等呼吸系统疾病患者通过在夏季贴三伏贴来预防疾病在冬季复发或加重，就是愈后防复的典范。

课程思政：方舱医院里的健身运动

2020 年初，新型冠状病毒肺炎在武汉大范围流行，不久后，网络上出现了很多特别暖心又振奋人心的视频：武汉方舱医院、金银潭医院的医护人员穿着又厚又重的防护服，带领新型冠状病毒肺炎病人跳健身操、广场舞，打八段锦……这些医护人员，每天的工作已经非常繁重，也顶着巨大的身心压力，但是为了舒缓病人的紧张情绪，促使病人活动身体、增强免疫力，还是特别组织了这些暖心的健身活动。视频一经传出，也使得八段锦这个中华民族传统健身项目迅速蹿红，吸引了很多健身爱好者开始练习。

二、治　　则

治则是治疗疾病时必须遵循的基本原则。具体包括治病求本、扶正祛邪、调整阴阳和三因制宜四个方面。

（一）治病求本

治病求本，就是在治疗疾病时探求疾病的本质，并针对疾病的本质进行治疗。治病求本是中医学治疗疾病的主导思想，是辨证论治的根本原则。具体包括治标与治本、正治与反治两个方面。

1. 治标与治本　标与本是一对相对的概念，常用来说明疾病过程中的各种矛盾关系。本是本质，是矛盾的主要方面；标是现象，是矛盾的次要方面。不同情况下标与本之所指不同。如以病因与症状而言，病因是本，症状是标；以先病与后病而言，先病是本，后病是标。在疾病的发展变化过程中，由于有标本主次和轻重缓急的不同，因而治疗上就有急则治其标、缓则治其本、标本兼治三种情况。

（1）急则治其标　当标病急重，已成为疾病矛盾的主要方面，若不及时解决，病人就会有很大痛苦甚至危及生命时，就必须采取暂时性的急救措施先治标病。如肾阳虚之崩漏，以肾阳虚为本，以月经量多如崩或量少淋漓不断为标。当子宫突然出血暴下如注，若不及时止血，病人就有可能出现气随血脱，甚至死亡时，应当先迅速止血以治标，待血止后再温补肾阳以治本。

（2）缓则治其本　在病势缓和、病情不急的情况下，治疗上要从疾病的本质着手。如气滞血瘀的痛经，以气滞血瘀为本，以腹痛为标。在病势缓和的非月经期，采用理气活血的方法以治本，待气血通畅后，腹痛自然会减轻或消除。

（3）标本兼治　当标病、本病并重或均不太急时，就应该标本同时兼顾治疗，既治标又治本。如气虚病人患感冒，此时气虚为本，表邪为标，若单纯补气治本，则易使邪气滞留，表证难解；若单纯发汗解表治标，则易损伤正气，加重气虚。所以要益气解表，标本兼顾，使正胜邪退而痊愈。

2. 正治与反治　是针对所用中药的寒热性质、补泻效用，与疾病的本质、表现之间的逆从关系而提出的两种治疗方法。其本质都是治病求本这一治疗原则的具体运用。

（1）正治　又称逆治，是逆其证候性质而治的一种治疗法则，适用于疾病的临床表现与疾病本质相一致的病证，正治是临床上最常用的一种治则。常用的正治法有寒者热之、热者寒之、虚者补之和实者泻之四种（表 9-1）。

表 9-1　正治

正治法则	适用病证	用药特点
寒者热之	寒性病证	采用温热性质的方药治疗。如表寒证用辛温解表法
热者寒之	热性病证	采用寒凉性质的方药治疗。如里热证用苦寒清热法
虚者补之	虚性病证	采用补虚性质的方药治疗。如阳虚证用温阳法
实者泻之	实性病证	采用具有攻邪泻实性质的方药治疗。如食积证用消导法

（2）反治　又称从治，是顺从疾病假象而治的一种治疗法则，适用于疾病的临床表现与疾病本质不一致的病证。偶见于病势深重时，所以反治法在临床上较少用。常用的反治法有热因热用、寒因寒用、塞因塞用、通因通用四种（表 9-2）。

表 9-2　反治

反治法则	适用病证	用药特点
热因热用	阴寒内盛，格阳于外的真寒假热证	采用温热性质的方药治疗。如用温热药治疗身不恶寒，面赤如妆（假热），同时又见下利清谷，四肢厥冷（真寒）
寒因寒用	阳热炽盛，格阴于外的真热假寒证	采用寒凉性质的方药治疗。如用寒凉药治疗手足厥冷，脉沉伏（假寒），同时又见躯干壮热，烦渴饮冷（真热）
塞因塞用	因虚而致闭塞不通的真虚假实证	采用补虚性质的方药治疗。如用温补肾阳药治疗肾阳虚衰导致的尿少癃闭
通因通用	具有实性通泄症状的真实假虚证	采用通利性质的方药治疗。如用消食导滞攻下药治疗食积胃肠所致的腹痛泄泻

考点　治病求本的应用

（二）扶正祛邪

疾病发生与发展的过程就是正气与邪气相互斗争的过程。正盛邪衰则病退，邪盛正衰则病进。通过扶助正气，祛除邪气，可促使疾病向好转、痊愈的方向发展。所以扶正祛邪就成为指导治疗疾病的一个重要原则。具体包括扶正、祛邪、扶正祛邪兼用三个方面。

1. 扶正　即扶助正气，增强体质，提高机体抗病和康复能力。扶正之法适用于以正气虚为主的虚性病证，即《黄帝内经》“虚则补之”的运用。临床上可根据病证的不同，分别运用益气、养血、滋阴、助阳等治法。扶正多采用补益的药物及针灸、推拿、气功、体育锻炼等方法，此外还有精神的调摄和饮食营养的补充。

2. 祛邪　即祛除邪气，削弱或祛除病邪的侵袭和损害，使邪去正安。祛邪之法适用于正气未衰而以邪气为主的实性病证，即《黄帝内经》“实则泻之”的运用。临床上可根据病证的不同，分别运用发汗、催吐、清热、散寒、祛湿、消导、行气、化瘀等治法。

3. 扶正祛邪兼用　即既扶正，又祛邪，适用于正气已虚而邪气仍实的虚实夹杂病证。为了做到祛邪不伤正，扶正不留邪，临床上可根据正虚、邪实的主次情况，分别采用扶正兼祛邪、祛邪兼扶正、先祛邪后扶正和先扶正后祛邪等方法。

考点　扶正祛邪的应用

（三）调整阴阳

疾病发生发展的过程，就是人体阴阳的相对平衡状态遭到破坏，出现了阴阳的偏盛或偏衰的结果。因此，调整阴阳，损其偏盛，补其偏衰，恢复阴阳的协调平衡，是中医治疗疾病的一条基本原则。调整阴阳的治则包括损其有余、补其不足两个方面。

1. 损其有余　适用于阴阳偏胜，即阴或阳的偏盛有余的实证。应当用实者泻之的方法来治疗。对于阴胜则寒的实寒证，即采取寒者热之的温散阴寒法治疗；对于阳胜则热的实热证，即采取热者寒之的清泻阳热法治疗（图9-1）。

2. 补其不足　适用于阴阳偏衰，或为阴虚，或为阳虚，或为阴阳两虚的虚证。应当用虚者补之的方法来治疗。阴虚则滋阴，阳虚则补阳，阴阳两虚则阴阳双补（图9-2）。

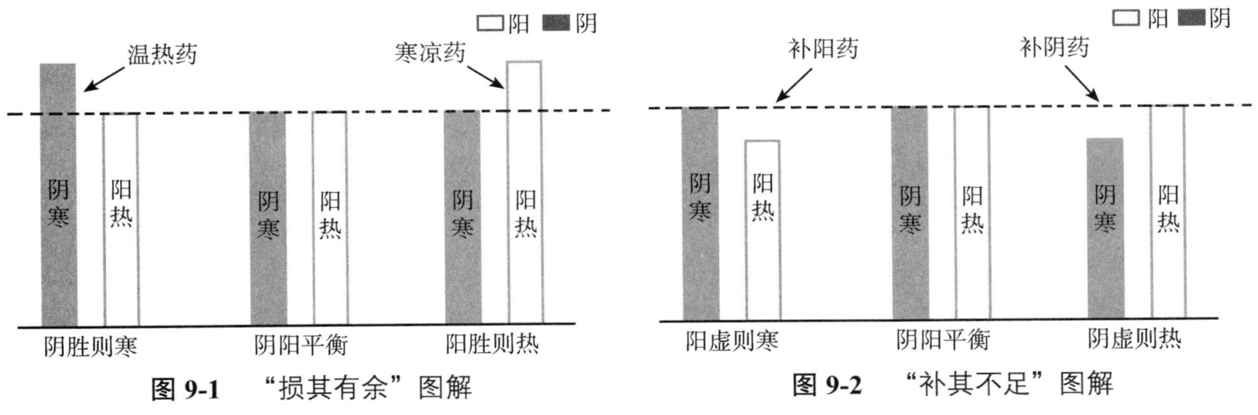

图9-1　“损其有余”图解　　**图9-2　“补其不足”图解**

考点　调整阴阳的应用

（四）三因制宜

三因制宜是指治疗疾病要根据季节气候、地理环境以及患者个体的年龄、性别、体质等情况不同，选择适当的治疗方法。具体包括因时、因地、因人制宜三方面。同为风寒感冒证，在气候温热的春季，不宜过用辛温发散药，而在秋冬寒凉季节则可用辛温发散重剂，此为因时制宜；西北高原地区地势高，气候寒凉，人体腠理致密，易外感风寒，用药可予辛温解表重剂，而东南沿海地区地势低，气候温热，易外感湿热，多用辛凉解表药配伍化湿药治疗，此为因地制宜；小儿用药剂量宜小，老人用药剂量较成人轻，经期和妊娠期妇女慎用或禁用峻下药，形体壮实者药量宜大，阳盛或阴虚之体慎用温热之剂，此为因人制宜。因时、因地制宜强调了自然环境对人体的影响，因人制宜则强调了个体不同对治疗的影响。

考点　三因制宜的应用

第2节　治疗方法

治疗方法是在治疗原则指导下具体的治病方法。常用的中医治疗方法有汗、吐、下、和、温、清、消、补八法，简称八法（表9-3）。

表9-3　中医治疗八法

简称	全称	含义	适应证	使用注意
汗法	解表法	通过宣发肺气，调畅营卫，开泄腠理，使在肌表的外感六淫之邪随汗而解的一种治法	外感表证，麻疹初起而疹未透发者，风湿在表和水肿实证而兼有表证者，疮疡、痢疾、疟疾初起而兼有表证者	中病即止，不可大汗，不可过量，以防伤津耗气

续表

简称	全称	含义	适应证	使用注意
吐法	催吐法	通过涌吐，使停留在咽喉、胸膈、胃脘等部位的痰涎、宿食或毒物从口中吐出的一种治法	痰涎壅塞在咽喉或顽痰蓄积在胸膈，或宿食停滞在胃脘，或误食毒物尚停留在胃中未下者	易损伤胃气，涌吐中多有不适反应，患者不易接受，目前临床已较少使用。如确需使用，应严格掌握适应证，谨慎使用
下法	泻下法	通过泻下通便，使积聚于肠胃的宿食、燥屎、冷积、瘀血、结痰、水饮等有形实邪从下窍而出，以祛邪除病的一种治法	大便秘结、宿食虫积、湿热积滞、水饮内停及瘀血内阻等实证	易伤正气，年老体虚、失血、妇女产后、月经期、妊娠期等应慎用或禁用
和法	和解法	通过和解或调和的作用，以疏解邪气、调整脏腑功能的一种治法	邪在少阳、表里同病、脏腑不和等病证	邪在肌表而未入少阳，或邪已入里而阳明热盛者，均不宜使用和法
温法	温里法、祛寒法	通过温中、祛寒、回阳、通络等作用，使寒邪去、阳气复、经络通、血脉和的一种治法	中焦虚寒、亡阳厥逆、经脉寒凝等病证	热伏于里，热深热厥，形成真热假寒者，内热炽盛，见吐血、尿血、便血者，素体阴虚，阴液虚脱者，均不可用温法
清法	清热法	通过清热、泻火、凉血等作用，使里热得以消除的一种治法	气分热盛证、热入营血证、火毒壅盛证、暑热证、脏腑热盛证、久病阴虚热伏于里的虚热证	有损伤脾胃阳气之弊，不可久用；素体脾胃阳虚者慎用
消法	消导法	通过消食导滞和消痞散结等方法，使气、血、痰、食、水、虫等积聚而成的有形之邪渐消缓散的一种治法	饮食停滞、气滞血瘀、癥瘕积聚、水湿内停、痰饮不化、疳积虫积等实证	体虚者使用消法要注意攻补兼施，以防损伤正气
补法	补益法	通过补益人体气血阴阳的不足，增强机体抗病能力的一种治法	各种虚证	无虚不用补法，以防闭门留寇

考点 中医治疗八法

第3节　体质调养

体质，是指在人体生命过程中，在先天禀赋和后天获得的基础上所形成的形态结构、生理功能和心理状态方面综合的、相对稳定的固有特质。它是人类在生长发育过程中所形成的与自然环境和社会环境相适应的人体个性特征。

《中国公民中医养生保健素养》第三十二条指出，常见的体质类型有平和质、阳虚质、阴虚质、气虚质、痰湿质、湿热质、血瘀质、气郁质和特禀质九种。体质具有特异性、多样性和可变性，不同体质的人对病邪的耐受性和易感性不同，因此具有对某些疾病的易患倾向。掌握体质辨识要点，辨清体质类型，就可采取针对性的防范措施，及时纠正体质偏差，防止疾病发生。常见的体质调养方法包括饮食调养、起居调护、运动锻炼、情志调摄和中医药调养等五个方面。

一、平 和 质

平和质是指阴阳平和，脏腑气血功能正常，先天禀赋良好，后天调养得当的体质状态。见于一般健康人。

（一）辨识要点

精力充沛，体形匀称健壮，体态适中，头发润泽而稠密，面色、唇色、肤色红润有光泽，目光有神，鼻色明润，嗅觉通利，无口腔异味，睡眠良好，胃纳佳，二便正常，舌色淡红，苔薄白，脉和缓有力。性格随和开朗，乐观积极；耐受寒热，平素较少生病，病后康复较快；对自然环境和社会环境的适应能力较强。

（二）调养方法

1. 饮食调养　饮食适量，不过饥过饱；结构合理，种类多样，荤素搭配，粗细相宜，多吃五谷杂粮、蔬菜水果，少食辛辣油腻之物；谨和五味，无所偏嗜；寒热调和；不吃不洁净、被污染或陈腐变质的食物；不吸烟酗酒。

2. 起居调护　顺应四时，平衡阴阳；起居有常，培养规律的生活习惯；劳逸适度，动静结合，劳而不倦，注意节欲保精；睡眠充足，成人每日睡眠 7 ～ 9 小时为宜，午睡不宜超过 1 小时，不熬夜。

3. 运动锻炼　适当运动可促进气血运行，有助于维持身体健康水平。可根据性别、年龄、个人兴趣爱好的差异，选择不同的锻炼方法。运动量不宜过大，以免伤脏耗气、损害健康。

4. 情志调摄　保持乐观开朗、精神愉悦，节制偏激情感，及时调整并消除不良情绪。

5. 中医药调养　不需药补，可采用节气灸疗法和平衡疗法来保持身体阴阳平衡。

二、阳 虚 质

阳虚质是指由于体内阳气不足，出现以畏寒肢冷、唇色苍白、嗜睡乏力等各种寒象为主要特征的体质状态。

（一）辨识要点

精神欠佳，体形多偏胖，肌肉松软，毛发易落，口唇色淡，畏寒肢冷，手足不温，易出汗，嗜睡，喜热饮食，大便溏薄，小便清长，舌淡胖嫩，边有齿痕，苔润，脉沉迟。性格多沉静内向，易于悲观消沉；不耐寒邪，耐夏不耐冬，易感风邪、寒邪、湿邪；感邪易从寒化，易患痰饮、水肿、泄泻、男子阳痿、女子不孕等病证。

（二）调养方法

1. 饮食调养　宜多食具有温补脾肾作用的食物，如糯米、黄豆、牛肉、羊肉、带鱼、黄鳝、葱、姜、蒜、花椒、韭菜、辣椒、胡椒、龙眼、荔枝、栗子、核桃等；少食生冷、苦寒、黏腻的食物，如螃蟹、西瓜、柿子、梨、苦瓜、冬瓜、芹菜、冷饮等；盛夏不宜过食寒冷，少饮绿茶。

2. 起居调护　居室环境宜空气流通，秋冬注意防寒保暖，尤其要注意背部、腰部和下肢保暖；夏季不宜过于贪凉，避免长时间待在空调房内，可在自然环境下纳凉。

3. 运动锻炼　坚持舒缓柔和的运动以振奋提升阳气，阳光充足时可适当进行户外活动，如慢跑、散步、打太极拳等。夏季运动防止出汗过多损伤阳气；冬季运动注意保暖避寒，避免在大风、大寒、大雾、大雪及空气污染的环境中锻炼，以免感受寒湿之邪而损伤阳气。

4. 情志调摄　多听轻松、喜庆、高亢、豪迈的音乐；广交朋友，增加社交，多沟通交流。对待生活中的不利事件，要学会从正反两方面分析，及时消除情绪中的消极因素。

5. 中医药调养　以补肾温阳、培本固元为要点。可服用鹿茸、海狗肾、蛤蚧、淫羊藿、杜仲、续断、巴戟天、肉苁蓉、补骨脂、益智、菟丝子等补阳药；也可服用金匮肾气丸、附子理中丸、右归丸等中成药；传统调理手法有雷火灸疗法、热敏灸疗法等。平时可自行按摩气海、足三里、涌泉，或灸足三里、关元等穴位以补肾助阳，改善阳虚体质。也可适当蒸桑拿、泡温泉。

三、阴 虚 质

阴虚质是指由于体内阴液不足，出现以口燥咽干、手足心热等各种虚热表现为主要特征的体质状态。

（一）辨识要点

体形偏瘦，易脱发，面色潮红，皮肤偏干，易生皱纹，两目干涩，口燥咽干，手足心热，午后潮热，失眠多梦，盗汗，喜冷饮食，进食辛热食物或熬夜易上火，大便干燥，小便灼热发黄，舌红，少苔少津，脉细弦或数。性格外向，活泼好动，急躁易怒；耐冬不耐夏，不耐受暑邪、热邪和燥邪；感邪易从热化，易患咳嗽、虚劳、不寐等病证。

（二）调养方法

1. 饮食调养　宜多食具有滋补肾阴作用的食物，如鳖、龟、海参、鲍鱼、螃蟹、牡蛎、鸭肉、牛奶、芝麻、绿豆、豆腐、银耳、百合、蔬菜、水果等；少食温燥辛辣之品，如羊肉、辣椒等；饮食宜清淡，忌食脂肪、碳水化合物含量过高的食物。

2. 起居调护　环境安静，睡眠充足，避免熬夜、剧烈运动和高温环境，节制房事，戒烟酒。

3. 运动锻炼　适当进行身体锻炼，控制出汗量，及时补充水分。可打太极拳、八段锦等养生功，内练生津咽津的功法。

4. 情志调摄　可练书法、下棋，听舒缓、轻柔、抒情的音乐，使内心宁静；克制情绪，遇事冷静沉着，防止恼怒；不宜参加竞争性强的活动。

5. 中医药调养　以滋养肝肾之阴为要点。可服用北沙参、南沙参、百合、麦冬、天冬、枸杞子、黑芝麻、石斛、玉竹、黄精、山萸肉、女贞子、旱莲草、玄参、桑椹、燕窝、银耳等养阴药；可选用六味地黄丸、杞菊地黄丸、知柏地黄丸等中成药。不宜蒸桑拿、泡温泉。

四、气　虚　质

气虚质是指由于体内元气不足，出现以疲乏、气短、自汗等气虚表现为主要特征的体质状态。

（一）辨识要点

精神疲惫，体倦乏力，肌肉松软不实，面白无华，气短懒言，语音低弱，咳喘无力，自汗、活动后更甚，心悸，食少腹胀，大便溏泄，小便频多，舌淡苔白，脉虚弱。性格内向，胆小；不耐受风邪、寒邪、暑邪和湿邪；易患感冒、脱肛、阴挺、虚劳等病证，病后康复缓慢。

（二）调养方法

1. 饮食调养　宜多食具有益气健脾作用的食物，如粳米、糯米、小米、黄豆、扁豆、鸡肉、牛肉、兔肉、鹅肉、青鱼、鸡蛋、山药、香菇、大枣、葡萄等；少食空心菜、生萝卜等耗气之品。少吃油炸食物，少喝汤水，以免增加身体负担。

2. 起居调护　起居规律，睡眠充足，节制房事，注意保暖，避免出汗受风，不可过劳。

3. 运动锻炼　适当运动，循序渐进，持之以恒。可选择步行、慢跑、缓步登山、游泳、骑自行车、跳健身舞、打太极拳、练太极剑、练八段锦、练五禽戏等运动。运动时以微汗为最佳，不可汗出当风，忌大汗淋漓。忌用猛力和做长久憋气的运动。平时可多练习呼气提肛法。

4. 情志调摄　保持稳定平和、积极乐观的心态，多参加有益的社交活动。

5. 中医药调养　以温补肺、脾、胃、肾之气为主。可服用人参、西洋参、党参、黄芪、白术、山药、甘草等补气药；可选用玉屏风散、参苓白术散、肾气丸等中成药；可运用腹针疗法、艾灸等方法温经通络、补气健脾。平时可自行按摩足三里穴。

五、痰　湿　质

痰湿质是指由于体内水液内停而痰湿凝聚，出现以形体肥胖、腹部肥满、口黏苔腻等痰湿表现为主要特征的体质状态。

（一）辨识要点

神倦，形体肥胖，腹部肥满松软，头身困重，面部皮肤油垢较多，眼睛浮肿，口中黏腻，多汗而黏，嗜睡，喜食肥甘，大便溏泄，小便浑浊，舌体胖大，苔腻，脉濡而滑。性格温和稳重，善忍耐；对梅雨季节及潮湿环境适应能力较差；不耐受湿邪；易患眩晕、胸痹、消渴、痰饮、中风等病证。

（二）调养方法

1. 饮食调养　饮食宜清淡，可多食具有健脾利湿祛痰作用的食物，如葱、蒜、海带、冬瓜、白萝卜、金橘、枇杷、扁豆、赤小豆等；控制食量和水果，宜少吃多餐，戒肥甘厚味，少饮酒。

2. 起居调护　保持居室干燥，衣着宽松透气散湿，多进行户外活动，多晒太阳或进行日光浴，坚持洗热水澡。

3. 运动锻炼　长期坚持运动锻炼，可选择散步、慢跑、游泳、练八段锦、打太极拳、跳健身舞等运动，注意循序渐进，活动量逐渐增强。运动后不宜马上洗澡。

4. 情志调摄　适当增加有益的社交活动，培养广泛的兴趣爱好。适当参加具有竞争性的娱乐和运动项目，有助于性格的完善。

5. 中医药调养　以调补肺、脾、肾三脏为主。可服用白术、苍术、黄芪、防己、泽泻、荷叶、橘红、生蒲黄、生大黄、鸡内金等化痰祛湿药；可选用二陈丸、香砂六君子丸、金匮肾气丸等中成药。

六、湿 热 质

湿热质是指由于体内湿热内蕴，出现以面垢油光、口苦、苔黄腻等表现为主要特征的体质状态。

（一）辨识要点

形体偏胖，面垢油光，易生痤疮粉刺，目赤，口苦口干，身重困倦，大便秘结或黏滞不爽，小便短赤，男性易见阴囊潮湿，女性易见带下量多，舌质偏红，苔黄腻，脉滑数。性情急躁易怒；不耐受湿或湿热的气候和环境；易患疮疖、黄疸、热淋等病证。

（二）调养方法

1. 饮食调养　宜多食具有清热祛湿作用的食物，如薏苡仁、赤小豆、冬瓜、鲫鱼、芹菜、黄瓜、藕等；多吃富含膳食纤维的蔬菜和水果；不吃辛辣油炸食物，少吃大热大补食物。

2. 起居调护　居住环境宜干燥通风，睡眠充足，不宜长期熬夜及过度疲劳，保持大小便通畅，注意个人卫生，预防皮肤病。

3. 运动锻炼　适合做高强度、大负荷的锻炼，如中长跑、游泳、登山、各种球类、武术等。夏天由于气温高、湿度大，可减少户外活动时间，或在傍晚较凉爽时锻炼。

4. 情志调摄　克制过激的情绪，合理安排工作和学习，培养广泛的兴趣爱好。

5. 中医药调养　以分消湿浊，清泄伏火为主。可服用藿香、栀子、黄柏、薏苡仁、龙胆草、车前草、泽泻、黄芩、滑石、黄连等清热祛湿药；可选用六一散、清胃散、甘露消毒丹、龙胆泻肝丸、四妙丸等中成药；可做平衡火罐疗法、刮痧疗法疏通经络、清热除湿。

七、血 瘀 质

血瘀质是指由于全身血行迟缓不畅，出现以疼痛、痛有定处、肤色晦暗、舌质紫暗等血瘀表现为主要特征的体质状态。

（一）辨识要点

表情抑郁、呆板，形体多偏瘦，头发易脱落，面色晦暗易长斑，眼眶暗黑，肌肤干燥或甲错，疼痛，痛有定处，口唇暗淡或紫，舌质紫暗有瘀点或瘀斑，脉涩。性格急躁，健忘，内郁，受挫后易自暴自弃；耐夏不耐冬，不耐受风邪、寒邪；易患痛证、血证、癥瘕、中风、胸痹等病证。

（二）调养方法

1. 饮食调养　宜多食具有活血化瘀、软坚散结、疏肝解郁作用的食物，如黑豆、香菇、茄子、海藻、海带、红糖、黄酒、葡萄酒、白酒、陈皮、玫瑰花、绿茶、山楂、金橘等；少吃寒凉、温燥、油腻、收涩的食物，如苦瓜、动物内脏、蛋黄、肥肉、奶油、奶酪、柿子、石榴、乌梅等。

2. 起居调护 避免寒凉刺激；注意动静结合，不可贪图安逸；保持充足睡眠，早睡早起，不熬夜。

3. 运动锻炼 坚持中小负荷、多次数的体育锻炼，促进气血运行。如散步、缓步登山、打太极拳、练太极剑、跳健身舞等。不宜做高强度、大负荷的运动。运动时如出现胸闷、呼吸困难、脉搏显著加快等情况应立即停止运动，到医院就诊。

4. 情志调摄 多听抒情柔缓的音乐。培养广泛的兴趣爱好，多参加团体活动，多与人沟通交流，及时消除不良情绪，保持积极、乐观、豁达、愉悦的情绪。

5. 中医药调养 以活血化瘀为主。可服用川芎、延胡索、郁金、丹参、红花、桃仁、益母草、地黄、当归等活血养血药；可选用血府逐瘀胶囊、桂枝茯苓丸等中成药；可进行推拿、按摩、拔罐、刮痧、放血等疗法。

八、气 郁 质

气郁质是指由于气机郁滞，出现以神情抑郁、忧虑脆弱等气郁表现为主要特征的体质状态。

（一）辨识要点

形体偏瘦，烦闷不乐，善太息，胸胁胀满，乳房胀痛，嗳气呃逆，咽部异物感，食欲不佳，睡眠较差，舌淡红，苔薄白，脉弦。性格内向不稳定、忧郁脆弱、敏感多疑；不耐受阴雨天气，对精神刺激适应能力较差；易患郁证、脏躁、百合病、不寐、梅核气、癫证等病证。

（二）调养方法

1. 饮食调养 宜多食具有理气解郁、调理脾胃作用的食物，如蘑菇、洋葱、大麦、佛手、橙子、玫瑰花、海带、海藻、韭菜、大蒜、萝卜、金橘、山楂、绿茶等，可少量饮酒以促进血液循环；少食收敛酸涩及冰冷食物，如乌梅、石榴、酸枣、李子、雪糕、冰冻饮料等。

2. 起居调护 居室安静、整洁，光线明亮，衣着宽松，适当增加户外活动，劳逸结合，早睡早起，睡眠充足，睡前避免饮浓茶、咖啡等具有提神醒脑作用的饮料。

3. 运动锻炼 增加户外活动，可做高强度、大负荷的锻炼，如跑步、登山、打球、武术等，以调理气机，舒畅情志。多参加群众性体育运动项目，如广场舞、下棋等，促进人际交流，分散注意力。

4. 情志调摄 培养开阔的胸襟，知足常乐。多参加社会活动和集体文娱活动，结交知心朋友，培养广泛的兴趣爱好；多看喜剧、滑稽剧、励志影视剧；阅读积极向上的书籍；多听相声和轻快明朗的音乐。

5. 中医药调养 以疏肝理气解郁为主。可服用香附、乌药、川楝子、小茴香、青皮、郁金等疏肝理气药，可选用逍遥散、舒肝和胃丸、开胸顺气丸、柴胡疏肝散、越鞠丸等中成药；也可通过中医耳穴疗法通气血、除气结、行气开郁。

九、特 禀 质

特禀质是指由于先天不足，出现以生理缺陷、过敏反应等表现为主要特征的体质状态。

（一）辨识要点

常见哮喘、风团、咽痒、鼻塞、喷嚏等症状，或有畸形，或有生理缺陷；易患哮喘、荨麻疹、花粉症、过敏性鼻炎及药物过敏或血友病、先天愚型或五迟、五软、解颅、胎惊等病证；对外界环境适应能力差，对易致过敏季节适应能力差，易引发宿疾。

（二）调养方法

因先天生理缺陷难以通过后天调养纠正，以下主要针对以过敏反应为主要特征的特禀质者提出调养建议。

1. 饮食调养　饮食宜清淡、均衡，粗细搭配适当，荤素配伍合理。可食具有补肾益脑、调理脾胃作用的食物，如核桃、松子、黑芝麻、猕猴桃、榴莲等；少食辛辣之品、腥膻发物，如荞麦、蚕豆、白扁豆、牛肉、鹅肉、鲤鱼、虾、蟹、酒、辣椒、浓茶、咖啡等。

2. 起居调护　居室通风，保持室内清洁，尽量避免接触致敏物质，被褥、床单要经常洗晒，室内装修后不宜立即居住并应开窗散味。春季室外花粉较多时，要减少室外活动时间。不宜养动物，以免对动物皮毛过敏。起居规律，睡眠充足。

3. 运动锻炼　积极参加各种体育锻炼，增强体质，提高适应能力；天气寒冷时锻炼要注意防寒保暖。

4. 情志调摄　合理安排作息时间，正确处理工作、生活和学习的关系。避免情绪紧张。

5. 中医药调养　以扶正抗过敏为主。可服用乌梅、黄芪、当归等养血消风、扶正固表中药；可选用玉屏风散、消风散、过敏煎等中成药；可通过砭术综合疗法温助阳气、平衡阴阳。

自 测 题

【A 型题】

1. 最早提出“治未病”思想的医籍是
   A.《黄帝内经》　B.《难经》
   C.《伤寒杂病论》　D.《神农本草经》
   E.《本草纲目》

2. 中医学治疗疾病的主导思想是
   A. 治病求本　B. 扶正祛邪
   C. 调整阴阳　D. 三因制宜
   E. 调理气血

3. 通过消食导滞和消痞散结等方法，使气、血、痰、食、水、虫等积聚而成的有形之邪渐消缓散的治法是
   A. 汗法　B. 吐法　C. 消法
   D. 下法　E. 清法

4. 患者赵某，女，27 岁。月经期感受风邪，周身酸痛，疲乏，中医辨证为体虚外感，其治则是
   A. 调理气血　B. 调整阴阳
   C. 未病先防　D. 扶正祛邪
   E. 急则治其标

5. “见肝之病，当先实脾”的治疗原则当属
   A. 调整阴阳　B. 治病求本
   C. 既病防变　D. 扶正祛邪
   E. 三因制宜

6. 下列哪项属正治法则

A. 标本兼治　　B. 塞因塞用
C. 寒者热之　　D. 热因热用
E. 寒因寒用

7. 下列哪项属从治法则
A. 热因热用　　B. 寒者热之
C. 热者寒之　　D. 实者泻之
E. 虚者补之

8. 以畏寒肢冷、唇色苍白、嗜睡乏力等表现为主要特征的体质为
A. 阳虚质　　B. 阴虚质
C. 气虚质　　D. 痰湿质
E. 气郁质

9. 以疲倦、气短乏力、自汗等表现为主要特征的体质为
A. 阳虚质　　B. 阴虚质
C. 气虚质　　D. 痰湿质
E. 气郁质

10. 易患痛证、血证、癥瘕等病证的体质为
A. 气虚质　　B. 痰湿质
C. 气郁质　　D. 血瘀质
E. 湿热质

11. 阴虚体质的人多选用以下哪种食物
A. 羊肉　　B. 银耳、百合
C. 薏苡仁、赤小豆　　D. 萝卜、枇杷
E. 金橘、山楂

12. 王某，女，16 岁，形体偏瘦，胸胁胀闷，经行乳房胀痛，善太息，食欲不佳，睡眠较差，敏感多疑，常怀疑同学背后说她坏话，舌淡红，苔薄白，脉弦，请辨析她属于哪种体质
A. 平和质　　B. 痰湿质
C. 气郁质　　D. 血瘀质
E. 特禀质

【B 型题】

（13、14 题共用备选答案）
A. 急则治其标　　B. 缓则治其本
C. 标本兼治　　D. 扶正
E. 祛邪

13. 气虚患者患感冒，应采用的治疗法则是
14. 大出血患者应当采取的措施是

（邓芝伶）

第10章 中药基本知识

学习目标

1. 素质目标：能运用所学知识结合临床应用，强化自身的中医思维，树立辨证用药、配伍用药、安全用药的意识。

2. 知识目标：掌握中药的性能、用药禁忌、中药配伍，中药汤剂的煎服法；熟悉中药的炮制；了解中药的采集与产地。

3. 能力目标：具有运用中医药思维理解中药基本知识的能力，能规范、熟练、合理运用中药。

中药是在中医理论指导下，用以防治疾病的天然药物及其简单加工品，包括植物药、动物药、矿物药及部分化学、生物制品类药物。

第1节　中药的采制

一、品种与产地

（一）品种

中药品种来源正确，是临床疗效的重要保障。凡《中华人民共和国药典》（简称《中国药典》）收载的品种，必须以《中国药典》最新版的名称为准，避免乱用别名，更不能杜撰名称，造成混乱。

（二）产地

药材的产地决定其品质的优劣，是临床疗效的关键因素，因此人们逐渐形成了道地药材的概念。所谓道地药材，是指具有明显地域性，品种优良，生长环境适宜，栽培（或养殖）及加工合理，生产相对集中且产量较大，质量优于其他产地的药材。如四川的附子、东北的人参、河南的地黄、甘肃的当归、山东的阿胶、山西的党参、宁夏的枸杞、广东的砂仁、云南的茯苓等，都是著名的道地药材。

考点 道地药材的含义

二、采集与贮存

中药的采集和储存方法合理与否，直接影响药材中有效化学成分的含量，进而影响临床疗效。

（一）采集

对于动物和植物药材，应选择在其有效成分含量最高时采收，通常以入药部分的成熟程度为依据。如全草类药材多在花前期或刚开花时采收；叶类多在花蕾将开放或正在盛开时采收；花类多在花正开放、含苞待放或花刚开放时采收；果实和种子类多在果实成熟时或即将成熟时采收；根和根茎类多在早春或深秋时节采收；树皮多在春、夏时节采收；根皮多在秋后苗枯，或早春萌发前采收。药物的采收要合理，注意保护生态环境，使药材资源能够持续利用，不可无计划滥采而破坏药源。

（二）储存

中药材经采集后，除少数用鲜品外，一般都要经干燥或初步加工后进行储存。若储存不当，就会出现变质现象，使质量降低，影响疗效，甚至危及患者生命。如川芎、薄荷等含挥发油较多的药材，经日光照射后温度升高，可致挥发性成分散失而降低药效。因此，储存中药应注意将传统经验与现代科学养护技术相结合，做到科学储存，保证药物使用安全有效。

三、炮制与制剂

（一）炮制

中药材在制备成各种剂型之前，需要进行必要的加工处理，统称为炮制。古称“炮炙”“修治”“修制”等。

1. 炮制目的

（1）使药物纯净，用量准确，便于贮存。如刷除枇杷叶的绒毛、除去苍术的泥沙。

（2）消除或降低药物的毒性、烈性和副作用，确保用药安全。如巴豆直接生用易产生毒副作用，制霜后可明显降低甚至消除其毒副作用。

（3）改变药物性能，增强或改变疗效。如蜜炙桑叶、款冬花能增强润肺止咳作用；何首乌生用泻下通便，制熟后则补肝肾、益精血。

（4）便于制剂、煎服和贮存。如桑螵蛸、五倍子蒸制可杀死虫卵或蚜虫，便于储存；石膏煅用便于煎服。

（5）矫味矫臭，便于服用。如乳香、昆布等具有臭气、异味或刺激性的药物，采用醋制、漂洗等方法处理，不仅可使作用增强，亦可减少不适反应。

考点 中药炮制的目的

2. 炮制方法　常用的炮制方法如表 10-1 所示。

表 10-1　中药常用炮制方法

类别	方法	目的	举例
修制	纯净、粉碎、切片等	使药物清洁纯净，利于干燥、储藏和调剂时称量，便于入剂使用	捡去密蒙花的枝、叶，刷除枇杷叶的绒毛，龙骨捣碎，茯苓切块
水制	润、漂、水飞等	清洁药材、软化药材以便于切制和调整药性	昆布、海藻漂去盐分

续表

类别	方法	目的	举例
火制	炒、炙、煅、煨、烘焙等	缓和药性，减轻毒性、副作用，增强疗效或便于干燥	麸炒枳壳、蜜炙款冬花
水火共制	煮、蒸、燀、淬等	减毒，增效或改变药效，稳定药物质量	蒸制熟地黄、何首乌，醋淬自然铜
其他	制霜、发酵、发芽等	产生新药和新功效	西瓜霜、淡豆豉、大豆黄卷

考点 中药常用炮制方法

（二）制剂

制剂是指根据《中国药典》、制剂规范和其他规定的处方，将中药的原料药物加工制成具有一定规格，可以直接用于防病、治病的药品。

药物制成何种剂型和制剂的依据，首先是根据临床和预防的需要。如急性病证多采用汤剂、注射剂、舌下片（丸）剂、气雾剂等；慢性病证、滋补用药常采用蜜丸、水丸、糊丸、膏滋、缓释片等；皮肤疾患多采用膏药、软膏等；某些腔道疾患如痔疮、瘘管多采用栓剂、条剂、线剂或钉剂等。其次是根据药物性质。如处方中含有毒性和刺激性药物时，宜制成糊丸、蜡丸、缓释片等；遇胃酸易分解失效的药物成分，宜制成肠溶片剂或肠溶胶囊；某些药物制成液体制剂不稳定时，可制成散剂、片剂、粉针剂或油溶液等。最后，药物制成剂型和制剂时还要考虑便于服用、携带、运输、储存及生产等因素。

课程思政：中药行业的“工匠精神”

中药行业历来崇尚“工匠精神”。如雷允上作为资深中医药老字号，从创立初始便将“精选道地药材允执其信，虔修丸散膏丹上品为宗”奉为祖训，精选药材，精制产品，历经三百年而不衰；“真不二价”“采办务真，修制务精”是胡庆余堂一以贯之的祖训，其创始人胡雪岩为确保急救药“紫雪丹”的药效不受影响而请来能工巧匠特制的一套金铲银锅至今保存完好，成为胡庆余堂恪守质量意识的佐证；同仁堂掷地有声的祖训“炮制虽繁必不敢省人工，品味虽贵必不敢减物力”，体现了敬业乐业的精神、绝不偷工减料的诚信意识、视质量为生命的质量意识、技术创新意识，也是视药材为生命的工匠精神最好的诠释。

第 2 节　中药的性能

中药的性能，指药物的性质和功能，主要包括四气、五味、升降浮沉、归经和毒性等。

案例 10-1

钱某，男，62 岁。症见手足厥逆，畏寒蜷卧，精神失养，神衰欲寐，面色苍白，完谷不化，小便清长，舌苔白腻，脉微细。中医诊断为少阴病阳衰阴盛证，治以回阳救逆。医生处方：四逆汤。其药物组成为附子、干姜、炙甘草。

思考与讨论：附子和干姜的四气属性分别是什么？二者属于什么配伍关系？附子正确的煎煮方法是什么？

一、四　　气

四气，指药物的寒、热、温、凉四种药性，又称为四性。此外，还有一种寒凉或温热性质不明显的药物，称为平性药。虽说平性，实际上仍有偏凉或偏温的差别，未超出四气范围，因此仍称为四气。四气按阴阳属性分，温、热属阳，寒、凉属阴。

药物的四气，是从药物作用于机体所发生的反应概括出来的，主要是与所治疾病的寒热性质相对而言的。能够减轻或消除热证的药物，为寒性或凉性。其中清热力强者为寒性，力较弱者为凉性；反之，能够减轻或消除寒证的药物，为温性或热性。其中祛寒力强者为热性，力较弱者为温性。四气是确定药性的主要依据（表 10-2）。

表 10-2　四气的作用和主治

四气	作用	主治	举例
寒、凉	清热泻火、凉血解毒、滋阴降火、疏散风热	热证	黄连（寒）、薄荷（凉）
温、热	温中散寒、补火助阳、发散风寒	寒证	桂枝（温）、干姜（热）

考点　中药四气的含义、作用和主治

二、五　　味

案例 10-2

张某，男，58 岁。自觉咽中阻塞不适，如有异物，咯之不出，吞之不下，胸胁胀闷不舒，时而咯吐白色涎沫，睡中流涎，食欲不振，舌淡苔白腻，脉弦滑。中医诊断为梅核气（痰气郁结），治以燥湿化痰，行气消胀。处方：半夏厚朴汤。其药物组成为姜半夏、厚朴、茯苓、生姜、紫苏叶。

思考与讨论：处方中的辛味药物有哪些作用？为什么半夏要用生姜炮制？

五味，指辛、甘、酸、苦、咸五种药味。此外，还有淡味和涩味，但通常淡味附于甘味，涩味附于酸味，故仍称五味。药味的产生，初始基于口尝，最终定于临床。两者联系起来，确定药物的药味。五味按阴阳属性分，辛、甘、淡味属阳，酸、苦、咸、涩味属阴。五味的作用如表 10-3 所示。

表 10-3　五味的作用和主治

五味	作用	主治	举例
辛味	能散能行。发散、行气、行血、化湿、开窍	表证、气滞、血瘀、湿阻、神昏窍闭	紫苏叶、川楝子
甘味	能补能缓。补益、和中、缓急	虚证、脾胃不和、拘挛疼痛、调和药性	人参、甘草
酸（涩）味	能收能涩。收敛、固涩	虚汗、久泻、久咳、遗尿、遗精、崩漏、带下	五倍子、海螵蛸
苦味	能泄能燥。泻火、泻下、降逆、燥湿	热证、便秘、实证喘咳、湿证	大黄、厚朴
咸味	能下能软。泻下、软坚、散结	燥结便秘、瘰疬、痰核、癥瘕痞块	芒硝、牡蛎

此外，还有“苦以坚阴”的说法，意思是苦寒药通过清热作用，消除热邪，有利于阴液的保存，如知母、黄柏，有泻火坚阴之意。淡味具有渗湿利水的作用，如茯苓、薏苡仁能渗湿利尿。

考点 中药五味的含义、作用和主治

三、升降浮沉

升降浮沉，指药物在人体内的不同作用趋势。一般分为升浮和沉降两类。升是上升，降是下降，浮是发散，沉是沉降。一般来讲，气属温、热，味属辛、甘，质地轻的药物，多为升浮药；气属凉、寒，味属酸（涩）、苦、咸、淡，质地重的药物，多为沉降药。

用药时，病位在上、在表，病势下陷者宜升浮；病位在下、在里，病势上逆者，宜沉降（表10-4）。

表10-4　升浮沉降的作用和主治

趋向	作用	主治
升浮	上升、发散。升阳、解表、催吐、开窍等	腹泻、脱肛、表证、宿食、窍闭神昏
沉降	下降、沉降。清热泻火、泻下通便、降逆止呕、潜阳息风、利水渗湿等	里热证、实热便秘、喘咳、呕吐呃逆、肝阳上亢、肝风内动、水肿

药物的升降浮沉之性并非固定不变的，可随炮制、配伍而发生改变。如酒炙升提、姜汁炙发散、醋炙收敛、盐炙下行；又如，少量升浮药在大量沉降药中能随之而降，而少量沉降药在大量升浮药中又能随之上升。

四、归　　经

归经，是指药物对机体某一部位或某些部位的选择性作用。主要对某经（脏腑或经络）或某几经发生明显的作用，而对其他经作用不明显，或没有作用。归经是以脏腑、经络理论为基础，以所治具体病证为依据而确定的。如同为清热药，龙胆草、夏枯草长于治肝火上炎所致的目赤肿痛，故归肝经；黄连、栀子长于治心火亢盛所致的口舌生疮，故归心经。

五、毒　　性

毒性，主要是指药物对机体的损害性，用以反映药物的安全程度。古本草书籍在其药物性味之下标注的“大毒”“小毒”“有毒”，大都指药物的毒副作用的大小。认识中药的毒性，对减轻或消除药物有害作用，指导临床安全用药有着重要意义。

第3节　中药的应用

中药的应用，主要包括中药的配伍、用药禁忌、剂量和煎服法四个方面的内容。

一、配　伍

根据患者病情需要和药物性能特点，将两种或两种以上的药物配合应用的形式，称为配伍。经过长期的临床实践，中医把各种药物之间的配伍关系总结为相须、相使、相畏、相杀、相恶、相反六个方面，加上单行，称为药物七情。

1. 单行　指仅用单味药物治疗疾病。如人参（独参汤）大补元气，治疗气虚欲脱证。

2. 相须　指性能功用相似的药物配合应用，取得协同作用，以增强疗效。如麻黄和桂枝配合使用，能增强发散风寒的功效。

3. 相使　指性能功用上有某种共性的药物配合应用，以一药为主，另一药为辅，辅药能提高主药的疗效。如补气药黄芪与利水渗湿药茯苓配伍治疗气虚水肿时，以黄芪为主，茯苓能提高黄芪补气利水的疗效。

4. 相畏　指两种药物配伍合用，一种药物的毒性或副作用能被另一种药物减轻或消除。如生半夏的毒性能被生姜减轻或消除，所以说生半夏畏生姜。

5. 相杀　指两种药物配伍合用，一种药物能减轻或消除另一种药物的毒性或副作用。如生姜能减轻或消除生半夏的毒性或副作用，所以说生姜能杀生半夏的毒。可见，相畏与相杀实际上是同一配伍关系的两种不同的提法。

6. 相恶　指两种药物配伍合用，一种药物可减弱或破坏另一种药物的功效。如莱菔子能减弱或破坏人参的补气功效，所以说人参恶莱菔子。

7. 相反　指两种药物合用后，能产生或增强毒性或副作用。如“十八反”“十九畏”中的药物。

在以上药物的配伍关系中，相须、相使有利于增强药物的疗效，是临床常用的配伍方法；相畏、相杀在应用毒性药物时应酌情考虑；相恶、相反属于需要避免使用的配伍方法。

考点 中药配伍七情的含义

二、用药禁忌

中药用药禁忌，主要包括配伍禁忌、妊娠禁忌、服药禁忌三方面的内容。

1. 配伍禁忌　在复方配伍中，药物之间的关系为相恶和相反的应避免合用。后世概括为十八反和十九畏，其内容列举于下。

（1）十八反　指乌头反半夏、瓜蒌、贝母、白蔹、白及；甘草反海藻、大戟、甘遂、芫花；藜芦反人参、沙参、丹参、玄参、苦参、细辛、芍药。

（2）十九畏　指硫黄畏朴硝，水银畏砒霜，狼毒畏密陀僧，巴豆畏牵牛，丁香畏郁金，牙硝（芒硝）畏三棱，川乌、草乌畏犀角，人参畏五灵脂，官桂（肉桂）畏石脂。

十八反、十九畏诸药，有部分同实际有出入，历代医家也有所论及，并证明某些药物仍然可以合用。如海藻玉壶汤中甘草和海藻合用等。一般说来，对于其中一些药物，若无充分根据和应用经验，须避免盲目配合应用。

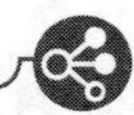

链 接 十八反歌、十九畏歌

十八反歌：本草明言十八反，半蒌贝蔹及攻乌，藻戟遂芫俱战草，诸参辛芍叛藜芦。

十九畏歌：硫黄原是火中精，朴硝一见便相争。水银莫与砒霜见，狼毒最怕密陀僧。巴豆性烈最为上，偏与牵牛不顺情。丁香莫与郁金见，牙硝难合京三棱。川乌草乌不顺犀，人参最怕五灵脂。官桂善能调冷气，若逢石脂便相欺。大凡修合看顺逆，炮爁炙煿莫相依。

2. 妊娠禁忌　凡是能损害胎元或引起流产的药物，均应作为妊娠禁忌药物。一般可分为禁用药和慎用药两类。禁用药大多是毒性药或药性峻猛，堕胎作用较强的药物，如马钱子、砒霜、巴豆、牵牛子、水蛭、麝香、甘遂、大戟、芫花等；慎用药大多是祛瘀通经、行气破滞、攻下导积、辛热滑利的药物，如牛膝、桃仁、红花、大黄、芒硝、枳实、附子、肉桂等。

3. 服药禁忌　指患者在服药期间的饮食禁忌，俗称忌口。一般原则有两方面：一方面是忌食有刺激性、不易消化的食物，如生冷、油腻、腥膻、煎炸的食物；另一方面是忌食对某种病证不利的食物，如寒证者忌食生冷食物，热证者忌食辛热食物。

考点 中药配伍禁忌

三、剂　　量

剂量，即中药的用量，主要指在汤剂中单味药的成人一日内服量（或外用量）。用量是否得当将直接影响药效。剂量主要根据药物的性质、剂型、配伍以及患者的年龄、性别、体质、病情等具体情况而定。

除剧毒药、峻烈药、精制药及某些贵重药以外，一般单味中药常用内服剂量为 3 ～ 10g；部分药物的常用量较大，为 15 ～ 30g；新鲜药物的常用剂量加倍，为 30 ～ 60g。

四、煎 服 法

汤剂是最常用的一种中药剂型。汤剂的用法包括煎药法和服药法，用之不当直接影响疗效。即徐灵胎所谓“煎药之法，最宜深讲，药之效不效，全在乎此”。

（一）汤剂的煎法

1. 器具　煎药以砂锅、瓦罐为佳，其次可用搪瓷、陶瓷或不锈钢锅。忌用铁、铜、铝等金属器具，以免受热后与某些药物成分发生化学反应，降低疗效，甚至产生毒副作用。

2. 用水　以新鲜洁净为基本前提，一般来说，生活饮用水都可用来煎煮中药。加水至超过药面 3 ～ 5cm 为宜。

3. 浸泡　冷水浸泡 30 ～ 60 分钟，使水渗进药物内部，既有利于有效成分的溶出，又可缩短煎煮时间。

4. 煎药用火　一般遵循“先武后文”的原则，在未沸腾前先用武火（大火），水沸后改为文火（小火），以免水分迅速蒸发，影响药物有效成分的煎出。

5. 煎药时间　见表 10-5。

6. 特殊煎法　某些药物因质地、性质不同，煎法比较特殊，处方上需加以注明（表 10-6）。

表 10-5 中药煎煮时间表

药物类型	第一煎于沸后煮	第二煎于沸后煮
一般药	30 分钟	25 分钟
解表药	20 分钟	15 分钟
滋补药	60 分钟	55 分钟

表 10-6 中药的特殊煎法

煎法	药物分类	方法
先煎	矿物、贝壳类药物及有毒类药物，如生石膏、龟板、石决明、附子、川乌等	打碎，先入煎 30 分钟或以上，再纳入其他药同煎
后下	有效成分易挥发或久煎会丧失有效成分的药物，如薄荷、钩藤等	先进行浸泡，当其他药煎好前 4 ～ 5 分钟时入锅
包煎	细小种子、粉末状、花粉类药物，如车前子、滑石粉、蒲黄等	用纱布包好，再与其他药同煎
另煎	某些贵重药，如人参、西洋参等	切成小片，单煎取汁，再与其他药混合服用
烊化	胶质、黏性大且易溶的药物，如阿胶、龟甲胶、饴糖等	单独溶化，趁热与煎好的药汁混合均匀口服
冲服	某些芳香、贵重药及不耐高温且难溶于水的药物，如麝香、三七等	研细末，兑入煎好的药液或温开水冲服
泡服	某些不耐高温煎煮的药物，如胖大海、番泻叶等	用开水泡服

考点 汤剂的煎法

（二）汤剂的服法

汤剂的服法包括服药时间和服药方法两方面的内容。

1. 服药时间　一般药宜在饭后半小时服用；补益药、泻下药宜空腹服；驱虫药及其他治疗胃肠道疾病的药物宜饭前服；对胃肠道有刺激性的药物、消食药宜饭后服；安神药、润肠通便药宜睡前服；涩精止遗药宜在晚间服；呕吐患者宜小量频服或稍加姜汁同服；急病不拘时间服；慢性病应定时服。

2. 服药方法　一般疾病多采用每日 1 剂，分 2 ～ 3 次服；病情危重者，可 1 日多剂以加强药效；应用发汗药、泻下药时服药次数不必拘泥，一般以中病即止为宜。

一般汤剂多宜温服。但热证者可冷服；寒证者可热服；发汗药宜趁热顿服，服后加盖衣被，以利发汗；服药易吐者，可先服姜汁，再服药。不能口服者，可鼻饲或灌肠。

自 测 题

【A 型题】

1. 有关药物采收不正确的是

A. 花类药材一般的采收时期为花正开放、含苞待放或花刚开放时

B. 根或根茎类的药材一般以早春或深秋时节采收为宜

C. 果实、种子类药物一般在果实成熟时或即将成熟时采摘
D. 叶类药材通常在花蕾将开放或正在盛开时采集
E. 全草类药材一般可以随时采收

2. 不属于中药性能的内容是
A. 归经　B. 四气五味
C. 配伍禁忌　D. 毒性
E. 升降浮沉

3. 酸味药的作用是
A. 能散能行　B. 能泻能燥
C. 能下能软　D. 能收能涩
E. 能补能和

4. 反映药物作用趋向性的性能是
A. 毒性　B. 升降浮沉
C. 归经　D. 四气
E. 五味

5. 一种药物的毒性或副作用能被另一种药物减轻或消除的配伍关系是
A. 相畏　B. 相杀　C. 相须
D. 相使　E. 相恶

6. 大黄和芒硝配伍，能明显增强攻下泻热的治疗效果，其配伍关系是
A. 相杀　B. 相须　C. 相恶
D. 相反　E. 相畏

7. 七情配伍中可以提高药效的是
A. 相杀、相反　B. 相须、相使
C. 相杀、相畏　D. 相须、相恶
E. 相恶、相反

8. 属于十九畏的配伍是
A. 川乌与草乌　B. 桃仁与红花
C. 官桂与赤石脂　D. 乌头与贝母
E. 甘草与甘遂

9. 矿物与贝壳类药物入汤剂应
A. 包煎　B. 另煎　C. 后下
D. 先煎　E. 烊化

10. 煎药器具宜用
A. 铁器　B. 铜器
C. 铝器　D. 陶瓷器皿
E. 以上都可用

11. 车前子入汤剂的用法是
A. 先煎　B. 包煎　C. 后下
D. 另煎　E. 泡服

12. 宜在饭后服的药物是
A. 补益药　B. 泻下药
C. 驱虫药　D. 安神药
E. 消食药

13. 蒋某，女，56岁。患者心神不安，虚烦失眠，心悸怔忡，健忘，食欲不振。医生依养心安神之治法，给予处方酸枣仁汤。此方的最佳服用时间是
A. 空腹服　B. 饭前服
C. 饭后服　D. 睡前服
E. 不拘泥时间服

【B 型题】

（14、15 题共用备选答案）
A. 附子　B. 人参　C. 枸杞
D. 当归　E. 阿胶

14. 产于四川的道地药材是
15. 产于东北的道地药材是

（16、17 题共用备选答案）
A. 蜜炙桑叶　B. 昆布漂洗
C. 巴豆制霜　D. 石膏煅用
E. 蒸制熟地黄

16. 为了消除或降低药物的毒性、烈性和副作用而进行炮制的药物是
17. 为了增强药物作用而进行炮制的药物是

（梁熙若）

第11章 常用中药

学习目标

1. 素质目标：具有运用中药知识为大众健康服务的意识和责任感。

2. 知识目标：掌握常用中药的功效和主治，熟悉用法用量和使用注意。

3. 能力目标：具有分析病症、对症用药的能力。

我国中药资源丰富，来源广泛，品种繁多，仅古籍记载就有3000种以上，临床常用的中药有400余种。根据中医药独特的理论体系，按照中药的功能分为解表药、清热药、泻下药、祛风湿药、化湿药、利水渗湿药、温里药、理气药、止血药、活血化瘀药、补虚药、化痰止咳平喘药、消食药、驱虫药、安神药、开窍药、平肝息风药、收涩药等。

第1节 解 表 药

案例11-1

李某，女，32岁，在冬季出行时衣着单薄，回家后第二天感到头痛、发热、怕冷、鼻塞、流清水鼻涕。去药店购药，经药师推荐买了风寒感冒颗粒（麻黄、葛根、紫苏叶、防风、桂枝等），按时服药，两天后症状得到了很大的缓解。

思考与讨论： 李某是何种类型感冒？为何要选用风寒感冒颗粒？

凡以发散表邪，解除表证为主要功效的药物，称为解表药。

解表药大多味辛，性善发散，使肌表之邪外散或从汗而解。主要适用于表证。根据其性能特点和功效主治的不同，分为辛温解表药和辛凉解表药。部分解表药还可治疗表邪郁闭所致的麻疹透发不畅、水肿初期及咳喘等证。

解表药大多味辛芳香，故入汤剂不宜久煎，以免有效成分挥发而降低药效。使用发汗力强的解表药时，应避免汗出过多而耗散阳气、损伤津液，自汗、盗汗、热病伤津及阴虚发热等证均应慎用。使用解表药时还要注意气候和地域，春夏气温偏高，腠理疏松易出汗，用量宜轻，冬季气温低，腠理致密不易出汗，用量宜重；南方炎热用药宜轻，北方严寒用药宜重。

考点 解表药的分类、功用及使用注意事项

一、辛温解表药

辛温解表药，性味多辛温，以发散风寒为主要作用，又称发散风寒药。适用于外感风寒，见恶寒发热、无汗、鼻塞或流清涕、头身疼痛、舌苔薄白、脉浮等。部分药物还可用于治疗咳喘、水肿及风湿痹痛等证，兼有风寒表证者更为适宜。

（一）常用辛温解表药

麻　黄

【药物来源】 为麻黄科植物草麻黄、中麻黄或木贼麻黄的干燥草质茎。

【性味归经】 辛、微苦，温。归肺、膀胱经。

【功效】 发汗散寒，宣肺平喘，利水消肿。

【主治】

1. 用于风寒感冒。本品发汗力强，通过发汗而解表。适宜于外感风寒所致恶寒、发热、无汗、头身疼痛、脉浮紧等表实证，常与桂枝相须配伍，增强发汗解表之力，如麻黄汤。

2. 用于胸闷喘咳。本品外能发散风寒，内能开宣肺气，具有良好的宣肺平喘功效。不论风寒、痰浊、肺热等各种原因引起的喘咳气急，均可配伍应用。因其能发汗解表，故最适宜风寒束肺之喘咳，常与杏仁、甘草配伍，如三拗汤；治肺热喘咳，常与石膏配伍，如麻杏石甘汤；治寒饮喘咳，常与细辛、干姜等药配伍，如小青龙汤。

3. 用于风水浮肿。本品宣肺利尿以消肿，并可解表，适宜于水肿、小便不利兼表证者，常与白术、生姜等同用，如越婢加术汤。

【用法与用量】 2 ～ 10g。发汗解表宜生用，润肺止咳多炙用。小儿及年老体弱者宜用麻黄绒。

【使用注意】 本品发汗力强，故表虚自汗、阴虚盗汗及肺肾虚喘者忌服。

考点 麻黄的功用

（二）其他辛温解表药

其他辛温解表药见表 11-1。

表 11-1　其他辛温解表药简表

药名	性味归经	功效与主治	用法与用量	备注
桂枝	辛、甘，温。归心、肺、膀胱经	发汗解肌，温通经脉，助阳化气，平冲降气。用于风寒感冒，脘腹冷痛，血寒经闭，关节痹痛，痰饮，水肿，心悸，奔豚	3 ～ 10g	孕妇慎用
紫苏叶	辛，温。归肺、脾经	解表散寒，行气和胃。用于风寒感冒，咳嗽呕恶，妊娠呕吐，鱼蟹中毒	5 ～ 10g	—
荆芥	辛，微温。归肺、肝经	解表散风，透疹，消疮。用于感冒，头痛，麻疹，风疹，疮疡初起	5 ～ 10g	—

续表

药名	性味归经	功效与主治	用法与用量	备注
防风	辛、甘，微温。归膀胱、肝、脾经	祛风解表，胜湿止痛，止痉。用于感冒头痛，风湿痹痛，风疹瘙痒，破伤风	5～10g	—
羌活	辛、苦，温。归膀胱、肾经	解表散寒，祛风除湿，止痛。用于风寒感冒，头痛项强，风湿痹痛，肩背酸痛	3～10g	—
白芷	辛，温。归胃、大肠、肺经	解表散寒，祛风止痛，宣通鼻窍，燥湿止带，消肿排脓。用于感冒头痛，眉棱骨痛，鼻塞流涕，鼻鼽，鼻渊，牙痛，带下，疮疡肿痛	3～10g	—
细辛	辛，温。归心、肺、肾经	解表散寒，祛风止痛，通窍，温肺化饮。用于风寒感冒，头痛，牙痛，鼻塞流涕，鼻鼽，鼻渊，风湿痹痛，痰饮喘咳	1～3g。散剂每次服0.5～1g。外用适量	不宜与藜芦同用

二、辛凉解表药

辛凉解表药，性味多辛凉，发汗作用较辛温解表药缓和，以宣散风热为主要作用，又称发散风热药。适用于外感风热见发热、微恶风寒、口渴咽干、有汗或无汗、咽喉肿痛、舌苔薄黄、脉浮数等。部分药物对于风热咳嗽、疹发不畅及疮疡初起也有作用。

（一）常用辛凉解表药

薄　荷

【药物来源】 为唇形科植物薄荷的干燥地上部分。

【性味归经】 辛，凉。归肺、肝经。

【功效】 疏散风热，清利头目，利咽，透疹，疏肝行气。

【主治】

1. 用于风热感冒，风温初起。本品清轻凉散，为疏散风热常用药。治风热表证，身不出汗、头痛目赤等证，常与荆芥、桑叶、菊花、牛蒡子等配合应用。

2. 用于头痛，目赤，喉痹，口疮。本品善疏上焦风热，清头目，利咽喉，用于目赤肿痛，风热咽痛，配牛蒡子、马勃、甘草等同用；也可研末吹喉，治咽喉红肿热痛。

3. 用于风疹，麻疹。本品轻扬宣散，能助麻疹透发，可配荆芥、牛蒡子、蝉蜕等同用。

4. 用于胸胁胀闷。本品能疏肝解郁，用于肝郁气滞，胸胁胀痛，月经不调，常配柴胡、白芍、当归等疏肝理气调经之品，如逍遥散。

【用法与用量】 3～6g，后下。

【使用注意】 本品芳香辛散，发汗耗气，故体虚多汗者不宜使用。

考点 薄荷的功用

（二）其他辛凉解表药

其他辛凉解表药见表11-2。

表 11-2 其他辛凉解表药简表

药名	性味归经	功效与主治	用法与用量	备注
牛蒡子	辛、苦，寒。归肺、胃经	疏散风热，宣肺透疹，解毒利咽。用于风热感冒，咳嗽痰多，麻疹，风疹，咽喉肿痛，痄腮，丹毒，痈肿疮毒	6 ～ 12g	—
蝉蜕	甘，寒。归肺、肝经	疏散风热，利咽，透疹，明目退翳，解痉。用于风热感冒，咽痛音哑，麻疹不透，风疹瘙痒，目赤翳障，惊风抽搐，破伤风	3 ～ 6g	—
桑叶	甘、苦，寒。归肺、肝经	疏散风热，清肺润燥，清肝明目。用于风热感冒，肺热燥咳，头晕头痛，目赤昏花	5 ～ 10g	—
菊花	甘、苦，微寒。归肺、肝经	散风清热，平肝明目，清热解毒。用于风热感冒，头痛眩晕，目赤肿痛，眼目昏花，疮痈肿毒	5 ～ 10g	—
柴胡	辛、苦，微寒。归肝、胆、肺经	疏散退热，疏肝解郁，升举阳气。用于感冒发热，寒热往来，胸胁胀痛，月经不调，子宫脱垂，脱肛	3 ～ 10g	大叶柴胡的干燥根茎，表面密生环节，有毒，不可当柴胡用
葛根	甘、辛，凉。归脾、胃、肺经	解肌退热，生津止渴，透疹，升阳止泻，通经活络，解酒毒。用于外感发热头痛，项背强痛，口渴，消渴，麻疹不透，热痢，泄泻，眩晕头痛，中风偏瘫，胸痹心痛，酒毒伤中	10 ～ 15g	—

第 2 节 清 热 药

案例 11-2

张某，男，27 岁，近期过食辛辣，出现牙龈肿痛，烦热，口渴喜冷饮，大便干燥，舌红苔黄，脉数。医生诊断为“胃火亢盛证”，处方：玉女煎（石膏、知母、麦冬、熟地黄、牛膝）。3 剂水煎服，每日 3 次。3 日后痊愈。

思考与讨论：玉女煎中石膏有什么功效?

凡以清泄里热为主要功效的药物称为清热药。

清热药性多寒凉，味多苦。具有清热泻火、解毒、凉血、清虚热等功效。主要适用于里热证。根据其性能特点和功效主治的不同，分为清热泻火药、清热燥湿药、清热解毒药、清热凉血药和清虚热药五类。

本类药性多寒凉，易伤脾胃，脾胃虚寒、食少便溏者应慎用。苦寒药物易化燥伤阴，故热证伤阴及阴虚患者应慎用。使用清热药要注意中病即止，避免克伐太过，损伤正气。

考点 清热药的分类、功用及使用注意事项

一、清热泻火药

清热泻火药，大多性寒，以清热泻火为主要作用，适用于急性热病见高热烦渴、汗出、神昏谵语、舌苔黄或燥、脉洪实有力等证。由于各种药物归经不同，还可分别用于肺热、胃热、心火等脏腑火热证。

体质虚弱者使用清热泻火药时当照顾正气，勿伐太过，必要时可与扶正药物配伍应用。

（一）常用清热泻火药

石　膏

【药物来源】 为硫酸盐类矿物石膏族石膏，主要成分为含水硫酸钙（$CaSO_4 \cdot 2H_2O$）。

【性味归经】 甘、辛，大寒。归肺、胃经。

【功效】 清热泻火，除烦止渴。

【主治】

1. 用于外感热病，高热烦渴。石膏药性大寒，善清气分实热，是清肺胃气分实热证要药。用于高热不退、烦渴、大汗、脉洪大等，常与知母相须为用，以增强清里热的作用，如白虎汤。

2. 用于肺热喘咳。邪热袭肺见身发高热、咳嗽、气急鼻煽、口渴欲饮等症状，可用石膏清泄肺热，佐以麻黄、苦杏仁等宣肺、止咳平喘，如麻杏石甘汤。

3. 用于胃火亢盛，头痛，牙痛。本品能清泄胃火，故胃火亢盛所引起的疾病，可配合知母、牛膝、熟地黄等同用，如玉女煎。

【用法与用量】 15 ～ 60g，先煎。煅石膏外用收湿，生肌，敛疮，止血，适量研末撒敷患处。

【使用注意】 脾胃虚寒及阴虚内热者忌用。

考点 石膏的功用

（二）其他清热泻火药

其他清热泻火药见表 11-3。

表 11-3　其他清热泻火药简表

药名	性味归经	功效与主治	用法与用量	备注
知母	苦、甘，寒。归肺、胃、肾经	清热泻火，滋阴润燥。用于外感热病，高热烦渴，肺热燥咳，骨蒸潮热，内热消渴，肠燥便秘	6 ～ 12g	—
芦根	甘，寒。归肺、胃经	清热泻火，生津止渴，除烦，止呕，利尿。用于热病烦渴，肺热咳嗽，肺痈吐脓，胃热呕哕，热淋涩痛	15 ～ 30g；鲜品用量加倍，或捣汁用	—

续表

药名	性味归经	功效与主治	用法与用量	备注
天花粉	甘、微苦，微寒。归肺、胃经	清热泻火，生津止渴，消肿排脓。用于热病烦渴，肺热燥咳，内热消渴，疮疡肿毒	10～15g	孕妇慎用；不宜与川乌、制川乌、草乌、制草乌、附子同用
栀子	苦，寒。归心、肺、三焦经	泻火除烦，清热利湿，凉血解毒；外用消肿止痛。用于热病心烦，湿热黄疸，淋证涩痛，血热吐衄，目赤肿痛，火毒疮疡；外治扭挫伤痛	6～10g。外用生品适量，研末调敷	—

二、清热燥湿药

清热燥湿药，性味苦寒，苦能燥湿，寒能清热，以清热燥湿为主要作用，适用于湿热证，见心烦口苦、小便短赤、泄泻、痢疾、痔瘘、黄疸、带下、关节肿痛、耳肿流脓、湿疹、痈肿等证候。

清热燥湿药多能伐胃、伤阴，脾胃虚弱、津液亏耗者应慎用。

（一）常用清热燥湿药

黄　芩

【药物来源】 为唇形科植物黄芩的干燥根。

【性味归经】 苦，寒。归肺、胆、脾、大肠、小肠经。

【功效】 清热燥湿，泻火解毒，止血，安胎。

【主治】

1. 用于湿温、暑湿，胸闷呕恶，湿热痞满，泻痢，黄疸。黄芩寒清苦燥，善于清中上焦湿热。治湿温发热，与滑石、白豆蔻、茯苓等同用，如黄芩滑石汤；治湿热蕴结所致的黄疸，可与茵陈、栀子、淡竹叶等同用。

2. 用于肺热咳嗽，高热烦渴，痈肿疮毒。治肺热咳嗽，可与知母、桑白皮等同用；治热病高热，常与黄连、栀子等配伍；治热毒疮疡，可与金银花、连翘等药同用。

3. 用于血热吐衄。治血热妄行，可与生地黄、牡丹皮、侧柏叶等同用。

4. 用于胎动不安。治血热胎动不安，可配当归、白术等同用。

【用法与用量】 3～10g。

【使用注意】 苦寒伤胃，脾胃虚寒者不宜使用。

考点 黄芩的功用

（二）其他清热燥湿药

其他清热燥湿药见表 11-4。

表 11-4　其他清热燥湿药简表

药名	性味归经	功效与主治	用法与用量	备注
黄连	苦，寒。归心、脾、胃、肝、胆、大肠经	清热燥湿，泻火解毒。用于湿热痞满，呕吐吞酸，泻痢，黄疸，高热神昏，心火亢盛，心烦不寐，心悸不宁，血热吐衄，目赤，牙痛，消渴，痈肿疔疮；外治湿疹，湿疮，耳道流脓。酒黄连善清上焦火热。用于目赤，口疮。姜黄连清胃和胃止呕。用于寒热互结，湿热中阻，痞满呕吐。萸黄连舒肝和胃止呕。用于肝胃不和，呕吐吞酸	2～5g，外用适量	—
黄柏	苦，寒。归肾、膀胱经	清热燥湿，泻火除蒸，解毒疗疮。用于湿热泻痢，黄疸尿赤，带下阴痒，热淋涩痛，脚气痿躄，骨蒸劳热，盗汗，遗精，疮疡肿毒，湿疹湿疮。盐黄柏滋阴降火。用于阴虚火旺，盗汗骨蒸	3～12g。外用适量	—
龙胆	苦，寒。归肝、胆经	清热燥湿，泻肝胆火。用于湿热黄疸，阴肿阴痒，带下，湿疹瘙痒，肝火目赤，耳鸣耳聋，胁痛口苦，强中，惊风抽搐	3～6g	—
苦参	苦，寒。归心、肝、胃、大肠、膀胱经	清热燥湿，杀虫，利尿。用于热痢，便血，黄疸尿闭，赤白带下，阴肿阴痒，湿疹，湿疮，皮肤瘙痒，疥癣麻风；外治滴虫性阴道炎	4.5～9g。外用适量，煎汤洗患处	不宜与藜芦同用

三、清热解毒药

清热解毒药，性味苦寒，以清火热，消肿毒为主要作用，适用于热毒病证。如急性热病、痈肿疮疖、丹毒、斑疹、喉痹、痄腮、痢疾，以及虫蛇咬伤、肿瘤等。

在临床使用清热解毒药时，应根据各种证候及兼证的不同，有针对性地选择药物，并进行合理配伍。如热毒在血分，应与凉血药配合；火热炽盛，与泻火药配合；夹湿者，与燥湿药配合。此外，痢疾里急后重者，宜配行气药；疮痈属虚者，宜配补益药等。

本类药物性寒凉，易伤脾胃，应中病即止，不可过服。

（一）常用清热解毒药

金　银　花

【药物来源】　为忍冬科植物忍冬的干燥花蕾或带初开的花。

【性味归经】　甘，寒。归肺、心、胃经。

【功效】　清热解毒，疏散风热。

【主治】

1. 用于痈肿疔疮，喉痹，丹毒，热毒血痢。金银花清热解毒作用强，治疗痈肿疔疮，喉痹，丹毒，可与蒲公英、紫花地丁、连翘、牡丹皮等同煎汤内服，或单用鲜品捣烂外敷。能凉血而解热毒，治疗热毒血痢，常以金银花炒炭，与黄芩、黄连、白芍、马齿苋等同用。

2. 用于风热感冒，温病发热。金银花甘寒，既清气分热，又清血分热，且在清热之中又有轻微宣散之功，故能治外感风热或温病初起表证未解、里热又盛之证。应用时常配合连翘、牛蒡子、薄荷等同用，如银翘散。

【用法与用量】 6～15g。

【使用注意】 脾胃虚寒及气虚疮疡脓清者忌用。

考点 金银花的功用

（二）其他清热解毒药

其他清热解毒药见表 11-5。

表 11-5 其他清热解毒药简表

药名	性味归经	功效与主治	用法与用量	备注
连翘	苦，微寒。归肺、心、小肠经	清热解毒，消肿散结，疏散风热。用于痈疽，瘰疬，乳痈，丹毒，风热感冒，温病初起，温热入营，高热烦渴，神昏发斑，热淋涩痛	6～15g	—
穿心莲	苦，寒。归心、肺、大肠、膀胱经	清热解毒，凉血，消肿。用于感冒发热，咽喉肿痛，口舌生疮，顿咳劳嗽，泄泻痢疾，热淋涩痛，痈肿疮疡，蛇虫咬伤	6～9g。外用适量	—
大青叶	苦，寒。归心、胃经	清热解毒，凉血消斑。用于温病高热，神昏，发斑发疹，痄腮，喉痹，丹毒，痈肿	9～15g	—
板蓝根	苦，寒。归心、胃经	清热解毒，凉血利咽。用于瘟疫时毒，发热咽痛，温毒发斑，痄腮，烂喉丹痧，大头瘟疫，丹毒，痈肿	9～15g	—
青黛	咸，寒。归肝经	清热解毒，凉血消斑，泻火定惊。用于温毒发斑，血热吐衄，胸痛咳血，口疮，痄腮，喉痹，小儿惊痫	1～3g，宜入丸散用。外用适量	—
绵马贯众	苦，微寒；有小毒。归肝、胃经	清热解毒，驱虫。用于虫积腹痛，疮疡	4.5～9g	—
蒲公英	苦、甘，寒。归肝、胃经	清热解毒，消肿散结，利尿通淋。用于疔疮肿毒，乳痈，瘰疬，目赤，咽痛，肺痈，肠痈，湿热黄疸，热淋涩痛	10～15g	—
紫花地丁	苦、辛，寒。归心、肝经	清热解毒，凉血消肿。用于疔疮肿毒，痈疽发背，丹毒，毒蛇咬伤	15～30g	—
重楼	苦，微寒；有小毒。归肝经	清热解毒，消肿止痛，凉肝定惊。用于疔疮痈肿，咽喉肿痛，蛇虫咬伤，跌仆伤痛，惊风抽搐	3～9g。外用适量，研末调敷	—
土茯苓	甘、淡，平。归肝、胃经	解毒，除湿，通利关节。用于梅毒及汞中毒所致的肢体拘挛，筋骨疼痛；湿热淋浊，带下，痈肿，瘰疬，疥癣	15～60g	—

续表

药名	性味归经	功效与主治	用法与用量	备注
鱼腥草	辛，微寒。归肺经	清热解毒，消痈排脓，利尿通淋。用于肺痈吐脓，痰热喘咳，热痢，热淋，痈肿疮毒	15 ～ 25g，不宜久煎；鲜品用量加倍，水煎或捣汁服。外用适量，捣敷或煎汤熏洗患处	—
败酱草	辛、苦，微寒。归肝、胃、大肠经	清热解毒，活血止痛。用于肠痈腹痛，肺痈疮毒，产后瘀阻腹痛	6 ～ 15g。外用适量，鲜品捣敷	—
射干	苦，寒。归肺经	清热解毒，消痰，利咽。用于热毒痰火郁结，咽喉肿痛，痰涎壅盛，咳嗽气喘	3 ～ 10g	—
山豆根	苦，寒；有毒。归肺、胃经	清热解毒，消肿利咽。用于火毒蕴结，乳蛾喉痹，咽喉肿痛，齿龈肿痛，口舌生疮	3 ～ 6g	—
马勃	辛，平。归肺经	清肺利咽，止血。用于风热郁肺咽痛，音哑，咳嗽；外治鼻衄，创伤出血	2 ～ 6g。外用适量，敷患处	—
白头翁	苦，寒。归胃、大肠经	清热解毒，凉血止痢。用于热毒血痢，阴痒带下	9 ～ 15g	—
马齿苋	酸，寒。归肝、大肠经	清热解毒，凉血止血，止痢。用于热毒血痢，痈肿疔疮，湿疹，丹毒，蛇虫咬伤，便血，痔血，崩漏下血	9 ～ 15g。外用适量捣敷患处	—

四、清热凉血药

清热凉血药，多为苦甘咸寒之品，以清解营分、血分热邪为主要作用，适用于温病热入营血，见热盛心烦、舌绛神昏、血热发斑和血热妄行的各种出血证。

在应用清热凉血药时要注意配伍，如属气血两燔者，则需与清热泻火药同用；血热证兼火毒炽盛者，可配伍清热解毒药。

（一）常用清热凉血药

生 地 黄

【药物来源】 为玄参科植物地黄的干燥块根。

【性味归经】 甘，寒。归心、肝、肾经。

【功效】 清热凉血，养阴生津。

【主治】

1. 用于热入营血，温毒发斑，吐血衄血。生地黄入营血分，为清热、凉血、止血之要药。用于血热毒盛，斑疹紫黑，常与水牛角、牡丹皮、赤芍等同用；用于血热妄行之吐血、衄血等，常配侧柏叶、艾叶等同用。

2. 用于热病伤阴，舌绛烦渴，津伤便秘，阴虚发热，骨蒸劳热，内热消渴。生地黄既能清热养阴，又能生津止渴。生津常与麦冬、沙参、玉竹等同用；用于肠燥便秘者，常与玄参、麦冬等同用；用于阴虚内热，骨蒸劳热，与鳖甲、青蒿、知母、地骨皮等同用；用于阴虚内热消渴，与山药、葛根、五味子等同用。

【用法与用量】 10～15g。

【使用注意】 本品性寒而滞，脾虚湿滞腹满便溏者，不宜使用。

链 接 生地黄与鲜地黄的区别

生地黄是地黄的块根经过烘焙至约八成干的成品。鲜地黄是地黄的块根不干燥直接鲜用的成品。鲜地黄味甘、苦，性寒，归心、肝、肾经。具有清热生津，凉血，止血的功效。用于热病伤阴，舌绛烦渴，温毒发斑，吐血，衄血，咽喉肿痛。入汤剂每次 12～30g，水煎服。

考点 生地黄的功用

（二）其他清热凉血药

其他清热凉血药见表 11-6。

表 11-6 其他清热凉血药简表

药名	性味归经	功效与主治	用法与用量	备注
玄参	甘、苦、咸，微寒。归肺、胃、肾经	清热凉血，滋阴降火，解毒散结。用于热入营血，温毒发斑，热病伤阴，舌绛烦渴，津伤便秘，骨蒸劳嗽，目赤，咽痛，白喉，瘰疬，痈肿疮毒	9～15g	不宜与藜芦同用
牡丹皮	苦、辛，微寒。归心、肝、肾经	清热凉血，活血化瘀。用于热入营血，温毒发斑，吐血衄血，夜热早凉，无汗骨蒸，经闭痛经，跌仆伤痛，痈肿疮毒	6～12g	孕妇慎用
赤芍	苦，微寒。归肝经	清热凉血，散瘀止痛。用于热入营血，温毒发斑，吐血衄血，目赤肿痛，肝郁胁痛，经闭痛经，癥瘕腹痛，跌仆损伤，痈肿疮疡	6～12g	不宜与藜芦同用
水牛角	苦，寒。归心、肝经	清热凉血，解毒，定惊。用于温病高热，神昏谵语，发斑发疹，吐血衄血，惊风，癫狂	15～30g，宜先煎3小时以上	—

五、清虚热药

清虚热药，性多寒凉，以凉血退虚热为主要作用，适用于阴虚内热所致的骨蒸潮热、午后发热、手足心热等证；也适用于温热病后期的夜热早凉等。清虚热药常与养阴药配伍，标本兼顾。

（一）常用清虚热药

青 蒿

【药物来源】 为菊科植物黄花蒿的干燥地上部分。

【性味归经】 苦、辛，寒。归肝、胆经。

【功效】 清虚热，除骨蒸，解暑热，截疟，退黄。

【主治】

1. 用于温邪伤阴，夜热早凉。青蒿清透阴分伏热，常与生地黄、鳖甲、牡丹皮等同用，如青蒿鳖甲汤。

2. 用于阴虚发热，骨蒸劳热。常与鳖甲、知母等同用，如清骨散。

3. 用于暑邪发热。常与绿豆、西瓜翠衣、荷叶等同用。

4. 用于疟疾寒热。青蒿截疟之功甚强，尤善除疟疾寒热，为治疟疾良药，可单用大量鲜品加水捣汁服；或配桂心，如止疟方；兼呕恶，配黄芩、半夏、竹茹等同用。

5. 用于湿热黄疸。青蒿善于清肝胆之热，治疗湿热黄疸，常与黄芩、滑石、半夏等同用。

【用法与用量】 6～12g，后下。

【使用注意】 脾胃虚弱，滑肠泄泻者忌服。

课程思政：屠呦呦——一株济世草，一颗报国心

为了研制抗疟药物，自1969年起，屠呦呦带领课题组收集了2000多种方药、筛选380余种中药提取物，在经历了无数次失败后，依然执着坚定，心无旁骛地一次次尝试，最终从中药青蒿中发现了抗疟药物——青蒿素，攻克了一个世界性健康难题，挽救了数百万人的生命。她淡泊名利、潜心研究，数十年如一日，虽低调无闻，但甘当"小白鼠"，以身试药；她不顾自身安危，第一时间赶去海南疟疾疫区现场临床试用药物等，用实际行动诠释和弘扬了科学家精神。凭借青蒿素研究的突出贡献，她于2015年获诺贝尔生理学或医学奖，2016年获国家最高科学技术奖，2019年9月被授予共和国勋章。

考点 青蒿的功用

（二）其他清虚热药

其他清虚热药见表11-7。

表11-7 其他清虚热药简表

药名	性味归经	功效与主治	用法与用量	备注
地骨皮	甘，寒。归肺、肝、肾经	凉血除蒸，清肺降火。用于阴虚潮热，骨蒸盗汗，肺热咳嗽，咯血，衄血，内热消渴	9～15g	—
白薇	苦、咸，寒。归胃、肝、肾经	清热凉血，利尿通淋，解毒疗疮。用于温邪伤营发热，阴虚发热，骨蒸劳热，产后血虚发热，热淋，血淋，痈疽肿毒	5～10g	—

第3节 泻 下 药

案例11-3

赵某，男，67岁。素体瘦弱，近日因暴饮暴食，3～4日未行大便。症见腹部胀满拒按，不思饮食，小便短赤，舌质红，苔厚腻。

思考与讨论：患者可以服用中药大黄治疗吗？为什么？

凡能攻积、逐水，引起腹泻，或润滑大肠，促进排便的药物，称为泻下药。

泻下药用于治疗大便秘结，胃肠积滞，实热内结及水肿停饮等里实证。根据其性能特点和功效主治的不同，分为攻下药、润下药、峻下逐水药三类。

使用攻下药、峻下逐水药时，因其作用峻猛，或有毒性，易伤正气及脾胃，故年老体虚、脾胃虚弱者慎用；妇女胎前产后及月经期忌用。应用作用较强的泻下药时，当奏效即止，切勿过剂，以免损伤胃气。

考点 泻下药的分类、功用及使用注意事项

一、攻 下 药

攻下药，性味多苦寒，主入胃、大肠二经。既能泻下通便，又能清热泻火，主要适用于胃肠积滞、里热炽盛所致的里实证，症见大便秘结，腹满疼痛，高热神昏，牙龈肿痛，吐血衄血等。

（一）常用攻下药

大 黄

【药物来源】 为蓼科植物掌叶大黄、唐古特大黄或药用大黄的干燥根和根茎。

【性味归经】 苦，寒。归脾、胃、大肠、肝、心包经。

【功效】 泻下攻积，清热泻火，凉血解毒，逐瘀通经，利湿退黄。

【主治】

1. 用于实热积滞便秘。本品是治疗积滞便秘之要药，有较强的泻下作用，能荡涤肠胃，推陈出新，故称为将军。因其药性苦寒沉降，善能泄热，对实热便秘尤为适宜，常与芒硝、厚朴、枳实等同用，如大承气汤。

2. 用于血热吐衄，目赤咽肿，痈肿疔疮，肠痈腹痛，外治烧烫伤。本品苦降，既能清热泻火，凉血止血，又能使上炎之火下泄。治血热妄行之吐血、衄血、咯血，目赤咽肿，胃火牙痛，常与黄连、黄芩等同用，如泻心汤。治热毒痈肿疔疮，常与金银花、蒲公英等同用，内服外用均可；外用治烧烫伤，可单用研粉，或配地榆粉，用麻油调敷患处。治肠痈腹痛，常与牡丹皮、桃仁等同用，如大黄牡丹汤。

3. 用于瘀血经闭，产后瘀阻，跌打损伤。本品既下瘀血，又清瘀热，为治疗瘀血证的常用药物。治妇女瘀血经闭，常与桃仁、桂枝等同用；治跌打损伤、瘀血肿痛，常与当归、红花等同用。

4. 用于湿热痢疾，黄疸尿赤，淋证，水肿。治湿热黄疸，常与茵陈蒿、栀子等同用，如茵陈蒿汤；治淋浊，常与木通、车前子等同用；治湿热痢疾，单用一味大黄即可，或与黄连、黄芩、白芍等同用。

【用法与用量】 3 ～ 15g；用于泻下不宜久煎。外用适量，研末敷于患处。酒大黄善清上焦血分热毒，用于目赤咽肿、齿龈肿痛。熟大黄泻下力缓、泻火解毒，用于火毒疮疡。大黄炭活血化瘀止血，用于血热有瘀出血症。

【使用注意】 孕妇及月经期、哺乳期慎用。

考点 大黄的功用

（二）其他攻下药

其他攻下药见表11-8。

表11-8 其他攻下药简表

药名	性味归经	功效与主治	用法与用量	备注
芒硝	咸、苦，寒。归胃、大肠经	泻下通便，润燥软坚，清火消肿。用于实热积滞，腹满胀痛，大便燥结，肠痈肿痛；外治乳痈，痔疮肿痛	6～12g，一般不入煎剂，待汤剂煎得后，溶入汤液中服用。外用适量	孕妇慎用；不宜与硫黄、三棱同用
芦荟	苦，寒。归肝、胃、大肠经	泻下通便，清肝泻火，杀虫疗疳。用于热结便秘，惊痫抽搐，小儿疳积；外治癣疮	2～5g，宜入丸散。外用适量，研末敷患处	孕妇慎用

二、润 下 药

润下药多为植物的种子或种仁，富含油脂，味甘质润，多归大肠经，具有润肠通便作用，适用于年老、体弱、久病、产后血虚、津枯、阴虚等所致的肠燥便秘。临床根据导致便秘的原因，常配伍补血、清热养阴等药，以标本兼治。

（一）常用润下药

火 麻 仁

【药物来源】 为桑科植物大麻的干燥成熟果实。

【性味归经】 甘，平。归脾、胃、大肠经。

【功效】 润肠通便。

【主治】 用于血虚津亏，肠燥便秘。本品甘平，质润多脂，润肠通便，兼能滋养补虚。适用于老人、产妇及体弱津血不足引起的肠燥便秘证。单用有效，用本品研碎，加米煮粥服。临床常与大黄、枳实、厚朴等配伍，以加强通便作用。

【用法与用量】 10～15g。临床多炒用。

【使用注意】 用量过大可引起中毒，一次内服60g以上，可出现吐泻、四肢麻木，甚至昏迷。

考点 火麻仁的功用

（二）其他润下药

其他润下药见表11-9。

表11-9 其他润下药简表

药名	性味归经	功效与主治	用法与用量	备注
郁李仁	辛、苦、甘，平。归脾、大肠、小肠经	润肠通便，下气利水。用于津枯肠燥，食积气滞，腹胀便秘，水肿，脚气，小便不利	6～10g	孕妇慎用
松子仁	甘，温。归肝、肺、大肠经	润肠通便，润肺止咳。用于肠燥便秘，肺燥干咳	5～10g	脾虚便溏，湿痰者禁用

三、峻下逐水药

峻下逐水药，大多苦寒有毒，多归肺、肾、大肠经。作用峻猛，能引起剧烈腹泻，使体内潴留的水液通过二便排出。适用于水肿、胸腹积水、痰饮喘满等邪实而正气未虚的实证。

（一）常用峻下逐水药

甘　遂

【药物来源】 为大戟科植物甘遂的干燥块根。

【性味归经】 苦，寒；有毒。归肺、肾、大肠经。

【功效】 泻水逐饮，消肿散结。

【主治】

1. 用于水肿胀满，胸腹积水，痰饮积聚，气逆咳喘，二便不利，风痰癫痫。本品苦寒性降，泻水逐饮力峻猛，能使体内潴留之水饮从二便而排出，故水肿，大腹臌胀，胸胁停饮，正气未衰者均可用之。本品苦寒峻下，能荡涤痰涎，用于痰热上扰，蒙蔽清窍而癫痫发狂者，常与朱砂研末吞服。

2. 用于痈肿疮毒。本品外用有解毒消肿散结之功，可用于湿热壅滞，痈肿疮毒，以甘遂研末调敷患处，或与其他清热解毒药同用，煎汤服。

【用法与用量】 0.5 ～ 1.5g，炮制后多入丸散用。外用适量，生用。

【使用注意】 孕妇禁用；不宜与甘草同用。

考点 甘遂的功用

（二）其他峻下逐水药

其他峻下逐水药见表 11-10。

表 11-10　其他峻下逐水药简表

药名	性味归经	功效与主治	用法与用量	备注
京大戟	苦，寒；有毒。归肺、脾、肾经	泻水逐饮，消肿散结。用于水肿胀满，胸腹积水，痰饮积聚，气逆咳喘，二便不利，痈肿疮毒，瘰疬痰核	1.5 ～ 3g。入丸散服，每次 1g；内服醋制用。外用适量，生用	孕妇禁用；不宜与甘草同用
芫花	苦、辛，温；有毒。归肺、脾、肾经	泻水逐饮；外用杀虫疗疮。用于水肿胀满，胸腹积水，痰饮积聚，气逆咳喘，二便不利；外治疥癣秃疮，痈肿，冻疮	1.5 ～ 3g。醋芫花研末吞服，一次 0.6 ～ 0.9g，一日 1 次。外用适量	孕妇禁用；不宜与甘草同用
牵牛子	苦、寒；有毒。归肺、肾、大肠经	泻水通便，消痰涤饮，杀虫攻积。用于水肿胀满，二便不通，痰饮积聚，气逆喘咳，虫积腹痛	3 ～ 6g。入丸散服，每次 1.5 ～ 3g	孕妇禁用；不宜与巴豆、巴豆霜同用
巴豆	辛，热；有大毒。归胃、大肠经	外用蚀疮。用于恶疮疥癣，疣痣	外用适量，研末涂患处，或捣烂以纱布包擦患处	孕妇禁用；不宜与牵牛子同用

第4节 祛风湿药

案例11-4

王某，男，68岁，8年前患上风湿性关节炎，反复发作。半个月前又患急性肝炎。双膝关节红肿热痛，目珠黄染，尿黄，舌红，苔黄腻。

思考与讨论：患者可以服用中药秦艽治疗吗？为什么？

凡以祛风除湿，解除痹痛为主要功效的药物，称为祛风湿药。用于治疗风湿痹证。根据其性能特点和功效主治的不同，分为祛风寒湿药、祛风湿热药、祛风湿强筋骨药三类。

祛风湿药多为辛温燥散之品，容易伤阴耗血，故阴虚血亏者应慎用。若病程较长，经久不愈者，可制成酒剂、丸剂服用。

考点 祛风湿药的分类、功用及使用注意事项

一、祛风寒湿药

祛风寒湿药性味多辛、苦、温。具有祛风湿，散寒止痛，舒筋通络功效，用以治疗风湿痹痛属寒者。

（一）常用祛风寒湿药

独　活

【药物来源】 为伞形科植物重齿毛当归的干燥根。

【性味归经】 辛、苦，微温。归肾、膀胱经。

【功效】 祛风除湿，通痹止痛。

【主治】

1. 用于风寒湿痹，腰膝疼痛。本品辛散苦燥，气香温通，功善祛风湿，止痹痛，为治风湿痹痛主药，风寒湿邪所致之痹证，无论新久均可应用；性善下行，尤以腰膝、腿足关节疼痛属下部寒湿者为宜。治风寒湿痹，常与当归、白术、牛膝等同用；治痹证日久正虚，常与桑寄生、杜仲、人参等同用。

2. 用于少阴伏风头痛，风寒夹湿头痛。本品善入肾经而搜伏风，可治少阴头痛，常与细辛、川芎等同用。用于风寒夹湿所致之头痛头重、一身尽痛，常与羌活、藁本、防风等同用。

【用法与用量】 3～10g。外用适量。

考点 独活的功用

（二）其他祛风寒湿药

其他祛风寒湿药见表11-11。

表 11-11 其他祛风寒湿药简表

药名	性味归经	功效与主治	用法与用量	备注
威灵仙	辛、咸，温。归膀胱经	祛风湿，通经络。用于风湿痹痛，肢体麻木，筋脉拘挛，屈伸不利	6～10g	—
川乌	辛、苦，热；有大毒。归心、肝、肾、脾经	祛风除湿，温经止痛。用于风寒湿痹，关节疼痛，心腹冷痛，寒疝作痛及麻醉止痛	一般炮制后用，1.5～3g，先煎、久煎	生品内服宜慎；孕妇禁用；不宜与半夏、瓜蒌、瓜蒌子、瓜蒌皮、天花粉、川贝母、浙贝母、平贝母、伊贝母、湖北贝母、白蔹、白及同用
蕲蛇	甘、咸，温；有毒。归肝经	祛风，通络，止痉。用于风湿顽痹，麻木拘挛，中风口眼㖞斜，半身不遂，抽搐痉挛，破伤风，麻风，疥癣	3～9g；研末吞服，一次1～1.5g，一日2～3次	—
乌梢蛇	甘，平。归肝经	祛风，通络，止痉。用于风湿顽痹，麻木拘挛，中风口眼㖞斜，半身不遂，抽搐痉挛，破伤风，麻风，疥癣	6～12g	—
木瓜	酸，温。归肝、脾经	舒筋活络，和胃化湿。用于湿痹拘挛，腰膝关节酸重疼痛，暑湿吐泻，转筋挛痛，脚气水肿	6～9g	—

二、祛风湿热药

祛风湿热药多辛、苦，寒。具有通络止痛，清热消肿功效，用以治疗风湿热痹，关节红肿热痛。

（一）常用祛风湿热药

秦　艽

【药物来源】 为龙胆科植物秦艽、麻花秦艽、粗茎秦艽或小秦艽的干燥根。

【性味归经】 辛、苦，平。归胃、肝、胆经。

【功效】 祛风湿，清湿热，止痹痛，退虚热。

【主治】

1. 用于风湿痹痛，中风半身不遂，筋脉拘挛，骨节酸痛，湿热黄疸。本品辛散苦泄，质偏润而不燥，为风药中之润剂。风湿痹痛，筋脉拘挛，骨节酸痛，不论寒热、新久均可配伍应用。治风湿热痹，常与黄柏、延胡索、川牛膝等同用；治风寒湿痹，常与肉桂、细辛、桂枝等同用。治湿热黄疸，本品可单用为末服，或与茵陈、栀子、大黄等同用。

2. 用于骨蒸潮热，小儿疳积发热。本品能退虚热，除骨蒸，为治虚热之要药。治骨蒸日晡潮热，常与青蒿、鳖甲、知母等同用。治小儿疳积发热，常与薄荷、炙甘草等同用。

【用法与用量】 3 ～ 10g。

考点 秦艽的功用

（二）其他祛风湿热药

其他祛风湿热药见表 11-12。

表 11-12　其他祛风湿热药简表

药名	性味归经	功效与主治	用法与用量	备注
防己	苦，寒。归膀胱、肺经	祛风止痛，利水消肿。用于风湿痹痛，水肿脚气，小便不利，湿疹疮毒	5 ～ 10g	—
豨莶草	辛、苦，寒。归肝、肾经	祛风湿，利关节，解毒。用于风湿痹痛，筋骨无力，腰膝酸软，四肢麻痹，半身不遂，风疹湿疮	9 ～ 12g	—
雷公藤	苦、辛，凉；有大毒。归心、肝经	祛风除湿，活血通络，消肿止痛，杀虫解毒。用于风湿顽痹，拘挛疼痛，疔疮肿毒，蛇串疮，湿疹，麻风，疥癣	内服：煎汤，木质部 15 ～ 25g；带皮根 10 ～ 12g，文火煎 1 ～ 2h；研粉装胶囊，每次 0.5 ～ 1.5g。	内服宜慎。孕妇忌服。心、肝、肾器质性病变或白细胞减少症者慎服。外敷不可超过半小时，否则起疱。带皮者毒剧，用时宜去皮

三、祛风湿强筋骨药

祛风湿强筋骨药多苦甘温。具有祛风湿，补肝肾，强筋骨的功效，用以治疗风湿日久或肝肾虚损之腰膝无力，亦治肾虚腰痛或中风半身不遂等。

（一）常用祛风湿强筋骨药

五　加　皮

【药物来源】 为五加科植物细柱五加的干燥根皮。

【性味归经】 辛、苦，温。归肝、肾经。

【功效】 祛风除湿，补益肝肾，强筋壮骨，利水消肿。

【主治】

1. 用于风湿痹病，筋骨痿软，小儿行迟，体虚乏力。本品补肝肾、强筋骨，用于肝肾不足之筋骨痿软，常与杜仲、牛膝等同用。

2. 用于水肿，脚气。常与茯苓皮、大腹皮、生姜皮等同用治疗水肿、小便不利。

【用法与用量】 5 ～ 10g。

考点 五加皮的功用

（二）其他祛风湿强筋骨药

其他祛风湿强筋骨药见表 11-13。

表 11-13 其他祛风湿强筋骨药简表

药名	性味归经	功效与主治	用法与用量	备注
桑寄生	苦、甘，平。归肝、肾经	祛风湿，补肝肾，强筋骨，安胎元。用于风湿痹痛，腰膝酸软，筋骨无力，崩漏经多，妊娠漏血，胎动不安，头晕目眩	9～15g	—

第5节 化 湿 药

案例 11-5

李某，男，41 岁。发热 2 天，经医院给予抗生素治疗后体温暂时降至正常。但每日下午体温即开始上升，最高可达 39.2℃，遂改到中医院求医。症见发热，体温 38.7℃，咽喉肿痛，咳嗽，食欲不佳。医生诊断为“湿温”，治以清热化湿、解毒利咽。处方：绵茵陈 30g，黄芩 10g，广藿香 15g 等。

思考与讨论：选用广藿香的原因是什么？

凡气味芳香，以化湿运脾为主要功效的药物，称为化湿药。化湿药辛香温燥，主入脾、胃经，能促进脾胃运化，消除湿浊，部分药还兼有解暑、辟秽、开窍、截疟等作用。适用于湿浊内阻，脾为湿困，运化失常所致的脘腹痞满、呕吐泛酸、大便溏泄、食少倦怠、舌苔白腻等症。也可用于湿热困脾之口甘多涎，以及湿温、暑湿，兼治阴寒闭暑。

本类药物多属辛香温燥之品，易于耗气伤阴，阴虚血燥及气虚者慎用；入汤剂时不宜久煎。

考点 化湿药的功用及使用注意事项

一、常用化湿药

广 藿 香

【药物来源】 为唇形科植物广藿香的干燥地上部分。

【性味归经】 辛，微温。归脾、胃、肺经。

【功效】 芳香化浊，和中止呕，发表解暑。

【主治】

1. 用于湿浊中阻。本品气味芳香，为治疗湿阻中焦证的常用药物。因其性偏温，故多用于寒湿困脾所致的脘腹痞闷，少食作呕，神疲体倦等症，常与苍术、厚朴等同用。

2. 用于脘痞呕吐。常与半夏、丁香等同用。偏于湿热者，配伍黄连、竹茹等；脾胃虚弱者，配伍党参、白术等；妊娠呕吐者，配伍砂仁、柴苏梗等。

3. 用于暑湿表证，湿温初起，发热倦怠，胸闷不舒，寒湿闭暑，腹痛吐泻，鼻渊头痛。治暑月外感风寒，内伤生冷而致恶寒发热、头痛脘闷、呕恶吐泻之暑湿证者，常与紫苏、厚朴、半夏等同用；湿温病初起，湿热并重者，常与黄芩、滑石、茵陈等同用。

【用法与用量】 3～10g。

考点 广藿香的功用

二、其他化湿药

其他化湿药见表11-14。

表11-14 其他化湿药简表

药名	性味归经	功效与主治	用法与用量	备注
佩兰	辛，平。归脾、胃、肺经	芳香化湿，醒脾开胃，发表解暑。用于湿浊中阻，脘痞呕恶，口中甜腻，口臭，多涎，暑湿表证，湿温初起，发热倦怠，胸闷不舒	3～10g	—
苍术	辛、苦，温。归脾、胃、肝经	燥湿健脾，祛风散寒，明目。用于湿阻中焦，脘腹胀满，泄泻，水肿，脚气痿躄，风湿痹痛，风寒感冒，夜盲，眼目昏涩	3～9g	—
厚朴	苦、辛，温。归脾、胃、肺、大肠经	燥湿消痰，下气除满。用于湿滞伤中，脘痞吐泻，食积气滞，腹胀便秘，痰饮喘咳	3～10g	—
砂仁	辛，温。归脾、胃、肾经	化湿开胃，温脾止泻，理气安胎。用于湿浊中阻，脘痞不饥，脾胃虚寒，呕吐泄泻，妊娠恶阻，胎动不安	3～6g，后下	—

第6节 利水渗湿药

案例11-6

李某，女，41岁。近日出现小便热涩刺痛，尿色深红，小腹拘急疼痛，心烦，舌尖红，苔黄，脉滑数。医生诊断为“血淋”。

思考与讨论：可选用什么中药饮片治疗？

凡以渗利水湿、通利小便为主要功效的药物，称为利水渗湿药。用于治疗小便不利、水肿、淋病、湿热黄疸等证。根据其性能特点和功效主治的不同，分为利水消肿药、利尿通淋药、利湿退黄药三类。

使用利水渗湿药易耗伤津液，对阴虚津伤者应慎用或忌用。

考点 利水渗湿药的分类、功用及使用注意事项

一、利水消肿药

利水消肿药性味多甘淡平或微寒，多归肾、膀胱二经。具有利水消肿的功效，用以治疗水湿内停之水肿，小便不利、痰饮等证。

（一）常用利水消肿药

茯 苓

【药物来源】 为多孔菌科真菌茯苓的干燥菌核。

【性味归经】 甘、淡，平。归心、肺、脾、肾经。

【功效】 利水渗湿，健脾，宁心。

【主治】

1. 用于治疗水肿尿少。寒热虚实各种水肿均可治疗。治疗水湿内停所致之水肿、小便不利，常配伍泽泻、猪苓、白术、桂枝等药物。

2. 用于脾虚食少，便溏泄泻，痰饮眩悸。本品健脾渗湿而止泻，常配伍山药、白术、薏苡仁等药物。本品能健脾补中，治疗脾胃虚弱，倦怠乏力，食少便溏，常配伍人参、白术、甘草等药物。

3. 用于心神不安，惊悸失眠。常配伍黄芪、当归、远志等药物。

【用法与用量】 10 ～ 15g。

考点 茯苓的功用

链接 茯苓家族

茯苓皮：为多孔菌科真菌茯苓菌核的干燥外皮。性味同茯苓。功效利水消肿。用于水肿，小便不利。用量 15 ～ 30g。

茯神：为多孔菌科植物茯苓菌核中间天然抱有松根的部分。性味同茯苓。功效宁心安神，专治心神不安、惊悸、健忘等。用量 10 ～ 15g。

（二）其他利水消肿药

其他利水消肿药见表 11-15。

表 11-15 其他利水消肿药简表

药名	性味归经	功效与主治	用法与用量	备注
薏苡仁	甘、淡，凉。归脾、胃、肺经	利水渗湿，健脾止泻，除痹，排脓，解毒散结。用于水肿，脚气，小便不利，脾虚泄泻，湿痹拘挛，肺痈，肠痈，赘疣，癌肿	9 ～ 30g	孕妇慎用
猪苓	甘、淡，平。归肾、膀胱经	利水渗湿。用于小便不利，水肿，泄泻，淋浊，带下	6 ～ 12g	—
泽泻	甘、淡，寒。归肾、膀胱经	利水渗湿，泄热，化浊降脂。用于小便不利，水肿胀满，泄泻尿少，痰饮眩晕，热淋涩痛，高脂血症	6 ～ 10g	—

二、利尿通淋药

利尿通淋药性味多苦寒，或甘淡而寒，多归膀胱、肾二经。具有利尿通淋功效，用以治疗小便短赤，热淋、血淋、石淋及膏淋等证。

（一）常用利尿通淋药

车 前 子

【药物来源】 为车前科植物车前或平车前的干燥成熟种子。

【性味归经】 甘，寒。归肝、肾、肺、小肠经。

【功效】 清热利尿通淋，渗湿止泻，明目，祛痰。

【主治】

1. 用于热淋涩痛，水肿胀满。治疗热淋，小便淋沥涩痛，常配伍滑石、木通、瞿麦等；治疗水湿停滞之水肿、小便不利，常配伍猪苓、泽泻、茯苓等。

2. 用于暑湿泄泻。本品能利水湿，分清浊而止泻，即利小便以实大便，尤宜于小便不利之水泻，可单用本品研末，米汤送服；或配伍白术、茯苓、泽泻等。

3. 用于目赤肿痛、目昏花、翳障。治疗肝火上炎之目赤肿痛，常配伍菊花、夏枯草、决明子等；用于肝肾阴亏，两目昏花者，可配伍熟地黄、菟丝子等。

4. 用于痰热咳嗽。治肺热咳嗽痰多，多与瓜蒌、浙贝母、枇杷叶等同用。

【用法与用量】 9 ～ 15g，包煎。

考点 车前子的功用

（二）其他利尿通淋药

其他利尿通淋药见表 11-16。

表 11-16 其他利尿通淋药简表

药名	性味归经	功效与主治	用法与用量	备注
滑石	甘、淡，寒。归膀胱、肺、胃经	利尿通淋，清热解暑；外用祛湿敛疮。用于热淋，石淋，尿热涩痛，暑湿烦渴，湿热水泻；外治湿疹，湿疮，痱子	10 ～ 20g，先煎。外用适量	—
木通	苦，寒。归心、小肠、膀胱经	利尿通淋，清心除烦，通经下乳。用于淋证，水肿，心烦尿赤，口舌生疮，经闭乳少，湿热痹痛	3 ～ 6g	—
瞿麦	苦，寒。归心、小肠经	利尿通淋，活血通经。用于热淋，血淋，石淋，小便不通，淋沥涩痛，经闭瘀阻	9 ～ 15g	孕妇慎用
萹蓄	苦，微寒。归膀胱经	利尿通淋，杀虫，止痒。用于热淋涩痛，小便短赤，虫积腹痛，皮肤湿疹，阴痒带下	9 ～ 15g。外用适量，煎洗患处	—
石韦	甘、苦，微寒。归肺、膀胱经	利尿通淋，清肺止咳，凉血止血。用于热淋，血淋，石淋，小便不通，淋沥涩痛，肺热喘咳，吐血，衄血，尿血，崩漏	6 ～ 12g	—

三、利湿退黄药

利湿退黄药性味多苦寒，多归脾、胃、肝、胆经。具有利湿退黄、清热解毒功效，用以治疗湿热黄疸、目黄身黄，小便黄，以及湿疮、痈肿疮毒等证。

（一）常用利湿退黄药

茵　陈

【药物来源】 为菊科植物滨蒿或茵陈蒿的干燥地上部分。

【性味归经】 苦、辛，微寒。归脾、胃、肝、胆经。

【功效】 清利湿热，利胆退黄。

【主治】

1. 用于湿温暑湿，湿疮瘙痒。常配伍青蒿等。治湿疮瘙痒，可单味煎汤外洗，也可与黄柏、苦参、地肤子等同用。

2. 用于黄疸尿少。本品苦泄下降，性寒清热，善清利脾胃肝胆湿热，为治黄疸要药。治阳黄证，常配伍大黄、栀子等药物；治阴黄证，多与附子、干姜等同用。

【用法与用量】 6 ～ 15g。外用适量，煎汤熏洗。

考点 茵陈的功用

（二）其他利湿退黄药

其他利湿退黄药见表 11-17。

表 11-17 其他利湿退黄药简表

药名	性味归经	功效与主治	用法与用量	备注
金钱草	甘、咸，微寒。归肝、胆、肾、膀胱经	利湿退黄，利尿通淋，解毒消肿。用于湿热黄疸，胆胀胁痛，石淋，热淋，小便涩痛，痈肿疔疮，蛇虫咬伤	15 ～ 60g	—
虎杖	微苦，微寒。归肝、胆、肺经	利湿退黄，清热解毒，散瘀止痛，止咳化痰。用于湿热黄疸，淋浊，带下，风湿痹痛，痈肿疮毒，水火烫伤，经闭，癥瘕，跌打损伤，肺热咳嗽	9 ～ 15g。外用适量，制成煎液或油膏涂敷	孕妇慎用
垂盆草	甘、淡，凉。归肝、胆、小肠经	利湿退黄，清热解毒。用于湿热黄疸，小便不利，痈肿疮疡	15 ～ 30g	—

第 7 节 温 里 药

案例 11-7

陈某，男，38 岁。患者 10 多天前出现下腹部绵绵作痛，时作时止，冷痛喜按，喜热饮，无畏寒发热。近 5 天下腹部阵发性拘急疼痛，痛不可忍，四肢厥冷，小便清长，大便 5 天未解，腹部可触及肠型，舌质暗、苔薄白，脉沉弦。医生为其开出治疗处方，方中有附子、干姜、肉桂、大黄等药。

思考与讨论：附子、干姜、肉桂分别有什么功效？

凡以温里祛寒为主要功效的药物，称为温里药，又名祛寒药。

温里药味辛，性温热，主入脾、肾、心经，具有温里散寒的功效，用于治疗里寒证。里寒证多因阴盛或阳虚所致，症见畏寒喜暖、口不渴、喜热饮、面白肢凉、尿清便溏。

温里药多辛热燥烈，易动火伤耗阴液，故天气炎热时或素体火旺者当减少用量；热伏于里，热深厥深，真热假寒证禁用；凡实热证、阴虚火旺、津血亏虚者禁用；孕妇慎用。

考点 温里药的功用及使用注意事项

一、常用温里药

附　子

【药物来源】 为毛茛科植物乌头的子根的加工品。

【性味归经】 辛、甘，大热；有毒。归心、肾、脾经。

【功效】 回阳救逆，补火助阳，散寒止痛。

【主治】

1. 用于亡阳虚脱，肢冷脉微。本品辛甘大热，能上助心阳、中温脾阳、下补肾阳，为回阳救逆第一要药。用于治疗阳气衰微、阴寒内盛，或大汗、大吐、大泻所致的四肢厥冷、脉微欲绝、冷汗自出之亡阳证，常与干姜、甘草同用，如四逆汤。用于亡阳兼气脱者，常与人参同用，如参附汤。若寒邪入里，直中三阴而见四肢厥冷、恶寒蜷卧、吐泻腹痛、脉沉迟无力或无脉者，常与干姜、肉桂、人参等同用。

2. 用于心阳不足，胸痹心痛，虚寒吐泻，脘腹冷痛，肾阳虚衰，阳痿宫冷，阴寒水肿，阳虚外感。本品辛甘温煦，有峻补元阳、益火消阴之效，凡肾、脾、心诸阳气衰弱者均可应用。治肾阳虚衰所致阳痿遗精、宫冷不孕、腰膝冷痛、夜尿频多者，常与肉桂、鹿角胶、杜仲等同用，如右归丸；治脾肾阳虚、寒湿内盛所致脘腹冷痛、大便溏泄等，常与党参、白术、干姜等同用，如附子理中丸；治心阳衰弱，心悸气短、胸痹心痛者，常与人参、桂枝等同用；治阳虚兼外感风寒者，常与麻黄、细辛同用，如麻黄细辛附子汤。

3. 用于寒湿痹痛。本品气雄性悍，走而不守，能逐经络中风寒湿邪，故有较强的散寒止痛作用。凡风寒湿痹、周身骨节疼痛者均可用，尤善治寒痹痛剧者，常与桂枝、白术、甘草同用，如甘草附子汤。

【用法与用量】 3 ～ 15g，先煎，久煎。本品有毒，宜先煎 0.5 ～ 1 小时，至口尝无麻辣感为度。

【使用注意】 孕妇慎用；不宜与半夏、瓜蒌、瓜蒌子、瓜蒌皮、天花粉、川贝母、浙贝母、平贝母、伊贝母、湖北贝母、白蔹、白及同用。

考点 附子的功用

链接 附子的不良反应

附子误食、剂量过大、煎煮不当、配伍失宜、个体差异等，都易产生毒性反应，主要表现为心脏毒性，其次为神经系统及消化系统毒性。常见恶心、呕吐、腹痛、头昏眼花、心慌胸闷、口舌、四肢及全身发麻，严重者可见瞳孔散大、视觉模糊、呼吸困难、手足抽搐、二便失禁，体温及血压下降，甚可导致死亡。临床使用必须符合规范。

二、其他温里药

其他温里药见表 11-18。

表 11-18 其他温里药简表

药名	性味归经	功效与主治	用法与用量	备注
干姜	辛，热。归脾、胃、肾、心、肺经	温中散寒，回阳通脉，温肺化饮。用于脘腹冷痛，呕吐泄泻，肢冷脉微，寒饮喘咳	3 ～ 10g	—
肉桂	辛、甘，大热。归肾、脾、心、肝经	补火助阳，引火归元，散寒止痛，温通经脉。用于阳痿宫冷，腰膝冷痛，肾虚作喘，虚阳上浮，眩晕目赤，心腹冷痛，虚寒吐泻，寒疝腹痛，痛经经闭	1 ～ 5g	有出血倾向者及孕妇慎用；不宜与赤石脂同用
吴茱萸	辛、苦，热；有小毒。归肝、脾、胃、肾经	散寒止痛，降逆止呕，助阳止泻。用于厥阴头痛，寒疝腹痛，寒湿脚气，经行腹痛，脘腹胀痛，呕吐吞酸，五更泄泻	2 ～ 5g。外用适量	—

第 8 节 理 气 药

案例 11-8

张某，女，47 岁。患者胸胁胀痛，走窜不定，尤以生气时为著，胃纳欠佳，面色萎黄，精神疲倦，舌淡苔厚腻，脉弦滑。

思考与讨论：本病证可选用哪些理气药治疗？为什么？

凡以疏畅气机为主要功效，用以治疗气机不畅的药物，称为理气药，也称行气药。其中行气作用较强者称为破气药。

本类药物多性味辛、苦，温，气味芳香，味辛能行，味苦能泄，芳香走窜，性温通行，主入脾、胃、肝、肺经。由于归经和主治的不同，本类药物分别具有理气和中、疏肝解郁、降泄肺气等作用，主治脾胃气滞、肝气郁滞、肺气壅滞等证。

本类药物大多辛香温燥，易耗气伤阴，故气阴不足者慎用。破气药因作用峻猛而更易耗气，故孕妇慎用。

考点 理气药的功用及使用注意事项

一、常用理气药

陈　皮

【药物来源】 为芸香科植物橘及其栽培变种的干燥成熟果皮。

【性味归经】 苦、辛，温。归肺、脾经。

【功效】 理气健脾，燥湿化痰。

【主治】

1. 用于脘腹胀满，食少吐泻。本品辛行温通，有行气止痛、健脾和中之功。因其苦温而燥，故治寒湿阻滞中焦者，最为适宜。治寒湿中阻之脾胃气滞，脘腹胀痛、恶心呕吐、泄泻等，常与苍术、厚朴等同用，如平胃散。治脾虚气滞，脘痛喜按，不思饮食，食后腹胀，便溏，则与白术、党参、茯苓等配伍，如异功散。若遇外感风寒，内伤湿滞之腹痛、呕吐、泄泻者，配藿香、紫苏等，如藿香正气散。

2. 用于咳嗽痰多。本品既能燥湿化痰，又能温化寒痰，且辛行苦泄而能宣肺止咳，为治痰之要药。治湿痰咳嗽，胸闷气促，呕吐痰涎，色白量多，多与半夏、茯苓等同用，如二陈汤；若寒痰留饮，胸闷咳嗽者，宜与干姜、良姜等同用，如温中化痰汤。

【用法与用量】 3 ～ 10g。

考点 陈皮的功用

二、其他理气药

其他理气药见表 11-19。

表 11-19 其他理气药简表

药名	性味归经	功效与主治	用法与用量	备注
青皮	苦、辛，温。归肝、胆、胃经	疏肝破气，消积化滞。用于胸胁胀痛，疝气疼痛，乳癖，乳痈，食积气滞，脘腹胀痛	3 ～ 10g	—
枳实	苦、辛、酸，微寒。归脾、胃经	破气消积，化痰散痞。用于积滞内停，痞满胀痛，泻痢后重，大便不通，痰滞气阻，胸痹，结胸，脏器下垂	3 ～ 10g	孕妇慎用
木香	辛、苦，温。归脾、胃、大肠、三焦、胆经	行气止痛，健脾消食。用于胸胁、脘腹胀痛，泻痢后重，食积不消，不思饮食。煨木香实肠止泻。用于泄泻腹痛	3 ～ 6g	—
沉香	辛、苦，微温。归脾、胃、肾经	行气止痛，温中止呕，纳气平喘。用于胸腹胀闷疼痛，胃寒呕吐呃逆，肾虚气逆喘急	1 ～ 5g，后下	—
川楝子	苦，寒；有小毒。归肝、小肠、膀胱经	疏肝泄热，行气止痛，杀虫。用于肝郁化火，胸胁、脘腹胀痛，疝气疼痛，虫积腹痛	5 ～ 10g。外用适量，研末调涂	—
乌药	辛，温。归肺、脾、肾、膀胱经	行气止痛，温肾散寒。用于寒凝气滞，胸腹胀痛，气逆喘急，膀胱虚冷，遗尿，尿频，疝气疼痛，经寒腹痛	6 ～ 10g	—
香附	辛、微苦、微甘，平。归肝、脾、三焦经	疏肝解郁，理气宽中，调经止痛。用于肝郁气滞，胸胁胀痛，疝气疼痛，乳房胀痛，脾胃气滞，脘腹痞闷，胀满疼痛，月经不调，经闭痛经	6 ～ 10g	—

链接 橘“家族”的药用价值

芸香科植物橘及栽培变种的叶为橘叶，功能疏肝行气，散结消肿，适用于治疗胁肋作痛、乳痈、乳房结块、癥瘕等病证。其成熟种子为橘核，功能行气散结止痛，适用于治疗乳房结块、睾丸肿痛及疝气腹痛等病证。中果皮与内果皮之间的维管束群为橘络，功能行气通络，化痰止咳，适用于治疗痰滞经络、胸胁作痛、咳嗽痰多等病证。其干燥外层果皮为橘红，功能理气宽中，燥湿化痰，适用于治疗咳嗽痰多、食积不化而无热象者。

第9节 止 血 药

案例 11-9

李某，女，30岁。患者近日经血量多，色深红，质黏稠，夹有少量血块，伴心烦口渴，身热面赤，大便干结，小便短赤，舌红苔黄，脉滑数。

思考与讨论： 本病证可选用哪些止血药治疗？为什么？

凡以制止体内外出血为主要功效，主要用于治疗各种出血病证的药物，称为止血药。

本类药物大多味苦、涩，性或寒或温，主归心肝二经而走血分，具有制止出血的作用，主治各种出血病证，如咯血、衄血、吐血、便血、痔血、尿血、月经过多、崩漏、紫癜、外伤出血等。

根据其性能特点和功效主治的不同，分为凉血止血药、收敛止血药、化瘀止血药及温经止血药四类。使用止血药，应根据出血的原因和具体证候的不同，选择适宜的止血药。如血热妄行所致出血，应选用凉血止血药；瘀血内阻所致出血，应选用化瘀止血药；虚寒性出血，应选用温经止血药或收敛止血药。

运用止血药必须始终注意有无瘀阻之证，即“止血不留瘀”。而凉血止血药和收敛止血药，易凉遏恋邪，有止血留瘀之弊，故出血兼有瘀滞者不宜单独使用。

考点 止血药的分类、功用及使用注意事项

一、凉血止血药

本类药物性属寒凉，味多甘苦，入血分，既能止血，又能清泄血分之热。适用于热伤血络，迫血妄行所致的各种出血。部分药物尚有清热解毒之功，可治热毒疮疡、水火烫伤。

本类药物性寒凝滞，易凉遏留瘀，一般不宜过量使用，或需配化瘀止血药或少量活血散瘀药，使血止而不留瘀。虚寒性出血，原则上不宜使用本类药物。

（一）常用凉血止血药

小 蓟

【药物来源】 为菊科植物刺儿菜的干燥地上部分。

【性味归经】 甘、苦，凉。归心、肝经。

【功效】 凉血止血，散瘀解毒消痈。

【主治】

1. 用于衄血，吐血，尿血，血淋，便血，崩漏，外伤出血。本品寒凉，以凉血止血见长，兼能活血散瘀，为治血热出血病证常用之品。兼能利尿通淋，故以治尿血、血淋最为适宜。治尿血、血淋，可配伍生地黄、滑石、栀子等，如小蓟饮子；治吐血、咯血、衄血等，常与大蓟、侧柏叶、茜草等同用，如十灰散；治便血、痔血、崩漏下血，可单用捣汁服；治外伤出血，可单用捣烂外涂。

2. 用于痈肿疮毒。本品苦凉，既能清解热毒，又能散瘀消肿。治热毒疮疡初期肿痛，可

单用鲜品捣烂敷患处，也可与乳香、没药等活血消肿止痛药同用，如神效方。

【用法与用量】 5 ～ 12g。

考点 小蓟的功用

（二）其他凉血止血药

其他凉血止血药见表 11-20。

表 11-20　其他凉血止血药简表

药名	性味归经	功效与主治	用法与用量	备注
地榆	苦、酸、涩，微寒。归肝、大肠经	凉血止血，解毒敛疮。用于便血，痔血，血痢，崩漏，水火烫伤，痈肿疮毒	9 ～ 15g。外用适量，研末涂敷患处	—
侧柏叶	苦、涩，寒。归肺、肝、脾经	凉血止血，化痰止咳，生发乌发。用于吐血，衄血，咯血，便血，崩漏下血，肺热咳嗽，血热脱发，须发早白	6 ～ 12g。外用适量	—
白茅根	甘，寒。归肺、胃、膀胱经	凉血止血，清热利尿。用于血热吐血，衄血，尿血，热病烦渴，湿热黄疸，水肿尿少，热淋涩痛	9 ～ 30g	—
苎麻根	甘，寒。归心、肝经	凉血止血，安胎，清热解毒。用于血热出血，胎动不安，胎漏下血，热毒疮疡	10 ～ 30g。外用适量	—

二、化瘀止血药

本类药物既能止血，又能行散血中之瘀滞，具有止血而不留瘀的特点，适用于瘀血内阻，血不循经之出血，或出血兼有瘀滞者。部分药物尚能消肿、止痛，还可用于治疗跌打损伤、经闭、瘀滞心腹疼痛等多种瘀血证。

本类药物具行散之性，出血而无血瘀者及孕妇宜慎用。

（一）常用化瘀止血药

三　七

【药物来源】 为五加科植物三七的干燥根和根茎。

【性味归经】 甘、微苦，温。归肝、胃经。

【功效】 散瘀止血，消肿定痛。

【主治】

1. 用于咯血，吐血，衄血，便血，崩漏，外伤出血。本品既善止血又能化瘀血，具有“止血不留瘀，化瘀不伤正”的特点，为止血良药，广泛用于咯血、吐血、衄血、便血、崩漏、外伤出血等各种出血病证，无论有无瘀滞，皆可使用，尤适宜治疗出血兼瘀者。可为散剂单独使用，亦可配伍血余炭、花蕊石同用。治疗创伤出血，常与乳香、血竭、五倍子等研末外敷。

2. 用于胸腹刺痛，跌仆肿痛。本品能活血消肿止痛，治各种瘀血证，善治跌打损伤，为伤科要药。可研末单用，或外敷。亦可配伍当归、木香同用。治疗跌打损伤，瘀滞肿痛，可与当归、红花、土鳖虫等同用；治胸痹刺痛，可与薤白、瓜蒌、桂枝等配伍；治血瘀经闭、痛经、产后瘀阻腹痛、恶露不尽，多与当归、川芎、桃仁等配伍。

【用法与用量】 3～9g；研粉吞服，一次1～3g。外用适量。

【使用注意】 孕妇慎用。

考点 三七的功用

（二）其他化瘀止血药

其他化瘀止血药见表11-21。

表11-21 其他化瘀止血药简表

药名	性味归经	功效与主治	用法与用量	备注
茜草	苦，寒。归肝经	凉血，祛瘀，止血，通经。用于吐血，衄血，崩漏，外伤出血，瘀阻经闭，关节痹痛，跌仆肿痛	6～10g	—
蒲黄	甘，平。归肝、心包经	止血，化瘀，通淋。用于吐血，衄血，咯血，崩漏，外伤出血，经闭痛经，胸腹刺痛，跌仆肿痛，血淋涩痛	5～10g，包煎。外用适量，敷患处	孕妇慎用

三、收敛止血药

本类药物大多味涩，或质黏，药性平和，功专收敛固涩，宁络止血，主要用以治疗各种出血而无瘀滞者。

本类药物收涩，有留瘀恋邪之弊，故常须配伍化瘀止血药或活血化瘀药同用。对于出血有瘀或出血初期邪实者，当慎用之。

（一）常用收敛止血药

白　及

【药物来源】 为兰科植物白及的干燥块茎。

【性味归经】 苦、甘、涩，微寒。归肺、肝、胃经。

【功效】 收敛止血，消肿生肌。

【主治】

1. 用于咯血，吐血，外伤出血。本品质黏味涩，为收敛止血之要药，可用治体内外各种出血病证。主归肺、胃经，故尤多用于肺、胃出血之证。治久咳咯血，可单用研末服；治肺阴虚咯血，可与枇杷叶、藕节、生地黄等同用；治吐血、便血，常与乌贼骨同用；治外伤出血，可单用内服或与煅石膏研末外敷。

2. 用于疮疡肿毒，皮肤皲裂。本品味苦气寒，能消散血热之痈肿；质黏味涩，能收湿祛腐，敛疮生肌。治痈肿疮疡初起，可单用本品研末外敷，或与金银花、皂角刺、乳香等同用，如内消散；治疮疡已溃、久不收口者，可与黄连、浙贝母、轻粉等研末外敷，如生肌干脓散；治手足皲裂、水火烫伤，可单用研末，用油调敷，或配伍煅石膏粉，与凡士林调膏外用。

【用法与用量】 6～15g；研末吞服3～6g。外用适量。

【使用注意】 不宜与川乌、制川乌、草乌、制草乌、附子同用。

考点 白及的功用

（二）其他收敛止血药

其他收敛止血药见表 11-22。

表 11-22 其他收敛止血药简表

药名	性味归经	功效与主治	用法与用量	备注
仙鹤草	苦、涩，平。归心、肝经	收敛止血，截疟，止痢，解毒，补虚。用于咯血，吐血，崩漏下血，疟疾，血痢，痈肿疮毒，阴痒带下，脱力劳伤	6～12g。外用适量	—

四、温经止血药

本类药物性属温热，能温脏腑，益脾阳，固冲脉而统摄血液，具有温经止血之效。适用于脾不统血，冲脉失固之虚寒性出血。

本类药物对于血热妄行之出血证应慎用。

（一）常用温经止血药

艾　叶

【药物来源】 为菊科植物艾的干燥叶。

【性味归经】 辛、苦，温；有小毒。归肝、脾、肾经。

【功效】 温经止血，散寒止痛；外用祛湿止痒。

【主治】

1. 用于吐血，衄血，崩漏，月经过多，胎漏下血。本品善于温经止血，为治疗虚寒性出血之要药，尤宜于崩漏、胎漏下血。治下元虚冷，冲任不固所致的崩漏下血，月经过多，常与阿胶、芍药、干地黄同用，如胶艾汤；治下焦虚寒，冲任不固之胎动不安、胎漏下血，常与阿胶、续断、桑寄生等同用；治中阳亏虚，失于统摄之吐血、便血，可单用艾叶煎服或与干姜、侧柏叶配伍；若治血热妄行的衄血、咯血，可用鲜艾叶配以生地黄、鲜侧柏叶、鲜荷叶等同用，如四生丸。

2. 用于少腹冷痛，经寒不调，宫冷不孕。本品温可散寒，专入下焦，长于祛寒理血，止痛调经，暖宫助孕。治少腹冷痛，产后感寒腹痛，可用本品炒热熨敷脐腹；治下焦虚寒，月经不调，经行腹痛及带下清稀等病证，常配伍香附、当归、续断等，如艾附暖宫丸；治下焦虚寒，冲任不固，血不养胎所致胎动不安，或胎漏下血，与阿胶、芍药、当归等同用。

3. 用于皮肤瘙痒。本品苦温燥湿，有祛湿止痒之功。治湿疹、疥癣，可单用，或与黄柏、花椒、防风等煎水外洗，亦可配枯矾研末外敷。

此外，将本品捣绒，制成艾条、艾炷等，用以熏灸体表穴位，能温煦气血、透达经络、散寒止痛，为温灸的主要原料。

【用法与用量】 3～9g。外用适量，供灸治或熏洗用。醋艾炭温经止血，用于虚寒性出血。

考点 艾叶的功用

链 接 艾叶在妇科疾病中的应用

艾叶被称为“宫寒圣药”，与其他中药配伍，可治疗痛经、月经不调、崩漏、带下、胎动不安等多种常见妇科疾病。《金匮要略》中记载的胶艾汤，由艾叶、阿胶、川芎、当归、芍药、甘草、干地黄组成，主治崩漏下血、胎动不安等。现代药理学研究发现，胶艾汤能增强机体造血功能、增强止血凝血作用、提高免疫力、调节内分泌、收缩子宫等。《沈氏尊生书》中记载的艾附暖宫丸，由艾叶、香附、当归、续断等组成，可理气养血、暖宫调经。有研究发现，艾附暖宫丸治疗月经后期虚寒证患者疗效显著，可有效改善卵巢及子宫血流动力学异常。另有研究表明，艾附暖宫丸具有雌激素样作用，可促进子宫内膜增生。

（二）其他温经止血药

其他温经止血药见表 11-23。

表 11-23 其他温经止血药简表

药名	性味归经	功效与主治	用法与用量	备注
炮姜	苦、涩，温。归脾、胃、肾经	温经止血，温中止痛。用于虚寒性出血证，虚寒腹痛，腹泻	3 ～ 9g	—

第 10 节 活血化瘀药

案例 11-10

范某，女，32 岁。患者 2 年来月经期常有肢体肿胀，尤以下肢为甚，月经延后，经量少，色暗夹有血块，时有痛经，胸胁、乳房胀痛，善太息，舌质偏暗，苔薄，脉弦涩。

思考与讨论：可选择活血化瘀药中的哪一类药物治疗？为什么？

凡以通利血脉、促进血行，消散瘀血为主要功效，主要用于治疗瘀血证的药物，称为活血化瘀药，或活血祛瘀药。根据其性能特点和功效主治的不同，分为活血止痛药、活血调经药、活血疗伤药、破血消癥药四类。

活血化瘀药味多辛、苦，性多偏温，部分药物性偏寒凉，主要归肝、心二经。具有活血化瘀，消肿止痛，通经除痹之功效。适用于血行不畅，瘀血阻滞所致的痛经、经闭、产后瘀阻腹痛，以及心腹刺痛、癥瘕积聚、跌打损伤等病证。

气行则血行，气滞则血瘀。故活血化瘀药常与行气药配伍使用，以增强疗效。本类药物行散力强，易耗血动血，且能催产下胎，故妇女月经过多、血虚经闭者忌用，孕妇慎用或忌用。

考点 活血化瘀药的分类、功用及使用注意事项

一、活血止痛药

本类药物多具辛味，辛散善行，既入血分，又入气分，活血兼行气，有良好的止痛效果，主治气滞血瘀所致各类痛证，如头痛、胸胁痛、心腹痛、痛经、产后腹痛、痹痛及跌打伤痛等。也可用于其他瘀血病证。

（一）常用活血止痛药

川　芎

【药物来源】 为伞形科植物川芎的干燥根茎。

【性味归经】 辛，温。归肝、胆、心包经。

【功效】 活血行气，祛风止痛。

【主治】

1. 用于胸痹心痛，胸胁刺痛，跌仆肿痛，月经不调，经闭痛经，癥瘕腹痛。本品辛散温通，既能活血，又能行气，为“血中之气药”，尤宜于治疗血瘀兼气滞之痛证。善“下行血海”而“下调经水”，为妇科活血调经之要药。可治疗月经不调、痛经、经闭、产后瘀阻腹痛等多种妇科瘀血证，常与当归、桃仁、炮姜等同用；治疗胸痹心痛，可单味为末，酒调服；治疗肝郁胁痛，常与柴胡、白芍、香附等同用；亦用于治疗跌打损伤，疮疡痈肿，可与三七、乳香、没药等同用。

2. 用于头痛，风湿痹痛。本品秉性升散，能“上行头目”，可祛风止痛，为治头痛要药，无论风寒、风热、风湿、血虚、血瘀头痛均可随证配伍用之，故有“头痛不离川芎”之说。治风寒头痛，常与白芷、防风、细辛等同用；治风热头痛，常与菊花、僵蚕、石膏等同用；治风湿头痛，常与羌活、防风、藁本等同用；治血虚头痛，常与当归、白芍、桑寄生等同用；治血瘀头痛，常与赤芍、麝香、红花等同用。

【用法与用量】 3 ～ 10g。

考点 川芎的功用

（二）其他活血止痛药

其他活血止痛药见表 11-24。

表 11-24　其他活血止痛药简表

药名	性味归经	功效与主治	用法与用量	备注
延胡索（元胡）	辛、苦，温。归肝、脾经	活血，行气，止痛。用于胸胁、脘腹疼痛，胸痹心痛，经闭痛经，产后瘀阻，跌仆肿痛	3 ～ 10g；研末吞服，一次 1.5 ～ 3g	—
郁金	辛、苦，寒。归肝、心、肺经	活血止痛，行气解郁，清心凉血，利胆退黄。用于胸胁刺痛，胸痹心痛，经闭痛经，乳房胀痛，热病神昏，癫痫发狂，血热吐衄，黄疸尿赤	3 ～ 10g	不宜与丁香、母丁香同用
姜黄	辛、苦，温。归脾、肝经	破血行气，通经止痛。用于胸胁刺痛，胸痹心痛，痛经经闭，癥瘕，风湿肩臂疼痛，跌仆肿痛	3 ～ 10g。外用适量	—
乳香	辛、苦，温。归心、肝、脾经	活血定痛，消肿生肌。用于胸痹心痛，胃脘疼痛，痛经经闭，产后瘀阻，癥瘕腹痛，风湿痹痛，筋脉拘挛，跌打损伤，痈肿疮疡	煎汤或入丸、散，3 ～ 5g；外用适量，研末调敷	孕妇及胃弱者慎用

续表

药名	性味归经	功效与主治	用法与用量	备注
没药	辛、苦，平。归心、肝、脾经	散瘀定痛，消肿生肌。用于胸痹心痛，胃脘疼痛，痛经经闭，产后瘀阻，癥瘕腹痛，风湿痹痛，跌打损伤，痈肿疮疡	3～5g，炮制去油，多入丸散用	孕妇及胃弱者慎用
五灵脂	甘、苦、咸，温。归肝经	活血止痛，化瘀止血。用于痛经，经闭，产后腹痛，崩漏，胸痛	3～10g，宜包煎	孕妇忌用，不宜与人参同用

二、活血调经药

本类药物大多辛行苦泄，主归肝经，走血分，具有活血化瘀之功，尤善通畅血脉而调经水。主治妇女月经不调、痛经、经闭及产后瘀滞腹痛；亦可用于其他瘀血所致疼痛、癥瘕积聚、跌打损伤、疮痈肿毒等。

（一）常用活血调经药

丹　参

【药物来源】 为唇形科植物丹参的干燥根和根茎。

【性味归经】 苦，微寒。归心、肝经。

【功效】 活血祛瘀，通经止痛，清心除烦，凉血消痈。

【主治】

1. 用于胸痹心痛，脘腹胁痛，癥瘕积聚，热痹疼痛，月经不调，痛经经闭。本品长于通行血脉，祛瘀止痛，又善调经水，且祛瘀生新而不伤正，故广泛用于瘀血所致的各种病证。因其性偏寒凉，对血热瘀滞之证尤为适宜。治胸痹、脘腹疼痛，常与砂仁、檀香同用；治癥瘕积聚，常与三棱、莪术、鳖甲同用；治风湿痹痛，常与防风、秦艽同用；治跌打伤痛，常与当归、乳香、没药同用。本品尤善调经水，为妇科调经之要药，有“一味丹参散，功同四物汤”之说。治瘀血所致之月经不调、痛经、经闭、产后瘀阻腹痛等病证，可单味为末，酒调服，亦可与益母草、当归同用。

2. 用于心烦不眠。本品性寒凉，入心经，能清心除烦而安神。治热病邪入心营之烦躁不寐，甚或神昏，常与生地黄、黄连、竹叶心等同用，如清营汤。治血不养心之失眠、心悸，常与生地黄、酸枣仁、柏子仁等配伍。

3. 用于疮疡肿痛。本品性寒，既凉血又活血，能清泄瘀热而消痈肿，可用于热毒瘀阻之疮痈肿毒，常与金银花、连翘等同用。

近年来，丹参多用于冠心病、心绞痛的治疗，疗效较好。

【用法与用量】 10～15g。

【使用注意】 不宜与藜芦同用。

考点 丹参的功用

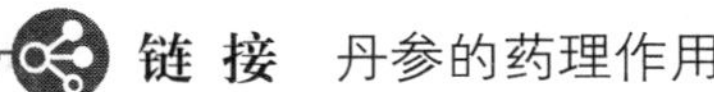
链 接　丹参的药理作用

丹参含丹参酮、原儿茶酸、原儿茶醛、丹参素等。能扩张冠脉、增加冠脉流量，改善心肌缺血，扩张外周血管、改善微循环，抗凝，促进纤溶，降血脂，抑制血小板聚集，抑制血栓形成，增强免疫，降低血糖及抗肿瘤，抑制肝细胞变性、坏死，促进肝细胞再生，并抗纤维化。临床广泛应用丹参于心脑血管疾病和肝炎等疾病。

（二）其他活血调经药

其他活血调经药见表 11-25。

表 11-25　其他活血调经药简表

药名	性味归经	功效与主治	用法与用量	备注
红花	辛，温。归心、肝经	活血通经，散瘀止痛。用于痛经，经闭，恶露不行，癥瘕痞块，胸痹心痛，瘀滞腹痛，胸胁刺痛，跌仆损伤，疮疡肿痛	3 ～ 10g	孕妇慎用
桃仁	苦、甘，平。归心、肝、大肠经	活血祛瘀，润肠通便，止咳平喘。用于痛经，经闭，癥瘕痞块，肺痈肠痈，跌仆损伤，肠燥便秘，咳嗽气喘	5 ～ 10g	孕妇慎用
益母草	苦、辛，微寒。归肝、心包、膀胱经	活血调经，利尿消肿，清热解毒。用于月经不调，痛经，经闭，恶露不尽，水肿尿少，疮疡肿毒	9 ～ 30g；鲜品 12 ～ 40g	孕妇慎用
牛膝	苦、甘、酸，平。归肝、肾经	逐瘀通经，补肝肾，强筋骨，利尿通淋，引血下行。用于痛经，经闭，腰膝酸痛，筋骨无力，淋证，水肿，头痛，眩晕，牙痛，口疮，吐血，衄血	5 ～ 12g	孕妇慎用

三、活血疗伤药

本类药物性味多辛、苦、咸，主归肝、肾经，以活血疗伤为长，善于消肿止痛，续筋接骨，止血生肌敛疮。主要用于跌打损伤、瘀肿疼痛、筋伤骨折、金疮出血等伤科疾患。亦可用于其他血瘀及外科疮疡痈肿等病证。

（一）常用活血疗伤药

土鳖虫（䗪虫）

【药物来源】　为鳖蠊科昆虫地鳖或冀地鳖的雌虫干燥体。

【性味归经】　咸，寒；有小毒。归肝经。

【功效】　破血逐瘀，续筋接骨。

【主治】

1. 用于血瘀经闭，产后瘀阻腹痛，癥瘕痞块。治血瘀经闭，产后瘀阻腹痛，可与大黄、桃仁等配伍；治干血成劳，经闭腹痛，常与水蛭、虻虫等配伍；治癥瘕积聚，可与鳖甲、桃仁、柴胡等配伍。

2. 用于跌打损伤，筋伤骨折。本品咸寒，入血分，主入肝经，性善走窜，能活血消肿止痛，续筋接骨疗伤，为伤科常用药，尤多用于筋伤骨折，瘀血肿痛。治跌打损伤，筋伤骨折，瘀血肿痛，可与自然铜、骨碎补、乳香等配伍；亦可单味研末外敷或黄酒冲服；治骨折伤筋后，筋骨软弱无力，常与杜仲、续断等配伍。

【用法与用量】 3 ～ 10g。

【使用注意】 孕妇禁用。

考点 土鳖虫的功用

（二）其他活血疗伤药

其他活血疗伤药见表 11-26。

表 11-26 其他活血疗伤药简表

药名	性味归经	功效与主治	用法与用量	备注
马钱子	苦，温；有大毒。归肝、脾经	通络止痛，散结消肿。用于跌打损伤，骨折肿痛，风湿顽痹，麻木瘫痪，痈疽疮毒，咽喉肿痛	0.3 ～ 0.6g，炮制后入丸散用	孕妇禁用；不宜多服久服及生用；运动员慎用；有毒成分能经皮肤吸收，外用不宜大面积涂敷

考点 马钱子的用法用量

四、破血消癥药

本类药物大多性温，味辛苦，虫类药居多，兼有咸味，药性峻猛，善于破血逐瘀、消癥化积。主要用于治疗瘀血时间长，程度重的癥瘕积聚。亦可用于血瘀经闭，瘀肿疼痛，偏瘫等症。

本类药物药性峻猛，大多有毒，易耗气、动血、伤阴，故凡出血、阴血亏虚、气虚体弱者及孕妇，当忌用或慎用。

（一）常用破血消癥药

莪 术

【药物来源】 为姜科植物蓬莪术、广西莪术或温郁金的干燥根茎。后者习称“温莪术”。

【性味归经】 辛、苦，温。归肝、脾经。

【功效】 行气破血，消积止痛。

【主治】

1. 用于癥瘕痞块，瘀血经闭，胸痹心痛。本品辛散苦泄温通，既入血分，又入气分，为治疗癥瘕积聚以及气滞、血瘀、寒凝等所致诸痛证之要药。治癥瘕积聚，常与三棱相须为用；治痛经、经闭，常与三棱、当归、香附等同用；治胸痹心痛，可与丹参、川芎等同用。

2. 用于食积胀痛。本品行气止痛，消食化积，常用于食积气滞之脘腹胀痛。治食积不化，常与青皮、槟榔等同用；治脾虚食积之脘腹胀痛，常与党参、茯苓、白术等同用。

【用法与用量】 6 ～ 9g。

【使用注意】 孕妇禁用。

考点 莪术的功用

（二）其他破血消癥药

其他破血消癥药见表11-27。

表11-27 其他破血消癥药简表

药名	性味归经	功效与主治	用法与用量	备注
三棱	辛、苦，平。归肝、脾经	破血行气，消积止痛。用于癥瘕痞块，痛经，瘀血经闭，胸痹心痛，食积胀痛	5～10g	孕妇禁用；不宜与芒硝、玄明粉同用
水蛭	咸、苦，平；有小毒。归肝经	破血通经，逐瘀消癥。用于血瘀经闭，癥瘕痞块，中风偏瘫，跌仆损伤	1～3g	孕妇禁用

第11节 补虚药

案例11-11

李某，女，51岁，形体偏瘦，近3个月来常觉口唇干燥，眼干，畏风，头晕耳鸣，夜寐不佳，多梦，易疲劳，偶有骨蒸、潮热、盗汗，大便干，舌红苔少，有裂纹，脉细。到医院就诊，医生建议李某服用六味地黄丸。六味地黄丸由熟地黄、山茱萸、山药、牡丹皮、茯苓和泽泻六味药组成。

思考与讨论：熟地黄、山药各属于哪类中药？其功效分别是什么？

凡以补虚扶弱、纠正人体气血阴阳不足为主要功效的药物，称为补虚药。补虚药具有补益正气，消除虚弱的功效，用于治疗素体虚弱，或大病之后正气虚衰，或病邪未尽，正气已衰等虚损证候。根据其性能特点和功效主治的不同，分为补气药、补血药、补阴药、补阳药四类。

使用补虚药应忌误补、滥补，如邪气实而正不虚，误补则易导致“闭门留寇”；补虚药多滋腻，使用时应适当配伍健脾开胃行气之品；虚证多为慢性病，病程较长，宜采用蜜丸、煎膏、水丸、片剂等便于保存和服用的剂型；入汤剂宜久煎，使药味尽出。

考点 补虚药的分类、功用及使用注意事项

一、补气药

补气药大多性味甘温或甘平，归脾、肺二经。具有补益脏腑之气的功效，用以治疗脏腑气虚证。主要能补益脾肺之气，适用于脾气虚所致的神疲乏力，食欲不振，脘腹虚胀，面色萎黄，四肢浮肿，大便溏薄等；肺气虚所致的少气懒言，喘咳，易出虚汗等。补气药性多壅滞，易致中满，使用时可适当配伍理气药。

（一）常用补气药

人参

【药物来源】 为五加科植物人参的干燥根和根茎。

【性味归经】 甘、微苦，微温。归脾、肺、心、肾经。

【功效】 大补元气，复脉固脱，补脾益肺，生津养血，安神益智。

【主治】

1. 用于体虚欲脱，肢冷脉微。因大汗、大失血、大吐泻或久病重病等所致的元气虚衰，气息短促，脉微欲绝之气脱危候，可单用本品浓煎取汁服，如独参汤。如兼见汗出、四肢厥冷者，常与附子同用，如参附汤；兼见汗多口渴，气阴两伤者，常与麦冬、五味子同用，如生脉散。

2. 用于脾虚食少，肺虚喘咳，阳痿宫冷。用于脾胃虚弱之倦怠乏力、食欲不振、便溏久泻，常与白术、茯苓、炙甘草同用，如四君子汤。用于肺肾两虚之喘促短气、言语无力，常与胡桃肉、蛤蚧等同用。用于肾虚之男子阳痿、女子宫冷，常与鹿茸等同用。

3. 用于热伤口渴，内热消渴，气血亏虚，久病虚羸。常与石膏、知母、生地黄、玄参、麦冬等同用。

4. 用于惊悸失眠。对于心气虚衰所致的惊悸失眠、心神不安、多梦、健忘，常与当归、酸枣仁、龙眼肉等同用。

【用法与用量】 3～9g，另煎兑服；也可研粉吞服，一次2g，一日2次。

【使用注意】 不宜与藜芦、五灵脂、莱菔子同用。不宜同时吃萝卜或喝茶。

考点 人参的功用

链接 关于人参，你了解多少？

人参的主要成分为人参皂苷，含挥发油、多糖等。有抗休克、抗疲劳、提高脑力、促进造血功能、增强机体的免疫功能、增强性功能等作用，尚能促进蛋白质、核酸代谢，降低血糖，以及抗过敏、抗肿瘤及延缓衰老。栽培的俗称园参；播种在山林野生状态下自然生长的称林下山参，习称籽海；野生者称野山参或山参。鲜参干燥后为生晒参，蒸制后干燥者为红参（性温，能大补元气，复脉固脱，益气摄血），焯烫浸糖后干燥者为糖参或白参，鲜参经真空冷冻后为活性参或冻干参，加工断下的细根为参须。产于朝鲜者，称为高丽参或朝鲜参。人参叶也可入药，有补气，益肺，祛暑，生津之功，可用于气虚咳嗽，暑热烦躁，津伤口渴，头目不清，四肢倦乏。

（二）其他补气药

其他补气药见表11-28。

表11-28 其他补气药简表

药名	性味归经	功效与主治	用法与用量	备注
西洋参	甘、微苦，凉。归心、肺、肾经	补气养阴，清热生津。用于气虚阴亏，虚热烦倦，咳喘痰血，内热消渴，口燥咽干	3～6g，另煎兑服	不宜与藜芦同用
党参	甘，平。归脾、肺经	健脾益肺，养血生津。用于脾肺气虚，食少倦怠，咳嗽虚喘，气血不足，面色萎黄，心悸气短，津伤口渴，内热消渴	9～30g	不宜与藜芦同用

续表

药名	性味归经	功效与主治	用法与用量	备注
黄芪	甘，微温。归肺、脾经	补气升阳，固表止汗，利水消肿，生津养血，行滞通痹，托毒排脓，敛疮生肌。用于气虚乏力，食少便溏，中气下陷，久泻脱肛，便血崩漏，表虚自汗，气虚水肿，内热消渴，血虚萎黄，半身不遂，痹痛麻木，痈疽难溃，久溃不敛	9 ～ 30g	—
白术	辛、甘，温。归脾、胃经	健脾益气，燥湿利水，止汗，安胎。用于脾虚食少，腹胀泄泻，痰饮眩悸，水肿，自汗，胎动不安	6 ～ 12g	—
山药	甘，平。归脾、肺、肾经	补脾益胃，生津益肺，补肾涩精。用于脾虚食少，久泻不止，肺虚喘咳，肾虚遗精，带下，尿频，虚热消渴。麸炒山药补脾健胃。用于脾虚食少，泄泻便溏，白带过多	15 ～ 30g	—
甘草	甘，平。归心、肺、脾、胃经	补脾益气，清热解毒，祛痰止咳，缓急止痛，调和诸药。用于脾胃虚弱，倦怠乏力，心悸气短，咳嗽痰多，脘腹、四肢挛急疼痛，痈肿疮毒，缓解药物毒性、烈性	2 ～ 10g	不宜与海藻、京大戟、红大戟、甘遂、芫花同用

二、补 血 药

补血药性味以甘温或甘平为主，多归心、肝二经。具有补血功效，用以治疗血虚证。临床常见面色萎黄，唇甲色淡，眩晕耳鸣，心悸怔忡，失眠健忘，舌淡脉细弱等证。因气能生血，故补血药常与补气药同用。

本类药物性多黏腻，有碍消化，故湿滞脾胃，脘腹胀满、食少便溏者慎用。必要时可配伍健脾消食药以助运化。

（一）常用补血药

当 归

【药物来源】 为伞形科植物当归的干燥根。

【性味归经】 甘、辛，温。归肝、心、脾经。

【功效】 补血活血，调经止痛，润肠通便。

【主治】

1. 用于血虚萎黄，眩晕心悸。常与熟地黄、白芍等同用，如四物汤。为补血要药，补而不滞。若气血两虚者，常与黄芪等同用，如当归补血汤。

2. 用于月经不调，经闭痛经，虚寒腹痛，风湿痹痛，跌仆损伤，痈疽疮疡。为妇科调经要药。治血虚所致妇科病证，常与熟地黄、白芍等同用；治血瘀所致妇科病证，常与桃仁、红花等同用；治虚寒腹痛，常与桂枝、白芍等同用；治关节痹痛或肢体麻木，常与秦艽、羌活等同用；治跌仆损伤，常与乳香、没药等同用；治疮疡初起，常与金银花、连翘等同用；

痈疽溃后，气血亏虚，常与人参、黄芪等同用。

3. 用于肠燥便秘。常与火麻仁、肉苁蓉等同用。

【用法与用量】 6～12g。酒当归活血通经。用于经闭痛经，风湿痹痛，跌仆损伤。

【使用注意】 湿盛中满，大便溏泄者忌用；阴虚有热者慎用。

考点 当归的功用

（二）其他补血药

其他补血药见表 11-29。

表 11-29 其他补血药简表

药名	性味归经	功效与主治	用法与用量	备注
熟地黄	甘，微温。归肝、肾经	补血滋阴，益精填髓。用于血虚萎黄，心悸怔忡，月经不调，崩漏下血，肝肾阴虚，腰膝酸软，骨蒸潮热，盗汗遗精，内热消渴，眩晕，耳鸣，须发早白	9～15g	—
白芍	苦、酸，微寒。归肝、脾经	养血调经，敛阴止汗，柔肝止痛，平抑肝阳。用于血虚萎黄，月经不调，自汗，盗汗，胁痛，腹痛，四肢挛痛，头痛眩晕	6～15g	不宜与藜芦同用
阿胶	甘，平。归肺、肝、肾经	补血滋阴，润燥，止血。用于血虚萎黄，眩晕心悸，肌痿无力，心烦不眠，虚风内动，肺燥咳嗽，劳嗽咯血，吐血尿血，便血崩漏，妊娠胎漏	3～9g。烊化兑服	—
何首乌	苦、甘、涩，微温。归肝、心、肾经	生何首乌解毒，消痈，截疟，润肠通便。用于疮痈，瘰疬，风疹瘙痒，久疟体虚，肠燥便秘。制何首乌补肝肾，益精血，乌须发，强筋骨，化浊降脂。用于血虚萎黄，眩晕耳鸣，须发早白，腰膝酸软，肢体麻木，崩漏带下，高脂血症	生何首乌 3～6g；制何首乌 6～12g	—
龙眼肉	甘，温。归心、脾经	补益心脾，养血安神。用于气血不足，心悸怔忡，健忘失眠，血虚萎黄	9～15g	—

三、补　阴　药

补阴药性多甘寒，多归肺、胃或肝、肾经。具有滋养阴液，生津润燥功效，用以治疗阴虚证。最常见的证候为肺、胃及肝、肾阴虚。应用补阴药时可配伍补阳药，于阳中求阴，使阴得阳升。

本类药物大都甘寒滋腻，故脾胃虚弱，痰湿内阻，食少便溏者不宜使用。

（一）常用补阴药

北　沙　参

【药物来源】　为伞形科植物珊瑚菜的干燥根。

【性味归经】　甘、微苦，微寒。归肺、胃经。

【功效】　养阴清肺，益胃生津。

【主治】

1. 用于肺热燥咳，劳嗽咯血。用于肺阴亏虚或燥热伤肺所致的肺热燥咳、干咳少痰、咽干喑哑，或劳嗽咯血，常与麦冬、百合、天花粉、川贝母等同用。

2. 用于胃阴不足，热病津伤，咽干口渴。胃阴亏虚或热伤胃津所致的口渴咽干、舌红少津、大便秘结，常与麦冬、石斛、玉竹等同用。

【用法与用量】　5～12g。

【使用注意】　不宜与藜芦同用。风寒咳嗽及中焦虚寒便溏者忌用。

考点　北沙参的功用

（二）其他补阴药

其他补阴药见表11-30。

表11-30　其他补阴药简表

药名	性味归经	功效与主治	用法与用量	备注
南沙参	甘，微寒。归肺、胃经	养阴清肺，益胃生津，化痰，益气。用于肺热燥咳，阴虚劳嗽，干咳痰黏，胃阴不足，食少呕吐，气阴不足，烦热口干	9～15g	不宜与藜芦同用
百合	甘，寒。归心、肺经	养阴润肺，清心安神。用于阴虚燥咳，劳嗽咳血，虚烦惊悸，失眠多梦，精神恍惚	6～12g	—
麦冬	甘、微苦，微寒。归心、肺、胃经	养阴生津，润肺清心。用于肺燥干咳，阴虚痨嗽，喉痹咽痛，津伤口渴，内热消渴，心烦失眠，肠燥便秘	6～12g	—
枸杞子	甘，平。归肝、肾经	滋补肝肾，益精明目。用于虚劳精亏，腰膝酸痛，眩晕耳鸣，阳痿遗精，内热消渴，血虚萎黄，目昏不明	6～12g	—
黑芝麻	甘，平。归肝、肾、大肠经	补肝肾，益精血，润肠燥。用于精血亏虚，头晕眼花，耳鸣耳聋，须发早白，病后脱发，肠燥便秘	9～15g	—
龟甲	咸、甘，微寒。归肝、肾、心经	滋阴潜阳，益肾强骨，养血补心，固经止崩。用于阴虚潮热，骨蒸盗汗，头晕目眩，虚风内动，筋骨痿软，心虚健忘，崩漏经多	9～24g，先煎	—
鳖甲	咸，微寒。归肝、肾经	滋阴潜阳，退热除蒸，软坚散结。用于阴虚发热，骨蒸劳热，阴虚阳亢，头晕目眩，虚风内动，手足瘈疭，经闭，癥瘕，久疟疟母	9～24g，先煎	—

四、补 阳 药

补阳药性味多甘温。具有温补阳气之功效，用以治疗阳虚证。由于肾阳为元阳，其他阳虚往往与肾阳不足有关，因此补阳主要是温补肾阳。肾阳不足临床常见畏寒肢冷，腰膝酸软，头晕耳鸣，尿频遗尿，阳痿早泄，宫冷不孕等证。使用时可配伍滋阴药品，使阳得阴助而生化无穷。

本类药物性多温燥，易助火伤阴，故燥热内盛或阴虚火旺者不宜使用。

（一）常用补阳药

鹿 茸

【药物来源】 为鹿科动物梅花鹿或马鹿的雄鹿未骨化密生茸毛的幼角。前者习称花鹿茸，后者习称马鹿茸。

【性味归经】 甘、咸，温。归肾、肝经。

【功效】 壮肾阳，益精血，强筋骨，调冲任，托疮毒。

【主治】

1. 用于肾阳不足，精血亏虚，阳痿遗精，宫冷不孕，羸瘦，神疲，畏寒，眩晕，耳鸣，耳聋，腰脊冷痛。本品峻补元阳，兼能益精血，为壮阳生精益血之要药。可单服，亦可与人参、巴戟天等同用，如参茸固本丸。

2. 用于筋骨痿软。治肝肾精血不足所致筋骨痿软、小儿发育不良、行迟、齿迟、囟迟等，常与熟地黄、山茱萸、五加皮等药同用。

3. 用于崩漏带下。治妇女冲任虚寒，带脉不固之崩漏下血、带下过多，常与阿胶、乌贼骨、蒲黄等同用。

4. 用于阴疽不敛。气血亏虚之疮疡久溃不敛，阴疽内陷不起，可与黄芪、当归、肉桂等同用。

【用法与用量】 1 ～ 2g，研末冲服。

【使用注意】 服用本品宜从小量开始，缓慢增加，不宜骤用大剂量，以免阳升风动或伤阴动血。本药为温补之品，故阴虚阳亢、里实热证、痰火内盛、外感热病者忌用。

考点 鹿茸的功用

链 接 补阳气的鹿茸马鹿角

鹿科动物马鹿或梅花鹿已骨化的角或锯茸后翌年春季脱落的角基为鹿角，能温肾阳，强筋骨，行血消肿，其温肾阳、强筋骨的功效与鹿茸相似而作用较弱，为鹿茸的代用品。鹿角经水煎煮、浓缩制成的固体胶为鹿角胶，能温补肝肾，益精养血，其补精血之功与鹿茸相似，需烊化兑服或炒珠用。鹿角去胶质的角块称鹿角霜，能温肾助阳，收敛止血。补力虽弱，但不滋腻。入汤剂需先煎。

（二）其他补阳药

其他补阳药见表 11-31。

表11-31 其他补阳药简表

药名	性味归经	功效与主治	用法与用量	备注
淫羊藿	辛、甘，温。归肝、肾经	补肾阳，强筋骨，祛风湿。用于肾阳虚衰，阳痿遗精，筋骨痿软，风湿痹痛，麻木拘挛	6～10g	—
杜仲	甘，温。归肝、肾经	补肝肾，强筋骨，安胎。用于肝肾不足，腰膝酸痛，筋骨无力，头晕目眩，妊娠漏血，胎动不安	6～10g	—
续断	苦、辛，微温。归肝、肾经	补肝肾，强筋骨，续折伤，止崩漏。用于肝肾不足，腰膝酸软，风湿痹痛，跌仆损伤，筋伤骨折，崩漏，胎漏。酒续断多用于风湿痹痛，跌仆损伤，筋伤骨折。盐续断多用于腰膝酸软	9～15g	—
肉苁蓉	甘、咸，温。归肾、大肠经	补肾阳，益精血，润肠通便。用于肾阳不足，精血亏虚，阳痿不孕，腰膝酸软，筋骨无力，肠燥便秘	6～10g	—
补骨脂	辛、苦，温。归肾、脾经	温肾助阳，纳气平喘，温脾止泻；外用消风祛斑。用于肾阳不足，阳痿遗精，遗尿尿频，腰膝冷痛，肾虚作喘，五更泄泻；外用治白癜风，斑秃	6～10g。外用20%～30%酊剂涂患处	—
益智	辛，温。归脾、肾经	暖肾固精缩尿，温脾止泻摄唾。用于肾虚遗尿，小便频数，遗精白浊，脾寒泄泻，腹中冷痛，口多唾涎	3～10g	—
菟丝子	辛、甘，平。归肝、肾、脾经	补益肝肾，固精缩尿，安胎，明目，止泻；外用消风祛斑。用于肝肾不足，腰膝酸软，阳痿遗精，遗尿尿频，肾虚胎漏，胎动不安，目昏耳鸣，脾肾虚泻，外治白癜风	6～12g。外用适量	—
蛤蚧	咸，平。归肺、肾经	补肺益肾，纳气定喘，助阳益精。用于肺肾不足，虚喘气促，劳嗽咳血，阳痿，遗精	3～6g，多入丸散或酒剂	—
冬虫夏草	甘，平。归肺、肾经	补肾益肺，止血化痰。用于肾虚精亏，阳痿遗精，腰膝酸痛，久咳虚喘，劳嗽咯血	3～9g	久服宜慎

链 接 紫河车退出《中国药典》目录

2015年12月紫河车退出《中国药典》目录，紫河车配方的中成药如生血丸、安坤赞育丸、河车大造丸、补血固齿丸、益血生胶囊等不再列入收载品种目录。我国法律明确规定：“产妇分娩后胎盘应当归产妇所有。产妇放弃或者捐献胎盘的，可以由医疗机构进行处置。任何单位和个人不得买卖胎盘。”

第 12 节　化痰止咳平喘药

案例 11-12

胡某，女，5 岁，咳嗽阵作 5 天。咳甚，痰鸣，伴流涕，低热，口微渴，舌质红，苔薄黄，脉浮数。中医诊断为“咳嗽（风热咳嗽证）”，处方：荆芥、贝母、白前、薄荷、瓜蒌各 8g，紫菀、百部、陈皮各 10g，桔梗 5g，甘草 6g。

思考与讨论：贝母、白前、瓜蒌、百部、桔梗各属于哪类中药？其功效分别是什么？

凡以祛痰或消痰、制止或减轻咳嗽和喘息为主要功效的药物，称为化痰止咳平喘药。根据其性能特点和功效主治的不同，分为温化寒痰药、清化热痰药和止咳平喘药三类。

凡痰中带血等有出血倾向者，不宜用性温燥有刺激性的化痰药，以免加重出血；麻疹初起有表邪之咳嗽不宜单用止咳药，应清宣肺气，以免麻疹不透；有毒性的药物，应注意其炮制、用法、用量、不良反应及防治方法。

考点 化痰止咳平喘药的分类、功用及使用注意事项

一、温化寒痰药

温化寒痰药具有温肺祛寒，燥湿化痰之功效，用以治疗寒痰、湿痰证。临床常见咳嗽气喘、痰多色白、苔腻等证。其性多温燥，不宜用于热痰、燥痰证。

（一）常用温化寒痰药

半　夏

【药物来源】 为天南星科植物半夏的干燥块茎。

【性味归经】 辛，温；有毒。归脾、胃、肺经。

【功效】 燥湿化痰，降逆止呕，消痞散结。

【主治】

1. 用于湿痰寒痰，咳喘痰多，痰饮眩悸，风痰眩晕，痰厥头痛，胸脘痞闷。本品为燥湿化痰要药。治痰湿阻肺所致的咳嗽，痰多色白质稀者，常与陈皮、茯苓等同用，如二陈汤；治湿痰眩晕，常与天麻、白术等同用，如半夏白术天麻汤。

2. 用于呕吐反胃。为止呕要药，常与生姜同用。用于胃热呕吐时，常与黄连、竹茹等同用；用于妊娠呕吐时，常与砂仁、苏梗等同用。

3. 用于梅核气，外治痈肿痰核。气郁痰结之梅核气，常与厚朴、紫苏、茯苓等同用。外用还可用于治疗痈疽肿毒、痰核、毒蛇咬伤。

【用法与用量】 内服一般炮制后使用，3 ～ 9g。外用适量，磨汁涂或研末以酒调敷患处。

【使用注意】 不宜与川乌、制川乌、草乌、制草乌、附子同用；生品内服宜慎。

考点 半夏的功用

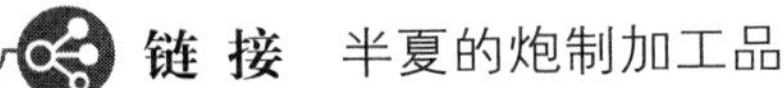

链 接 半夏的炮制加工品

法半夏是以净半夏与甘草、生石灰炮制而成，具有燥湿化痰之功，用于痰多咳喘，痰饮眩悸，风痰眩晕，痰厥头痛；姜半夏是以净半夏与生姜、白矾炮制而成，具有温中化痰，降逆止呕功效，用于痰饮呕吐，胃脘痞满；清半夏则是以净半夏与白矾炮制而成，具有燥湿化痰功效，用于湿痰咳嗽，胃脘痞满，痰湿凝聚，咯吐不出。

（二）其他温化寒痰药

其他温化寒痰药见表11-32。

表11-32 其他温化寒痰药简表

药名	性味归经	功效与主治	用法与用量	备注
天南星	苦、辛，温；有毒。归肺、肝、脾经	散结消肿。外用治痈肿，蛇虫咬伤。制天南星燥湿化痰，祛风止痉，散结消肿。用于顽痰咳嗽，风痰眩晕，中风痰壅，口眼㖞斜，半身不遂，癫痫，惊风，破伤风；外用治痈肿，蛇虫咬伤	外用生品适量，研末以醋或酒敷患处；制天南星3～9g	孕妇慎用；生品内服宜慎
白附子	辛，温；有毒。归胃、肝经	祛风痰，定惊搐，解毒散结，止痛。用于中风痰壅，口眼㖞斜，语言謇涩，惊风癫痫，破伤风，痰厥头痛，偏正头痛，瘰疬痰核，毒蛇咬伤	3～6g。一般炮制后用，外用生品适量捣烂，熬膏或研末以酒调敷患处	孕妇慎用；生品内服宜慎
白前	辛、苦，微温。归肺经	降气，消痰，止咳。用于肺气壅实，咳嗽痰多，胸满喘急	3～10g	—

二、清化热痰药

清化热痰药具有清化热痰之功效，用以治疗热痰证。临床常见咳嗽气喘、痰黄质稠等证。部分药物质润，兼能润燥；味咸，兼能软坚散结，还可用于燥痰证、痰热痰火所致癫痫、中风、瘰疬、瘿瘤等。其性多寒凉，不宜用于寒痰、湿痰证。

（一）常用清化热痰药

川 贝 母

【药物来源】 为百合科植物川贝母、紫贝母、甘肃贝母、梭砂贝母、太白贝母或瓦布贝母的干燥鳞茎。

【性味归经】 苦、甘，微寒。归肺、心经。

【功效】 清热润肺，化痰止咳，散结消痈。

【主治】

1. 用于肺热燥咳，干咳少痰，阴虚劳嗽，痰中带血。治阴虚久咳，肺痨久嗽，干咳少痰，常与沙参、麦冬、知母等同用；治肺热燥咳，常与天花粉、瓜蒌等同用；治热痰咳嗽，常与黄芩、桔梗、枇杷叶等同用。

2. 用于瘰疬，乳痈，肺痈。治痰火郁结的瘰疬，常与玄参、牡蛎等同用；治瘿瘤，常与昆布、海藻等同用；治乳痈、肺痈，常与蒲公英、鱼腥草等同用。

【用法与用量】 3～10g；研粉冲服，一次1～2g。

【使用注意】 不宜与川乌、制川乌、草乌、制草乌、附子同用。

考点 川贝母的功用

（二）其他清化热痰药

其他清化热痰药见表11-33。

表11-33 其他清化热痰药简表

药名	性味归经	功效与主治	用法与用量	备注
浙贝母	苦，寒。归肺、心经	清热化痰止咳，解毒散结消痈。用于风热咳嗽，痰火咳嗽，肺痈，乳痈，瘰疬，疮毒	5～10g	不宜与川乌、制川乌、草乌、制草乌、附子同用
瓜蒌	甘、微苦，寒。归肺、胃、大肠经	清热涤痰，宽胸散结，润燥滑肠。用于肺热咳嗽，痰浊黄稠，胸痹心痛，结胸痞满，乳痈，肺痈，肠痈，大便秘结	9～15g	不宜与川乌、制川乌、草乌、制草乌、附子同用
桔梗	苦、辛，平。归肺经	宣肺，利咽，祛痰，排脓。用于咳嗽痰多，胸闷不畅，咽痛音哑，肺痈吐脓	3～10g	—
前胡	苦、辛，微寒。归肺经	降气化痰，散风清热。用于痰热喘满，咯痰黄稠，风热咳嗽痰多	3～10g	—
胖大海	甘，寒。归肺、大肠经	清热润肺，利咽开音，润肠通便。用于肺热声哑，干咳无痰，咽喉干痛，热结便秘，头痛目赤	2～3枚，沸水泡服或煎服	—

三、止咳平喘药

止咳平喘药具有止咳、平喘之功效，用以治疗咳喘证。其味或辛或苦或甘，其性或温或寒，因此有宣肺、清肺、润肺、降肺、敛肺、化痰之别，有的偏于止咳，有的偏于平喘，有的兼而有之。个别麻醉镇咳定喘药，因易成瘾、恋邪，应慎用。

（一）常用止咳平喘药

苦杏仁

【药物来源】 为蔷薇科植物山杏、西伯利亚杏、东北杏或杏的干燥成熟种子。

【性味归经】 苦，微温；有小毒。归肺、大肠经。

【功效】 降气止咳平喘，润肠通便。

【主治】

1. 用于咳嗽气喘，胸满痰多。本品为治咳喘要药，用于各种原因引起的咳嗽气喘证。用于治疗肺热咳喘时，常与麻黄、石膏等同用；用于治疗风热咳喘时，常与桑叶、菊花等同用；用于治疗风寒咳喘时，常与麻黄、甘草等同用。

2. 用于肠燥便秘。常与火麻仁、柏子仁、郁李仁等同用。

【用法与用量】　5 ～ 10g，生品入煎剂后下。

【使用注意】　内服不宜过量，以免中毒。婴儿慎用。

考点　苦杏仁的功用

（二）其他止咳平喘药

其他止咳平喘药见表 11-34。

表 11-34　其他止咳平喘药简表

药名	性味归经	功效与主治	用法与用量	备注
紫苏子	辛，温。归肺经	降气化痰，止咳平喘，润肠通便。用于痰壅气逆，咳嗽气喘，肠燥便秘	3 ～ 10g	—
百部	甘、苦，微温。归肺经	润肺下气止咳，杀虫灭虱。用于新久咳嗽，肺痨咳嗽，顿咳；外用于头虱，体虱，蛲虫病，阴痒。蜜百部润肺止咳。用于阴虚劳嗽	3 ～ 9g。外用适量，水煎或酒浸	—
桑白皮	甘，寒。归肺经	泻肺平喘，利水消肿。用于肺热喘咳，水肿胀满尿少，面目肌肤浮肿	6 ～ 12g	—
葶苈子	辛、苦，大寒。归肺、膀胱经	泻肺平喘，行水消肿。用于痰涎壅肺，喘咳痰多，胸胁胀满，不得平卧，胸腹水肿，小便不利	3 ～ 10g，包煎	—
白果	甘、苦、涩，平；有毒。归肺、肾经	敛肺定喘，止带缩尿。用于痰多喘咳，带下白浊，遗尿尿频	5 ～ 10g	生食有毒

第 13 节　消　食　药

案例 11-13

王某，男，15 个月。大便次数偏多，质地稀薄，色黄或绿，偶带泡沫或奶瓣，脘腹胀满或伴有吐奶、吐食，症状时轻时重。西医诊断为“慢性糖源性腹泻”。西药治疗，效果不佳。就诊时见面色萎黄，神疲，口唇淡白，肌肉消瘦，舌质淡，苔薄白，脉细数，指纹淡白达气关。中医辨证：脾虚泄泻。治以健脾利湿，和中止泻。方用健脾消食煎，7 剂。药物组成：党参 6g，泽泻 6g，白术 3g，茯苓 3g，干姜 3g，山药 10g，木香 5g，砂仁 5g后下，陈皮 8g，乌梅 8g，车前子 8g包煎，甘草 8g，焦三仙各 15g，黄连 2g。服药后临床症状明显好转。二诊上方加扁豆 10g，继服 5 剂，巩固疗效。随访 1 年，未复发。

思考与讨论： 方中焦三仙是指哪三种药？各自的功效是什么？常用消食药还有哪些？

以消食化积为主要功效，用以治疗饮食积滞的药物，称为消食药，亦称消导药。

消食药多味甘性平，主归脾、胃二经。具有消食化积，健胃和中之功，主治宿食停留、饮食不消所致的脘腹胀满、嗳腐吞酸、恶心呕吐、不思饮食、大便失常等，以及脾胃虚弱，消化不良者。此外，部分消食药又兼有行气、活血、祛痰等功效。

本类药物虽多数效缓，但仍不乏耗气之弊，故气虚而无积滞者慎用。

考点 消食药的功用及使用注意事项

一、常用消食药

山　楂

【药物来源】 为蔷薇科植物山里红或山楂的干燥成熟果实。

【性味归经】 酸、甘，微温。归脾、胃、肝经。

【功效】 消食健胃，行气散瘀，化浊降脂。

【主治】

1. 用于肉食积滞，胃脘胀满，泻痢腹痛。本品酸甘，微温不热，功善消食化积，能治各种饮食积滞，尤为消化油腻肉食积滞之要药。凡肉食积滞之脘腹胀满、嗳气吞酸、腹痛泄泻者，均可应用。若配莱菔子、神曲、炒麦芽等，可加强消食化积之功。若积滞脘腹胀痛，可配伍木香、青皮、枳实等以行气消滞。本品炒用兼能止泻止痢，可单用焦山楂水煎内服；亦可与木香、槟榔等同用。

2. 用于瘀血经闭，产后瘀阻，心腹刺痛，胸痹心痛，疝气疼痛。本品入肝经，能行气散结，活血祛瘀止痛，治疝气疼痛，常与橘核、荔枝核等同用。治产后瘀阻腹痛、恶露不尽，或血滞痛经、经闭，可单用本品加糖水煎服；亦可与当归、香附、红花等同用。若治胸痹心痛，常与川芎、桃仁等同用。

3. 用于高脂血症。本品能化浊降脂，单用生山楂或配伍丹参、三七、葛根等，用治高脂血症，以及冠心病、高血压。

【用法与用量】 9 ～ 12g。焦山楂消食导滞作用增强。用于肉食积滞，泻痢不爽。

【使用注意】 脾胃虚弱而无积滞、胃酸分泌过多者慎用。

考点 山楂的功用

二、其他消食药

其他消食药见表 11-35。

表 11-35　其他消食药简表

药名	性味归经	功效与主治	用法与用量	备注
莱菔子	辛、甘，平。归肺、脾、胃经	消食除胀，降气化痰。用于饮食停滞，脘腹胀痛，大便秘结，积滞泻痢，痰壅喘咳	5 ～ 12g	不宜与人参同用
神曲	甘、辛，温。归脾、胃经	消食和胃。用于食积腹痛，不思饮食，肠鸣泄泻，脾虚积食	6 ～ 15g。消食宜炒焦用	—

药名	性味归经	功效与主治	用法与用量	备注
麦芽	甘，平。归脾、胃经	行气消食，健脾开胃，回乳消胀。用于食积不消，脘腹胀痛，脾虚食少，乳汁郁积，乳房胀痛，妇女断乳，肝郁胁痛，肝胃气痛。生麦芽健脾和胃，疏肝行气。用于脾虚食少，乳汁郁积。炒麦芽行气消食回乳。用于食积不消，妇女断乳。焦麦芽消食化滞。用于食积不消，脘腹胀痛	10 ～ 15g；回乳炒用 60g	哺乳期妇女不宜使用
谷芽	甘，温。归脾、胃经	消食和中，健脾开胃。用于食积不消，腹胀口臭，脾胃虚弱，不饥食少。炒谷芽偏于消食，用于不饥食少。焦谷芽善化积滞，用于积滞不消	9 ～ 15g	—
鸡内金	甘，平。归脾、胃、小肠、膀胱经	健胃消食，涩精止遗，通淋化石。用于食积不消，呕吐泻痢，小儿疳积，遗尿，遗精，石淋涩痛，胆胀胁痛	3 ～ 10g。研末服，每次 1.5 ～ 3g	—

第 14 节　驱　虫　药

案例 11-14

甲某，男，3 岁。家长代诉：患儿近半年食欲明显减退，挑食厌食，体重不增。望诊：面黄肌瘦，毛发干枯，腹大如鼓，舌淡，脉弱。诊为：疳积。给予疳积散加减治疗。具体药物：鸡屎藤 15g，使君子 12g，槟榔 12g，麦芽 9g，神曲 9g，山楂 9g，鸡内金 9g，人参 6g，白术 6g，茯苓 6g，炙甘草 6g。制法：研粉备用。用法：一次 3g，一日一次。5 天后食欲增加，服药半个月后体重增加 1kg，告愈。

思考与讨论：方中槟榔、使君子的功效是什么？常用驱虫药有哪些？

凡以驱除或杀灭寄生虫为主要功效，治疗寄生虫病的药物，称为驱虫药。

本类药物主入脾、胃、大肠经，部分药物具有一定的毒性，对人体内的寄生虫有杀灭、麻痹作用或刺激虫体促使其排出体外，而起到驱虫作用，故可用治蛔虫病、蛲虫病、绦虫病、钩虫病、姜片虫病等多种肠道寄生虫病。此类寄生虫病多由湿热内蕴或饮食不洁，食入或感染寄生虫卵所致。症见不思饮食或多食善饥，嗜食异物，绕脐腹痛、时发时止，胃中嘈杂，呕吐清水，肛门瘙痒等；迁延日久，则见面色萎黄，肌肉消瘦，腹部膨大，周身浮肿等症。

驱虫药对人体正气多有损伤，故要控制剂量，防止用量过大中毒或损伤正气；对素体虚弱、年老体衰及孕妇，更当慎用。驱虫药一般应在空腹时服用，使药物充分作用于虫体而保证疗效。对发热或腹痛剧烈者，不宜急于驱虫，待症状缓解后，再行施用驱虫药物。

考点　驱虫药的功用及使用注意事项

一、常用驱虫药

使 君 子

【药物来源】 为使君子科植物使君子的干燥成熟果实。

【性味归经】 甘，温。归脾、胃经。

【功效】 杀虫消积。

【主治】

1. 用于蛔虫病，蛲虫病，虫积腹痛。本品味甘气香而不苦，性温又入脾胃经，有良好的杀虫作用，为驱蛔要药，《本草正》云："专杀蛔虫"，尤宜于小儿蛔虫病。轻症单用本品炒香嚼服；重症可与苦楝皮、槟榔等同用。用治蛲虫病，可与百部、槟榔、大黄等同用。

2. 用于小儿疳积。本品甘温，既能驱虫，又能健脾消疳。李时珍称"此物味甘气温，既能杀虫，又益脾胃，所以能敛虚热而止泻痢，为小儿诸病要药"。常与槟榔、神曲、麦芽等配伍，用治小儿疳积，面色萎黄、形瘦腹大、腹痛有虫者。

【用法与用量】 使君子 9 ～ 12g，捣碎入煎剂；使君子仁 6 ～ 9g，多入丸散或单用，作 1 ～ 2 次分服。小儿每岁 1 ～ 1.5 粒，炒香嚼服，1 日总量不超过 20 粒。

【使用注意】 服药时忌饮浓茶。

考点 使君子的功用

二、其他驱虫药

其他驱虫药见表 11-36。

表 11-36 其他驱虫药简表

药名	性味归经	功效与主治	用法与用量	备注
南瓜子	甘，平。归胃、大肠经	杀虫。用于绦虫病，血吸虫病	研粉，60 ～ 120g 冷开水调服	—
槟榔	苦、辛，温。归胃、大肠经	杀虫，消积，行气，利水，截疟。用于绦虫病，蛔虫病，姜片虫病，虫积腹痛，积滞泻痢，里急后重，水肿脚气，疟疾	3 ～ 10g；驱绦虫、姜片虫 30 ～ 60g	—

第 15 节 安 神 药

案例 11-15

高某，女，67 岁。寐差 20 年余。心烦不寐，入睡困难，心悸多梦，不欲饮食，伴心慌胆怯，腰膝酸软，潮热盗汗，五心烦热，口苦口干，舌红苔少，脉细数。医生诊断为"不寐（心肾不交证）"。治以滋阴降火，交通心肾。方用黄连阿胶汤加减：阿胶珠 10g，生地黄 30g，黄连 5g，白芍 20g，石菖蒲 10g，党参 10g，炒酸枣仁 12g，麦冬 10g，百合 12g，煅青礞石 20g，龙骨 30g，牡蛎 30g，五味子 10g，丹参 10g，制半夏 10g。服 7 剂，每晚能睡 3 ～ 5 小时，后按原方加减，服 28 剂病愈。

思考与讨论： 方中酸枣仁、龙骨的功效是什么？安神药可分为哪两类？常用药各有哪些？

凡以安定神志为主要功效，用以治疗心神不宁病证的药物，称安神药。

安神药主要用治心悸、怔忡、失眠、多梦、健忘之心神不宁病证，亦可用治惊风、癫痫发狂等心神失常。

根据其性能特点和功效主治的不同，分为重镇安神药及养心安神药两类。

使用矿石类安神药及有毒药物时，只宜暂用，不可久服，中病即止。矿石类安神药，如作丸散剂服时，须配伍养胃健脾之品，以免耗伤胃气。

考点 安神药的分类、功用及使用注意事项

一、重镇安神药

（一）常用重镇安神药

重镇安神药多为矿石、化石类药物，质重沉降，能镇能降，有重镇安神、平惊定志等作用，用于心火亢盛、痰热扰心等引起的烦躁、失眠及惊风、癫狂、痫证等。

朱　砂

【药物来源】 为硫化物类矿物辰砂族辰砂，主要成分为硫化汞（HgS）。

【性味归经】 甘，微寒；有毒。归心经。

【功效】 清心镇惊，安神，明目，解毒。

【主治】

1. 用于心悸易惊，失眠多梦，癫痫发狂，小儿惊风。本品质重性寒，色赤如心，既能镇心惊，又能清心火，用于心火亢盛之烦躁不安、惊悸失眠及惊风、癫狂、痫证等。常与黄连、甘草等同用。

2. 用于视物昏花，口疮，喉痹，疮疡肿毒。常配合冰片、硼砂等同用。

【用法与用量】 0.1 ～ 0.5g，多入丸散服，不宜入煎剂。外用适量。

【使用注意】 本品有毒，不宜大量服用，也不宜少量久服；孕妇及肝肾功能不全者禁用。

考点 朱砂的功用

（二）其他重镇安神药

其他重镇安神药见表 11-37。

表 11-37 其他重镇安神药简表

药名	性味归经	功效与主治	用法与用量	备注
磁石	咸，寒。归肝、心、肾经	镇惊安神，平肝潜阳，聪耳明目，纳气平喘。用于惊悸失眠，头晕目眩，视物昏花，耳鸣耳聋，肾虚气喘	9 ～ 30g，先煎	脾胃虚弱者慎用
龙骨	甘、涩，平。归心、肝、肾经	镇惊安神，平肝潜阳，收敛固涩。用于心神不宁，心悸失眠，健忘多梦	15 ～ 30g，先煎	湿热积滞者不宜使用
琥珀	甘，平。归心、肝、膀胱经	镇惊安神，活血散瘀、利尿通淋。用于治疗心神不宁，心悸失眠，健忘，血滞痛经经闭，胸痹心痛	1.5 ～ 3g，研末冲服，或入丸散，不人煎剂	—

二、养心安神药

养心安神药多为植物种子、种仁类药物，具有甘润滋养之性，性味多甘平，故有养心安神的功用。主治阴血不足、心脾两虚、心失所养之心悸怔忡、虚烦不眠、健忘多梦等心神不宁虚证。

（一）常用养心安神药

酸枣仁

【药物来源】 为鼠李科植物酸枣的干燥成熟种子。

【性味归经】 甘、酸，平。归肝、胆、心经。

【功效】 养心补肝，宁心安神，敛汗，生津。

【主治】

1. 用于虚烦不眠，惊悸多梦。本品为滋养性安神药，为养心安神之要药。主要用于心肝血虚引起的失眠，兼有惊悸怔忡、虚汗者尤宜，常与当归、白芍、何首乌、龙眼肉等同用。

2. 用于体虚多汗。常与黄芪、五味子等药同用。

3. 用于津伤口渴。本品味甘酸，有敛阴生津止渴的功效，用于治疗津伤口渴者，常与生地黄、麦冬、天花粉等药同用。

【用法与用量】 10 ～ 15g。

考点 酸枣仁的功用

（二）其他养心安神药

其他养心安神药见表 11-38。

表 11-38 其他养心安神药简表

药名	性味归经	功效与主治	用法与用量	备注
柏子仁	甘，平。归心、肾、大肠经	养心安神，润肠通便，止汗。用于阴血不足，虚烦失眠，心悸怔忡，肠燥便秘，阴虚盗汗	3 ～ 10g	便溏及痰多者慎用
远志	苦、辛，温。归心、肾、肺经	安神益智，交通心肾，祛痰，消肿。用于心肾不交引起的失眠多梦、健忘惊悸、神志恍惚，咳痰不爽，疮疡肿毒，乳房肿痛	3 ～ 10g	胃溃疡及胃炎患者慎用
合欢皮	甘，平。归心、肝、肺经	解郁安神，活血消肿。用于心神不安，忧郁失眠，肺痈，疮肿，跌仆伤痛	6 ～ 12g。外用适量，研末调敷	孕妇慎用

第 16 节　开　窍　药

案例 11-16

严某，男，56 岁。先患头晕，继即突然昏仆，不省人事，牙关紧闭，面白唇，口角流涎，左半身瘫痪，四肢不温，口眼㖞斜半天，送至县医院救治。现牙关松动，仍处于半昏迷状态，两侧瞳孔大小不等，对光反射减弱，诊断为“脑出血”，诊其脉浮细而弦，舌淡苔薄。乃阳虚阴盛，闭塞清窍之候。以细辛3g煎汤，化开苏合香丸（含苏合香、冰片等）3g灌服。3小时内灌2次，患者逐渐清醒，并有饥饿感。

思考与讨论：苏合香、冰片的功效分别是什么？常用的开窍药还有哪些？

凡以开窍醒神为主要功效，治疗闭证神昏的药物，称为开窍药。因具辛香走窜之性，又称芳香开窍药。

本类药物辛香走窜，皆入心经，具有通关开窍、醒脑回苏的作用。部分开窍药兼有活血、行气、止痛、解毒等功效。

开窍药主要用治温病热陷心包、痰浊蒙蔽清窍之神昏谵语，以及惊风、癫痫、中风等猝然昏厥、痉挛抽搐。部分开窍药兼治血瘀气滞，心腹疼痛，经闭，癥瘕，目赤咽肿，痈疽疔疮等。

开窍药辛香走窜，为救急、治标之品，且能耗伤正气，故只宜暂服，不可久用；其药性辛香，有效成分易于挥发，内服多不宜入煎剂，宜入丸剂、散剂服用。

考点 开窍药的功用及使用注意事项

一、常用开窍药

麝　香

【药物来源】 为鹿科动物林麝、马麝或原麝成熟雄体香囊中的干燥分泌物。

【性味归经】 辛，温。归心、脾经。

【功效】 开窍醒神，活血通经，消肿止痛。

【主治】

1. 用于热病神昏，中风痰厥，气郁暴厥，中恶昏迷。本品辛香走窜，为醒神回苏要药。配伍清热药，治疗热陷心包，小儿惊厥等热闭证，如安宫牛黄丸；配伍祛寒药，治疗寒闭证，如苏合香丸。

2. 用于经闭，癥瘕，难产死胎，胸痹心痛，心腹暴痛，跌仆伤痛，痹痛麻木，痈肿瘰疬，咽喉肿痛。本品辛香行散，有良好的活血散结、消肿止痛的作用。内服外用均有疗效。

【用法与用量】 0.03～0.1g，多入丸散用。外用适量。

【使用注意】 孕妇禁用。

考点 麝香的功用

链接 诸香之冠

麝香为四大动物香料之一，居灵猫香、海狸香和龙涎香之首，以其芳香之性而名闻天下，后人誉之为诸香之冠。可是，刚从香囊中取出的麝香颗粒，不但毫无香气，反而有一股难闻的恶臭，这是怎么回事？原来是它的香气太浓烈的缘故。如果将其高倍稀释，就会释放出馥郁的芳香来了。据化学分析，其香气的主要成分为巨环麝香酮，是一种极为名贵的香料，也是麝香发挥芳香开窍、活血通络功效的主要成分。

二、其他开窍药

其他开窍药见表 11-39。

表 11-39 其他开窍药简表

药名	性味归经	功效与主治	用法与用量	备注
冰片	辛、苦，凉。归心、脾、肺经	开窍醒神，清热止痛。用于热病神昏、惊厥，中风痰厥，气郁暴厥，中恶昏迷，胸痹心痛，目赤，口疮，咽喉肿痛，耳道流脓	0.3 ～ 0.9g，入丸散服。外用适量，研粉点敷患处	孕妇慎用
苏合香	辛，温。归心、脾经	开窍，辟秽，止痛。用于中风痰厥，猝然昏倒，胸痹心痛，胸腹冷痛，惊痫	0.3 ～ 1g，宜入丸散服	—

第 17 节 平肝息风药

案例 11-17

严某，男，65 岁。自述高血压病史 6 年，常眩晕耳鸣。症见头目胀痛，面红耳赤，急躁易怒，失眠多梦，头重脚轻，腰膝酸软，舌红少津，脉弦细数。血压 160/100mmHg。西医诊断为“高血压”。中医诊断为“头痛（肝阳上亢证）”，治以平肝潜阳，滋补肝肾。方以天麻钩藤饮加减。方药组成包括天麻、钩藤、石决明、山栀、黄芩、川牛膝、杜仲、益母草、桑寄生、夜交藤、茯神等。

思考与讨论：天麻、钩藤、石决明在方中的功效是什么？常用平肝息风药有哪些？

凡以平肝潜阳，息风止痉为主要功效，用以治疗肝阳上亢、肝风内动之证的药物，称平肝息风药。

本类药皆入肝经。以平肝潜阳、息风止痉为主要作用，部分药物还具有清泄肝火、明目退翳、通络止痛之效。根据其性能特点和功效主治的不同，分为平抑肝阳药和息风止痉药两类。

平肝息风药性能各有不同，使用时应注意区别。如药性寒凉之品，适用于肝经热盛者，脾虚慢惊则不宜用；少数药物性偏温燥，血虚阴伤者慎用。某些虫类药具有较大毒性，应严格掌握剂量、炮制方法和服用方法。

考点 平肝息风药的分类、功用及使用注意事项

一、平抑肝阳药

本类药多为介类或矿石类药物，性偏寒凉，有质重潜降之性，主要入肝经。以平肝潜阳为主要功效，适用于肝阳上亢之头晕耳鸣、头目胀痛、面红目赤。由于其病本为肝肾阴虚之病证，故本类药常需与滋养肝肾之阴的药物配伍。本类药与钩藤、天麻、全蝎等药物配伍，可用于治疗肝风内动，肝火亢盛之烦躁易怒者，或风痰阻络之病证。

（一）常用平抑肝阳药

石 决 明

【药物来源】 为鲍科动物杂色鲍、皱纹盘鲍、羊鲍、澳洲鲍、耳鲍或白鲍的贝壳。

【性味归经】 咸，寒。归肝经。

【功效】 平肝潜阳，清肝明目。

【主治】

1. 用于头痛眩晕。本品专入肝经，长于潜降肝阳，清泻肝热，兼益肝阴，为平肝凉肝之要药，善治肝肾阴虚，阴不制阳而致肝阳上亢之头痛眩晕，常与珍珠母、牡蛎等药同用。

2. 用于目赤翳障，视物昏花，青盲雀目。本品长于清肝火、益肝阴，有明目退翳的作用，为治疗眼疾常用药。

此外，本品煅用有收敛、制酸、止血之功，用于疮疡久溃不敛、胃痛泛酸及外伤出血等。

【用法与用量】 6～20g，先煎。

考点 石决明的功用

（二）其他平抑肝阳药

其他平抑肝阳药见表11-40。

表11-40 其他平抑肝阳药简表

药名	性味归经	功效与主治	用法与用量	备注
珍珠母	咸，寒。归肝、心经	平肝潜阳，安神定惊，明目退翳。用于头痛眩晕，惊悸失眠，目赤翳障，视物昏花	10～25g，先煎	脾胃虚寒及孕妇慎用
牡蛎	咸，微寒。归肝、胆、肾经	重镇安神，潜阳补阴，软坚散结。用于惊悸失眠，眩晕耳鸣，瘰疬痰核，癥瘕痞块。煅牡蛎收敛固涩，制酸止痛。用于自汗盗汗，遗精滑精，崩漏带下，胃痛吞酸	9～30g，先煎	—
赭石	苦，寒。归肝、心、肺、胃经	平肝潜阳，重镇降逆，凉血止血。用于眩晕耳鸣，呕吐，噫气，呃逆，喘息，吐血，衄血，崩漏下血	9～30g，先煎	孕妇慎用
罗布麻叶	甘、苦，凉。归肝经	平肝安神，清热利水。用于肝阳眩晕，心悸失眠，浮肿尿少	6～12g	—

二、息风止痉药

本类药以平息肝风，制止痉挛为主要功效，主治肝风内动证。适用于肝阳上亢、高热、痰浊、血虚、阴虚等所致抽搐、颤动。与石决明、珍珠母、牡蛎等药物配伍，可用于肝阳眩晕，肝火目赤肿痛，或风痰阻络之病证。

痉挛抽搐多伴有高热，神昏，痰多等，故常配伍清热、开窍、化痰药。

（一）常用息风止痉药

羚 羊 角

【药物来源】 为牛科动物赛加羚羊的角。

【性味归经】 咸，寒。归肝、心经。

【功效】 平肝息风，清肝明目，散血解毒。

【主治】

1. 用于肝风内动，惊痫抽搐，妊娠子痫，高热痉厥，癫痫发狂，头痛眩晕。本品性寒，主入肝经，长于清肝热、息肝风、止痉搐，为治疗肝风内动、惊痫抽搐之要药。常与菊花、钩藤、白芍等清热平肝药配伍使用。本品质重沉降，有平抑肝阳的作用。治疗肝阳上亢所致头晕目眩、烦躁失眠、头痛如劈等症，常与石决明、龟甲、生地黄等同用。

2. 用于目赤翳障。本品善于清泻肝火而明目，治疗肝火上炎之目赤肿痛、畏光流泪、目生翳障，常与决明子、夏枯草、龙胆等同用。

3. 用于温毒发斑，痈肿疮毒。本品性寒，能清热解毒，用于治疗热毒炽盛、疮疡肿痛，可与黄连、栀子、金银花等药同用。

【用法与用量】 1 ～ 3g，宜另煎 2 小时以上；磨汁或研粉服，每次 0.3 ～ 0.6g。

考点 羚羊角的功用

（二）其他息风止痉药

其他息风止痉药见表 11-41。

表 11-41 其他息风止痉药简表

药名	性味归经	功效与主治	用法与用量	备注
牛黄	甘，凉。归心、肝经	清心，豁痰，开窍，凉肝，息风，解毒。用于热病神昏，中风痰迷，惊痫抽搐，癫痫发狂，咽喉肿痛，口舌生疮，痈肿疔疮	0.15 ～ 0.35g，多入丸散用。外用适量，研末敷患处	孕妇慎用
钩藤	甘，凉。归肝、心包经	息风定惊，清热平肝。用于肝风内动，惊痫抽搐，高热惊厥，感冒夹惊，小儿惊啼，妊娠子痫，头痛眩晕	3 ～ 12g，后下	—
天麻	甘，平。归肝经	息风止痉，平抑肝阳，祛风通络。用于小儿惊风，癫痫抽搐，破伤风，头痛眩晕，手足不遂，肢体麻木，风湿痹痛	3 ～ 10g	—
全蝎	辛，平；有毒。归肝经	息风镇痉，通络止痛，攻毒散结。用于肝风内动，痉挛抽搐，小儿惊风，中风口㖞，半身不遂，破伤风，风湿顽痹，偏正头痛，疮疡，瘰疬	3 ～ 6g	孕妇禁用
蜈蚣	辛，温；有毒。归肝经	息风镇痉，通络止痛，攻毒散结。用于肝风内动，痉挛抽搐，小儿惊风，中风口㖞，半身不遂，破伤风，风湿顽痹，偏正头痛，疮疡，瘰疬，蛇虫咬伤	3 ～ 5g	孕妇禁用

第18节 收 涩 药

案例11-18

李某，男，75岁。小便自遗反复发作5年。伴神疲乏力，大便难而不坚，舌质淡红，舌苔薄黄，脉细弱。此为气虚不能固摄小便，治宜补益中气，固肾摄尿。拟补中益气汤化裁：黄芪40g，白术15g，人参6g（蒸兑），升麻6g，柴胡6g，山萸肉10g，益智仁10g，补骨脂10g，桑螵蛸10g，金樱子10g，覆盆子10g。每日1剂。煎2次，上下午各1次，服1月愈。

思考与讨论：山萸肉、桑螵蛸、覆盆子在方中的功效是什么？

凡以收敛固涩为主要作用的药物，称为收涩药。

本类药物性温或平，味多酸涩，入肺、脾、肾、大肠经。具有固表止汗、敛肺止咳、涩肠止泻、涩精止遗、固崩止带、收湿生肌敛疮的功效。主要用于卫阳不固，腠理不密，津液外泄的自汗，热迫津液外泄的盗汗；肺虚喘咳久治不愈，肺肾两虚，摄纳无权的肺肾虚喘证；脾虚肠不能固摄之久泻、久痢、脱肛；脾肾虚寒所致的泄泻；肾虚不固之遗精、滑精；膀胱失约所致的遗尿、尿频；肾虚冲任不固所致的崩漏、带下；湿疮瘙痒、疮溃不敛等病证。根据其性能特点和功效主治的不同，分为固表止汗药、敛肺涩肠药、固精缩尿止带药三类。

收涩药为治标之法，患者其本多为正气虚弱，当与扶正补虚药同用，补涩共施，标本兼顾，才能获效。收涩药性涩，有敛邪之弊，因表邪未解，内有湿热，或郁热未清，均非收涩药所宜，误用有“关门留寇”之弊。

考点 收涩药的分类、功用及使用注意事项

一、固表止汗药

本类药物味多甘平，性收敛。肺主皮毛，司汗孔开阖；汗为心之液，故其多入肺、心二经。行肌表，调节卫分，固护腠理而有固表止汗之功。临床常用于气虚肌表不固，腠理疏松，津液外泄而自汗；阴虚不能制阳，阳热迫津外泄而盗汗。

本类药物治疗自汗，当配补气固表药同用；治疗盗汗，宜配滋阴补虚药同用，以治病求本。

凡实邪所致汗出，应以祛邪为主，非本类药物所宜。

（一）常用固表止汗药

麻 黄 根

【药物来源】 为麻黄科植物草麻黄或中麻黄的干燥根和根茎。

【性味归经】 甘、涩，平。归心、肺经。

【功效】 固表止汗。

【主治】 用于自汗，盗汗。本品甘涩性平，入肺经能行肌表、实卫气、固腠理、闭毛窍，为敛肺固表止汗之要药。治气虚自汗，常与黄芪、煅牡蛎等同用。治阴虚盗汗，常与生地黄、

熟地黄、当归等同用。治产后虚汗不止，常与当归、黄芪等同用。

【用法与用量】 3 ～ 9g。外用适量，研粉撒扑。

【使用注意】 有表邪者忌用。

考点 麻黄根的功用

（二）其他固表止汗药

其他固表止汗药见表 11-42。

表 11-42　其他固表止汗药简表

药名	性味归经	功效与主治	用法与用量	备注
浮小麦	甘、凉。归心经	固表止汗、益气除热。用于自汗盗汗，骨蒸劳热	6 ～ 12g。入汤或炒焦研末服	—

二、敛肺涩肠药

本类药物酸涩收敛，主入肺经或大肠经。分别具有敛肺止咳喘、涩肠止泻痢作用。前者主要用于肺虚喘咳，久治不愈或肺肾两虚，摄纳无权的虚喘证；后者用于大肠虚寒不能固摄或脾肾虚寒所致的久泻、久痢。

本类药物治久咳虚喘者，如为肺虚，则加补肺益气药；如为肾虚，则加补肾纳气药同用。治久泻、久痢兼脾肾阳虚者，则配温补脾肾药；若兼气虚下陷者，则宜配补气升提药；若兼脾胃气虚者，则配补益脾胃药。

本类药酸涩收敛，痰多壅肺所致的咳喘、泻痢初起、邪气方盛或伤食腹泻者不宜用。

（一）常用敛肺涩肠药

五　味　子

【药物来源】 为木兰科植物五味子的干燥成熟果实。习称北五味子。

【性味归经】 酸、甘，温。归肺、心、肾经。

【功效】 收敛固涩，益气生津，补肾宁心。

【主治】

1. 用于久咳虚喘，梦遗滑精，遗尿尿频，久泻不止，自汗盗汗。本品味酸收敛，甘温而润，能上敛肺气，下滋肾阴，为治疗久咳虚喘之要药。治肺虚久咳，可与黄芪、罂粟壳等同用；治肺肾两虚之喘咳，常与山茱萸、熟地黄、山药等同用；本品长于敛肺止咳，配伍麻黄、细辛、干姜等，可用于寒饮咳喘证。治滑精者，可与桑螵蛸、附子、龙骨等同用；治梦遗者，常与麦冬、山茱萸、熟地黄等同用。治脾肾虚寒，久泻不止，与吴茱萸同炒香研末，米汤送服；或与补骨脂、肉豆蔻、吴茱萸同用。治自汗、盗汗者，可与麻黄根、牡蛎等同用。

2. 用于津伤口渴，内热消渴。本品甘以益气，酸能生津，具有益气生津止渴之功。治热伤气阴，汗多口渴者，常与人参、麦冬同用；治阴虚内热，口渴多饮之消渴证，多与山药、知母、天花粉等同用。

3. 用于心悸失眠。本品既能补益心肾，又能宁心安神，用于心肾不交之虚烦心悸、失眠多梦，常与麦冬、丹参、酸枣仁等同用。

【用法与用量】 2 ～ 6g。

【使用注意】 凡表邪未解，内有实热，咳嗽初起，麻疹初期，均不宜用。

考点 五味子的功用

（二）其他敛肺涩肠药

其他敛肺涩肠药见表 11-43。

表 11-43　其他敛肺涩肠药简表

药名	性味归经	功效与主治	用法与用量	备注
乌梅	酸、涩，平。归肝、脾、肺、大肠经	敛肺，涩肠，生津，安蛔。用于肺虚久咳，久泻久痢，虚热消渴，蛔厥呕吐腹痛	6 ～ 12g	—
五倍子	酸、涩，寒。归肺、大肠、肾经	敛肺降火，涩肠止泻，敛汗，止血，收湿敛疮。用于肺虚久咳，肺热痰嗽，久泻久痢，自汗盗汗，消渴，便血痔血，外伤出血，痈肿疮毒，皮肤湿烂	3 ～ 6g。外用适量	—
罂粟壳	酸、涩，平；有毒。归肺、大肠、肾经	敛肺，涩肠，止痛。用于久咳，久泻，脱肛，脘腹疼痛	3 ～ 6g	本品易成瘾，不宜常服；孕妇及儿童禁用；运动员慎用

三、固精缩尿止带药

（一）常用固精缩尿止带药

本类药物酸涩收敛，主入肾、膀胱经。具有固精、缩尿、止带的作用。某些药物甘温，还兼有补肾之功。适用于肾虚不固所致的遗精滑精、遗尿尿频、带下清稀等症，常与补肾药配伍使用，以标本兼治。

本类药酸涩收敛，对外邪内侵，湿热下注所致的遗精、尿频等不宜用。

山 茱 萸

【药物来源】 为山茱萸科植物山茱萸的干燥成熟果肉。

【性味归经】 酸、涩，微温。归肝、肾经。

【功效】 补益肝肾，收涩固脱。

【主治】

1. 用于眩晕耳鸣，腰膝酸痛，阳痿，内热消渴。本品酸涩微温质润，其性温而不燥，补而不峻，功善补益肝肾，既能益精，又可助阳，为平补阴阳之要药。治肝肾阴虚所致的头晕目眩、腰酸耳鸣，常与熟地黄、山药等配伍；治命门火衰，腰膝冷痛，小便不利，常与肉桂、附子等同用；治肾虚阳痿，多与鹿茸、补骨脂、淫羊藿等配伍；治肝肾阴虚所致的内热消渴，常与黄精、枸杞子、天花粉等配伍。

2. 用于遗精，遗尿尿频，崩漏带下，大汗虚脱。本品既能补肾益精，又能固精缩尿，于补益之中又具封藏之功，为固精止遗之要药。治肾虚精关不固之遗精、滑精，常与熟地黄、山药等同用；治肾虚膀胱失约之遗尿、尿频，常与沙苑子、覆盆子、桑螵蛸等同用。本品还能固冲任以止血，治妇女肝肾亏损，冲任不固之崩漏、月经过多，常与熟地黄、白芍、当归等同用。本品还能敛汗固脱，为防止元气虚脱之要药。治大汗不止，体虚欲脱或久病虚脱，常与人参、附子、龙骨等同用。

【用法与用量】 6 ～ 12g。

考点 山茱萸的功用

（二）其他固精缩尿止带药

其他固精缩尿止带药见表 11-44。

表 11-44　其他固精缩尿止带药简表

药名	性味归经	功效与主治	用法与用量	备注
覆盆子	甘、酸，温。归肝、肾、膀胱经	益肾固精缩尿，养肝明目。用于遗精滑精，遗尿尿频，阳痿早泄，目暗昏花	6 ～ 12g	—
桑螵蛸	甘、咸，平。归肝、肾经	固精缩尿，补肾助阳。用于遗精滑精，遗尿尿频，小便白浊	5 ～ 10g	—
莲子	甘、涩，平。归脾、肾、心经	补脾止泻，止带，益肾涩精，养心安神。用于脾虚泄泻，带下，遗精，心悸失眠	6 ～ 15g	—

自 测 题

【A 型题】

1. 用于外感风寒所致恶寒、发热、无汗，常与桂枝配伍，相须为用的药物是
A. 麻黄　B. 细辛　C. 紫苏
D. 荆芥　E. 防风

2. 用于治疗风热表证，身不出汗、头痛目赤，常与荆芥、桑叶、菊花、牛蒡子等配合应用的药物是
A. 蝉蜕　B. 麻黄　C. 薄荷
D. 葛根　E. 柴胡

3. 善清气分实热，是清肺胃气分实热证要药。用于高热不退、烦渴、大汗、脉洪大等，常与知母相须为用的药物是
A. 薄荷　B. 芦根　C. 菊花
D. 石膏　E. 桑叶

4. 能够清热安胎，治血热胎动不安的药物是
A. 黄芩　B. 砂仁　C. 黄连
D. 杜仲　E. 黄柏

5. 金银花和连翘共同的功效是
A. 清热泻火　B. 清热解毒
C. 凉血消肿　D. 清热燥湿
E. 消肿散结

6. 下列药物能治疗阴虚内热，骨蒸劳热的是
A. 鲜地黄　B. 熟地黄
C. 生地黄　D. 地黄炭
E. 地黄花

7. 下列中药能治疗疟疾的是
A. 黄连　B. 连翘　C. 青蒿
D. 地骨皮　E. 白薇

8. 具有泻下软坚、清热、回乳功效的药物是
A. 大黄　B. 芦荟　C. 芒硝
D. 番泻叶　E. 郁李仁

9. 牵牛子的功效不包括
A. 通便　B. 攻积　C. 泻水

D. 杀虫 E. 破血

10. 芫花为峻下逐水药，其主治病证不包括

A. 二便不利 B. 胸腹积水

C. 气逆咳喘 D. 癥瘕积聚

E. 疥癣冻疮

11. 下列关于芒硝使用方法错误的是

A. 内服包煎 B. 外用点眼

C. 外用喷撒 D. 内服开水溶化

E. 内服冲入药汁

12. 雷公藤有大毒，作用力强，其功效不包括

A. 祛风除湿 B. 活血通络

C. 消肿止痛 D. 利水消肿

E. 杀虫解毒

13. 桑寄生功效不包括

A. 祛风湿 B. 补肝肾

C. 强筋骨 D. 安胎元

E. 杀虫解毒

14. 秦艽功效不包括

A. 祛风湿 B. 清湿热

C. 止痹痛 D. 退虚热

E. 补益肝肾

15. 五加皮功效不包括

A. 祛风除湿 B. 补益肝肾

C. 强筋壮骨 D. 利水消肿

E. 清湿热

16. 腰膝、腿足关节疼痛属下部寒湿者最宜选用

A. 独活 B. 羌活 C. 威灵仙

D. 木瓜 E. 蕲蛇

17. 佩兰功效不包括

A. 芳香化湿 B. 醒脾开胃

C. 发表 D. 解暑

E. 退虚热

18. 用于湿浊中阻，脘痞不饥，脾胃虚寒，呕吐泄泻，妊娠恶阻，胎动不安的是

A. 砂仁 B. 广藿香 C. 苍术

D. 木瓜 E. 佩兰

19. 砂仁功效不包括

A. 化湿开胃 B. 温脾止泻

C. 理气 D. 安胎

E. 利水消肿

20. 既治蛲虫病，又治阴痒的药物是

A. 金钱草 B. 石韦

C. 地肤子 D. 萹蓄

E. 木通

21. 能利尿通淋、活血通经的药物是

A. 茯苓 B. 猪苓 C. 瞿麦

D. 滑石 E. 萹蓄

22. 被称为回阳救逆第一要药的是

A. 干姜 B. 吴茱萸 C. 肉桂

D. 附子 E. 人参

23. 附子入汤剂需先煎 0.5 ～ 1 小时，其目的是

A. 增强疗效 B. 降低毒性

C. 改变药性 D. 便于制剂

E. 改善口感

24. 既能上助心阳，中温脾阳，又能下补肾阳的药物是

A. 干姜 B. 附子 C. 吴茱萸

D. 肉桂 E. 炮姜

25. 善治厥阴头痛的药物是

A. 白芷 B. 细辛 C. 石膏

D. 吴茱萸 E. 菊花

26. 具有理气健脾、燥湿化痰功效的药是

A. 青皮 B. 陈皮 C. 枳实

D. 藿香 E. 沉香

27. 治疗肝郁化火诸痛，最宜选用的药物是

A. 青皮 B. 木香 C. 枳实

D. 川楝子 E. 乌药

28. 香附的主治病证是

A. 寒凝血滞证

B. 肝火上炎证

C. 湿阻中焦证

D. 痰热阻滞证

E. 肝郁气滞证

29. 木香的功效是

A. 行气止痛，温肾散寒

B. 疏肝泄热，行气止痛

C. 行气止痛，温中止呕
D. 行气止痛，健脾消食
E. 疏肝解郁，理气宽中

30. 功能凉血止血，尤善治尿血的药物是
A. 苎麻根　B. 地榆
C. 小蓟　D. 侧柏叶
E. 艾叶

31. 小蓟具有的功效是
A. 解毒消痈　B. 收湿祛腐
C. 温中止痛　D. 敛疮生肌
E. 祛湿止痒

32. 蒲黄入汤剂，其用法是
A. 先煎　B. 后下　C. 包煎
D. 烊化　E. 另煎

33. 既能收敛止血，又能补虚的药物是
A. 蒲黄　B. 仙鹤草　C. 白及
D. 小蓟　E. 苎麻根

34. 治疗虚寒性崩漏下血，宜首选的药物是
A. 地榆　B. 白茅根　C. 茜草
D. 炮姜　E. 艾叶

35. 三七研末吞服，一次的用量是
A. 3 ～ 10g　B. 10 ～ 15g
C. 30 ～ 60g　D. 1 ～ 3g
E. 15 ～ 30g

36. 既能温经止血，又能温中止痛的药物是
A. 白及　B. 仙鹤草　C. 茜草
D. 炮姜　E. 白茅根

37. 具有活血行气，祛风止痛功效的药物是
A. 延胡索　B. 川芎　C. 香附
D. 姜黄　E. 丹参

38. 郁金的功效不包括
A. 行气解郁　B. 活血止痛
C. 凉血消痈　D. 清心凉血
E. 利胆退黄

39. 不属于丹参主治证的是
A. 痛经　B. 疮疡肿痛
C. 心烦不眠　D. 水肿尿少
E. 月经不调

40. 为“血中之气药”，能“上行头目”，善“下行血海”而“下调经水”的药物是
A. 姜黄　B. 延胡索　C. 川芎
D. 莪术　E. 郁金

41. 既能活血祛瘀，又能润肠通便的药物是
A. 三棱　B. 红花　C. 桃仁
D. 没药　E. 乳香

42. 土鳖虫除续筋接骨外，还具有的功效是
A. 补肝肾强筋骨　B. 破血逐瘀
C. 利尿消肿　D. 祛风止痛
E. 清心除烦

43. 三棱、莪术除消积止痛外，还具有的功效是
A. 破血行气　B. 行气解郁
C. 祛风止痛　D. 凉血消痈
E. 续筋接骨

44. 大补元气的药物首推
A. 党参　B. 人参　C. 黄芪
D. 山药　E. 白术

45. 能补气升阳，擅长治疗气虚中气下陷证的药物是
A. 人参　B. 黄芪　C. 山药
D. 甘草　E. 白术

46. 具有补益肺、脾、肾三脏功效的药物是
A. 山药　B. 甘草　C. 枸杞子
D. 北沙参　E. 杜仲

47. 以下除哪项外，均为甘草的功效
A. 祛痰止咳　B. 补脾益气
C. 补脾养肾　D. 调和诸药
E. 缓急止痛

48. 用于治疗脾肾阳虚五更泄泻的最佳药物是
A. 杜仲　B. 菟丝子　C. 山药
D. 补骨脂　E. 党参

49. 具有养血调经、敛阴止汗、柔肝止痛功效的药物是
A. 阿胶　B. 熟地黄　C. 白芍
D. 当归　E. 龙眼肉

50. 长于补血、滋阴、止血的药物是
A. 阿胶　B. 熟地黄　C. 白芍

D. 当归 E. 龙眼肉

51. 肉苁蓉和杜仲均能治疗

A. 肠燥便秘 B. 腰膝酸软

C. 五更泄泻 D. 胎动不安

E. 口多唾涎

52. 补益肺胃之阴，拟选用哪一组药物

A. 北沙参、麦冬

B. 龟甲、南沙参

C. 北沙参、枸杞子

D. 龟甲、鳖甲

E. 黑芝麻、百合

53. 治疗咳嗽痰多，胸闷不畅，咽痛音哑，肺痈吐脓等症，宜首选

A. 前胡 B. 半夏 C. 薄荷

D. 桔梗 E. 金银花

54. 既能降气止咳平喘，又能润肠通便的药物是

A. 白芍 B. 苦杏仁 C. 百部

D. 桑白皮 E. 瓜蒌

55. 善于消肉积的药物是

A. 麦芽 B. 鸡内金 C. 山楂

D. 神曲 E. 莱菔子

56. 槟榔最善驱哪种寄生虫

A. 绦虫 B. 蛔虫 C. 钩虫

D. 蛲虫 E. 姜片虫

57. 治疗心火亢盛，烦躁不安，宜选

A. 龙骨 B. 琥珀 C. 磁石

D. 朱砂 E. 酸枣仁

58. 下列哪项不是麝香的功效

A. 开窍醒神 B. 宁心安神

C. 活血通经 D. 活血消肿

E. 止痛

59. 甘平质润，治疗肝风内动，惊痫抽搐，无论寒热虚实皆可配伍应用的药物是

A. 钩藤 B. 石决明 C. 羚羊角

D. 天麻 E. 蜈蚣

60. 具有敛肺、涩肠、生津、安蛔作用的药物是

A. 五味子 B. 乌梅 C. 山茱萸

D. 海螵蛸 E. 莲子

61. 上能收敛肺气而止咳喘，下能滋肾水以固涩下焦，内能益气生津宁心止渴，外能收敛止汗的药物是

A. 五味子 B. 乌梅 C. 山茱萸

D. 海螵蛸 E. 莲子

62. 山茱萸的作用没有下列哪项

A. 补益肝肾 B. 涩精缩尿

C. 涩精止泻 D. 固崩止血

E. 制酸止痛

【B 型题】

（63～65 题共用备选答案）

A. 麻黄 B. 桂枝 C. 紫苏叶

D. 荆芥 E. 白芷

63. 有助阳化气，平冲降气作用的中药是

64. 有宣通鼻窍，燥湿止带作用的中药是

65. 有透疹，消疮作用的中药是

（66、67 题共用备选答案）

A. 黄连 B. 黄柏 C. 黄芩

D. 苦参 E. 龙胆

66. 有安胎作用的中药是

67. 能够治疗骨蒸的中药是

（68、69 题共用备选答案）

A. 甘遂 B. 巴豆 C. 芫花

D. 京大戟 E. 牵牛子

68. 药性苦寒，有毒，能泻水通便、杀虫攻积的药是

69. 药性苦辛温，有毒，能泻水逐饮、杀虫疗疮的药是

（70、71 题共用备选答案）

A. 广藿香 B. 砂仁 C. 苍术

D. 佩兰 E. 厚朴

70. 呕吐泄泻，妊娠恶阻，胎动不安。宜选用的药物是

71. 食积气滞，腹胀便秘，痰饮喘咳。宜选用的药物是

（72、73 题共用备选答案）

A. 利水通淋，通经下乳

B. 利尿渗湿，凉血止血

C. 利水通淋，渗湿止泻

D. 利水渗湿，健脾止泻
E. 利水清热，通气下乳
72. 薏苡仁的功效是
73. 车前子的功效是
（74、75 题共用备选答案）
A. 金钱草 B. 滑石
C. 垂盆草 D. 虎杖
E. 茵陈
74. 味苦，性微寒，善治阳黄、阴黄与湿疹瘙痒的药物是
75. 味甘、咸，性微寒，善治湿热黄疸、肝胆结石、石淋的药物是
（76、77 题共用备选答案）
A. 1 ～ 2g B. 3 ～ 15g
C. 1 ～ 5g D. 0.5 ～ 1g
E. 15 ～ 30g
76. 制附子入汤剂煎服的常用剂量为
77. 肉桂入汤剂煎服的常用剂量为
（78、79 题共用备选答案）
A. 青皮 B. 陈皮 C. 枳实
D. 香附 E. 川楝子
78. 善疏肝破气的药物是
79. 善疏肝泄热的药物是
（80、81 题共用备选答案）
A. 小蓟 B. 地榆 C. 侧柏叶
D. 白茅根 E. 苎麻根
80. 凉血止血，清热利尿的药物是
81. 凉血止血，化痰止咳的药物是
（82、83 题共用备选答案）
A. 心悸怔忡，失眠
B. 小便不利，水肿
C. 风寒头痛，风湿痹痛
D. 热病神昏，癫痫发狂
E. 肠燥便秘，咳嗽气喘
82. 桃仁可用于
83. 川芎可用于
（84、85 题共用备选答案）
A. 清热润肺，化痰止咳，散结消痈
B. 清热涤痰，宽胸散结，润燥滑肠
C. 燥湿化痰，降逆止呕，消痞散结
D. 清热润肺，利咽开音，润肠通便
E. 燥湿化痰，祛风止痉，散结消肿
84. 半夏具有的功效是
85. 川贝母具有的功效是
（86 ～ 88 题共用备选答案）
A. 山楂 B. 麦芽 C. 莱菔子
D. 鸡内金 E. 神曲
86. 消食兼降气化痰的药物是
87. 消食兼活血化瘀的药物是
88. 消食兼回乳的药物是
（89 ～ 91 题共用备选答案）
A. 琥珀 B. 朱砂 C. 磁石
D. 龙骨 E. 远志
89. 兼有清热解毒作用的药物是
90. 兼有利水通淋作用的药物是
91. 兼有纳气平喘、聪耳明目功效的药物是
（92 ～ 94 题共用备选答案）
A. 疏肝解郁 B. 安神定惊
C. 平肝潜阳 D. 散血解毒
E. 收敛固涩
92. 属于石决明的功用的是
93. 属于牡蛎的功用的是
94. 属于羚羊角的功用的是

（苗春付 闫丽丽 梁熙若 谭 方 赵 萍）

第12章 方剂基本知识

学习目标

1. 素质目标：具有对中医药文化的认同感和自豪感，树立中医药文化自信；注重对患者的人文关怀，领悟医务工作者肩负的责任，激发学习方剂知识的兴趣。

2. 知识目标：掌握方剂的组成原则，即君臣佐使的配伍规律；掌握常用剂型汤剂、丸剂、散剂、膏剂的特点。

3. 能力目标：能够根据临床实际情况，灵活运用所学知识进行组方配伍和应用。

方剂是在中医药理论指导下，以辨证立法为依据，按照一定的组方配伍原则，选择恰当的药物合理配伍并酌定合适的剂量，制成一定的剂型而成，俗称处方。方剂基本知识包括方剂的组成原则、方剂的组成变化和常用剂型三个方面。

第1节　方剂的组成原则

案例12-1

张某，女，55岁，胃脘隐痛反复发作1年余。自述1年来时常腹部隐痛，喜温喜按，遇寒加重，常伴有神疲乏力、四末清冷、失眠健忘、大便稀溏、脘痞纳呆等症状。医生诊断为"胃痛(脾胃气虚证)"，给予四君子汤治疗。具体药物：人参9g，白术9g，茯苓9g，炙甘草3g。每日1剂，水煎服。

思考与讨论：分析该方中的君、臣、佐、使药及其作用。

中药组方，既不是随意的药物选择，也不是简单的药物相加或堆砌，而是通过合理的药物配伍组合而成的。中药的药性各有所偏，功用各有所长，大多一药多能，对于病体，既有其治疗作用的一面，也有因其药性偏胜导致不同程度毒副作用的一面。这就要求医者通过合理的药物配伍，纠其偏性，制其毒性，调控药物功效的发挥方向，使各具特性的中药组合成一个新的有机整体，从而达到增强治疗效果或产生新的功用、扩大治疗范围、适应复杂病情、减少毒副作用的目的。正如徐灵胎总结的"药有个性之专长，方有合群之妙用"。

方剂的组成原则，早在《素问·至真要大论》中就有"主病之谓君，佐君之谓臣，应臣之谓使"的记载，经过前人不断的总结，概括为君、臣、佐、使四方面，以此说明方剂中药物配伍的主从关系，反映药物在方剂中的不同地位或作用。

一、君　药

君药即针对主病或主证起主要治疗作用的药物，又称为主药。君药药效居方中之首，用量大，药味少，是方中不可缺少的药物。

二、臣　　药

臣药有两种意义。

1. 辅助君药加强治疗主病或主证的药物。

2. 针对主要兼病或兼证起主要治疗作用的药物，又称为辅药。

三、佐　　药

佐药有三种意义。

1. 佐助药　配合君、臣药加强治疗作用，或直接治疗次要症状的药物。

2. 佐制药　用以消除或减弱君、臣药的毒性，或制约君、臣药峻烈之性的药物。

3. 反佐药　在病重邪甚或拒药不受的情况下，配用与君药性味相反，而又能在治疗中起相成作用的药物。

一般在方中佐药的用量较少。

四、使　　药

使药有两种意义。

1. 引经药　能引导方中药物直达病所的药物。

2. 调和药　能调和方中诸药的性能，协调诸药的相互作用或起到矫味作用的药物。

使药一般药味较少，用量较小。

方剂中药物的君、臣、佐、使设定，主要以所选药物在方中所起作用的主次地位为依据。临证遣药组方并没有固定的模式，既不是每一种意义的臣、佐、使药都必须具备，也不是每味药只任一职。但是，君药是方剂中的核心部分，不可缺少。现结合病证，以麻黄汤为例进一步说明君、臣、佐、使的含义及其具体运用。

麻黄汤含麻黄、桂枝、苦杏仁、炙甘草四味药。主治外感风寒表实证，根据恶寒发热、头疼身痛、无汗而喘、舌苔薄白、脉浮紧等，辨证为风寒束表、肺气失宣，治疗从发汗解表、宣通肺气立法。其方义分析如下。

君药——麻黄：辛，温；发汗解表以散风寒，宣发肺气以平咳喘。

臣药——桂枝：辛、甘，温；解肌发表助君药发汗，温通经脉解头身疼痛。

佐药——苦杏仁：苦，微温；降利肺气以助麻黄平喘，性温润助麻黄、桂枝解表。

使药——炙甘草：甘，温；调和诸药，制约麻黄、桂枝峻猛发汗之力。

由此可见，遣药组方时不仅要针对病机、治法考虑配伍用药的合理性，而且还要按照方剂结构进行周密设计，做到主次分明、层次清楚、结构严谨。总之，“以法统方”与“君臣佐使”理论是辩证统一的关系，前者是指导遣药组方的原则，是保证方剂针对病机、切合病情的基本前提；后者是组方的结构和形式，是体现治法、确保疗效的手段。

方剂以药物为基础，按照一定的配伍原则组方，具有一定的结构和特定的疗效，不是药物功能的简单相加。药物经过有机组合而成为方剂，共奏治病祛邪之功，而每一味药物也成为方剂中的一员，这种质的变化，正是方剂与药物的根本区别。药物是方剂的基础，方剂是药物治病的进一步发展；药物是治疗疾病的主要手段，方剂是有目的有法度地运用药物防治疾病的主要工具。

考点 方剂的组成原则

第 2 节　方剂的组成变化

方剂按照一定结构组成后，既有严格的原则性，又有极大的灵活性，方剂的变化运用，归纳起来主要有药味加减、配伍变化、药量变化和剂型更换等四种形式。

一、药味加减

药味加减即君药不变，增减臣药、佐药等。用于主证不变，而兼证不同的病证。如桂枝汤由桂枝、芍药、生姜、大枣、甘草五味药组成，具有解肌发表、调和营卫的功效，主治外感风寒表虚证。兼有喘咳，则加厚朴下气除满，杏仁降逆平喘，名桂枝加厚朴杏子汤。

二、配伍变化

配伍变化即君药不变，配伍不同的臣药，方剂的主要作用也随之不同。如麻黄汤与麻黄杏仁甘草石膏汤，二方均用麻黄、杏仁、甘草，均以麻黄为君药。麻黄汤以桂枝为臣药，辛温解表、宣肺平喘，主治风寒表证；麻黄杏仁甘草石膏汤以石膏为臣药，辛凉宣泄、清肺平喘，主治肺热喘咳证。

三、药量变化

药量变化即药物不变，用量改变，方剂的功效、主治亦随之发生改变。如桂枝汤与桂枝加芍药汤，均由桂枝、芍药、生姜、大枣、炙甘草组成。桂枝汤中桂枝、芍药各三两，具有解肌发表、调和营卫的功效，主治营卫不和所致的表证自汗等；桂枝加芍药汤中桂枝三两，芍药六两，具有调和脾胃、缓急止痛的功效，主治脾胃气血不和、筋脉挛急、腹满时痛喜按者。

四、剂型更换

剂型更换即方剂的组成不变，剂型改变，方剂的功效和主治也随之发生改变。急性病、重症用汤剂或注射剂，起效快；而慢性病、轻症则可用丸剂、片剂，药力持久，且携带、服用方便。如理中丸与人参汤，两方均由人参、干姜、白术、炙甘草组成，用量也完全相同。

制成丸剂，即理中丸，作用较缓和，主治中焦虚寒、自利不渴、呕吐腹痛、舌淡苔白、脉沉迟之证；而制成汤剂，即人参汤，作用迅速，主治上焦阳虚所致的胸痹，症见痞闷胸满、胁下有气上逆、四肢不温、脉沉细。

第3节　常用剂型

剂型是方剂组成后，根据病情的需要、药物的性能以及给药的途径，将原料药加工制成适宜的形态供临床使用。合适的剂型能发挥药物的最佳疗效，减少毒副作用，便于使用、储存和运输。随着社会的发展、科学的进步，传统的剂型在工艺有很多改进。在质量上不断提升，现将常用剂型介绍如下。

一、汤　剂

汤剂又称煎剂，是用水或黄酒，或水酒各半浸泡后，再煎煮一定时间，然后去渣取汁而成，古称汤液，是中医临床应用最广泛的一种剂型。一般作内服用，如四君子汤、归脾汤。其特点是吸收快、疗效速、可加减，能较全面地照顾患者或病证的特殊性。但煎煮、携带不方便，且服用量大，不利于危重患者的抢救，小儿难以服用，某些药物的有效成分不易煎出或易挥发散失，不适于大规模生产。

二、散　剂

散剂是将药物粉碎，成为均匀混合的干燥粉末状剂型。适用于各种病证。可分为内服与外用两类。内服散剂末细量少者，可直接冲服，如七厘散；末粗者，临用时加水煮沸取汁服，如香苏散。外用散剂一般作外敷、掺撒疮面或患病部位，如生肌散、金黄散；亦有作点眼、吹喉外用者，如冰硼散等。其特点是制作简便，节省药材，便于携带，不易变质，服用方便，吸收较快。

三、丸　剂

丸剂是将药物研成细末，以蜜、水、米糊、面糊、酒、醋、药汁等作为黏合剂制成的圆形固体剂型。一般适用于慢性、虚弱性疾病，如归脾丸、人参养荣丸等；亦可用于急症，如安宫牛黄丸、苏合香丸等。临床常用的丸剂有蜜丸、水丸、糊丸、浓缩丸等。其特点是吸收缓慢，药力持久，体积小，服用、携带、贮存都方便。

四、膏　剂

膏剂是将药物煎煮取汁浓缩成的半固体剂型。有内服及外用两种。内服的如雪梨膏、鹿胎膏等；外用的如风湿膏、狗皮膏药等。其特点是内服的膏剂体积相对较小，服用方便，起效缓慢；外用的膏剂可直接接触病变部位，利于吸收，疗效持久。

五、丹　剂

丹剂是将含有汞、硫黄等的矿物经过加热升华提炼而成的一种化合制剂，亦称丹药。此剂多外用，如红升丹、白降丹等。此外，某些贵重药品或具有特殊功效的药物也做成丹，如至宝丹、紫雪丹等。丹剂并非一种固定的剂型。其特点是剂量小、作用大、含矿物质。

六、颗粒剂

颗粒剂是将药材提取物加适量赋形剂或部分药物细粉而制成的干燥颗粒状制剂。如感冒清热颗粒剂、板蓝根颗粒剂等。其特点是作用迅速，味道可口，体积较小，服用方便。

七、合　剂

合剂是在汤剂应用的基础上改进发展起来的一种新剂型，是药材用水或其他溶剂，采用适宜方法提取，经浓缩制成的内服液体制剂。合剂有较为固定的制备工艺及质量控制标准，且可成批生产，是常用汤剂的浓缩制品。如清喉咽合剂等。其特点是浓度较高，体积较小，剂量较小，质量相对稳定，便于服用、携带和贮存。但不能随症加减，因而还不能完全代替汤剂。

八、注射剂

注射剂，是根据中药有效成分不同，用不同方法提取、精制配成灭菌溶液，供皮下、穴位、肌内、静脉等注射用的一种剂型。适用于急救，对急症或口服有困难的患者尤为适宜。如生脉注射液、丹参注射液等。如今，注射剂尚需大力研制，提纯的质量亦有待改善，以适应中医急症之需。其特点是剂量准确，药效迅速，给药方便，药物不受消化液和食物的影响。

九、栓　剂

栓剂是将药物细粉与基质混合制成固体制剂。用于腔道融化或溶解而释放药物，有杀虫止痒、润滑、收敛等功效，为肛肠科常用剂型。如消痔栓、小儿退热栓等。其特点是使用方便，对于需要快速起效或无法口服的患者更为方便。

十、片　剂

片剂是将中药加工或提炼后与辅料混合，压制成圆片状剂型。味苦，具有恶臭气味的药物经压片后再包糖衣，使之易于吞服；需在肠中起作用或遇胃酸易破坏的药物，可包肠溶片，使之在肠中崩解。此外，尚有口含片、泡腾片等，如草珊瑚含片。片剂应用较广，如银翘解毒片常用于风热感冒；肠炎宁片用于大肠湿热所致的泄泻、痢疾等。其特点是用量准确，体积小，服用方便。

十一、冲　剂

冲剂是将药材提取物加适量赋形剂或部分药粉或糖粉制成颗粒散剂。使用时以开水冲服。常用的有板蓝根冲剂、感冒退热冲剂等。其特点是作用迅速，味道可口，体积较小，服用方便。

十二、酒　剂

酒剂又称药酒，古称酒醴，是将药物用白酒或黄酒浸泡，或加温隔水炖煮，去渣取液，供内服或外用。临床常将祛风通络药和补益药制成酒剂，如风湿药酒、参茸药酒等，但酒剂不宜用于阴虚火旺证。外用酒剂有祛风活血、止痛消肿之效。其特点是有效成分易于溶出而增强药效，长于发散，能行气活血。

此外，尚有茶剂、露剂、锭剂、糖浆剂、胶囊剂、气雾剂、灌肠剂、口服液等，临床中都在广泛应用，近年来还有一些其他新型中药剂型，如纳米制剂、缓控释制剂、脂质体制剂、巴布剂、膜剂等，这些剂型在中药现代化研究中都取得了不小的进展，随着中医药学的发展，将会研究出更多的新剂型，以满足临床需要。

考点 中药常用剂型

自测题

【A型题】

1. 中医临床指导遣药组方的主要依据是
   A. 患者性别　B. 患者年龄
   C. 患者体质　D. 气候因素
   E. 治疗方法
2. 在一个方剂中不可缺少的药物是
   A. 君药　B. 臣药　C. 佐药
   D. 调和药　E. 引经药
3. 下列哪项不是方剂组成变化的形式
   A. 药味增减变化
   B. 药量增减变化
   C. 剂型更换变化
   D. 药味药量同时变化
   E. 治法更换变化

【B型题】

（4、5题共用备选答案）

A. 针对主病或主证起治疗作用
B. 针对兼病或兼证起治疗作用
C. 直接治疗次要的兼证
D. 引方中的诸药以达病所
E. 消除或减缓毒性和烈性

4. 君药在方剂中能
5. 臣药在方剂中能

（6、7题共用备选答案）

A. 丸剂　B. 散剂　C. 汤剂
D. 注射剂　E. 冲剂

6. 慢性疾病的治疗一般宜选用
7. 急性疾病的治疗一般宜选用

（黄　进）

第13章 常用方剂及中成药

学习目标

1. 素质目标：培养严谨的科学态度和良好的职业道德、责任感，以患者为中心，尊重生命，恪守医德。

2. 知识目标：掌握典型方剂与中成药的组成及功能主治；熟悉常用方剂及中成药的组成及功能主治；了解方剂的不同分类方法。

3. 能力目标：能在中医基础理论指导下运用常用方剂和中成药解决临床常见问题。

案例 13-1

李某，男，60岁，自述长期受咳嗽困扰，尤以晨起时咳痰明显，痰白清稀。平素感觉气短乏力，稍活动即感气喘，伴有自汗、畏寒、食欲不振、大便溏薄等症状。经中医诊断为"咳嗽（肺脾气虚证）"。治法为补脾气，益肺气。

思考与讨论：针对此患者，推荐合适的方剂或中成药，分析该药的功用、主治及注意事项。

第1节 常用方剂

常用方剂是中医方剂学中的重要组成部分，它们具有配伍严谨、疗效确切、应用广泛等特点。在临床应用中，医生需要根据患者的具体情况进行辨证施治，并注意方剂的使用方法和注意事项。常用方剂见表13-1。

表13-1 常用方剂简表

分类	方名	组成	功效	主治
解表剂	桂枝汤	桂枝、芍药、生姜、大枣、炙甘草	解肌发表、调和营卫	外感风寒表虚证
	银翘散	连翘、金银花、苦桔梗、薄荷、竹叶、生甘草、荆芥穗、淡豆豉、牛蒡子	辛凉透表、清热解毒	温病初起
	败毒散	柴胡、前胡、川芎、枳壳、羌活、独活、茯苓、桔梗、人参、甘草	散寒祛湿、益气解表	气虚外感风寒湿证
	小柴胡汤	柴胡、黄芩、人参、半夏、甘草、生姜、大枣	和解少阳	少阳证（半表半里证）

续表

分类	方名	组成	功效	主治
和解剂	逍遥散	柴胡、芍药、当归、茯苓、白术、生姜、薄荷、甘草	疏肝解郁、健脾养血	肝郁血虚脾弱证
	半夏泻心汤	半夏、黄芩、干姜、人参（或党参）、黄连、大枣、炙甘草	寒热平调、消痞散结	寒热互结之痞证
清热剂	白虎汤	石膏、知母、炙甘草、粳米	清热生津	气分热盛证
	清营汤	犀角（水牛角代替）、生地黄、玄参、竹叶心、麦冬、丹参、黄连、金银花、连翘	清营解毒、透热养阴	热入营分证
	仙方活命饮	金银花、防风、白芷、当归、陈皮、赤芍、贝母、天花粉、乳香、没药、穿山甲、皂角刺、甘草	清热解毒、消肿溃坚、活血止痛	阳证痈疡肿毒初起
	龙胆泻肝汤	龙胆草、栀子、黄芩、柴胡、车前子、木通、泽泻、生地黄、当归、甘草	清泻肝胆实火、清利肝经湿热	肝胆实火上炎证及肝经湿热下注证
	青蒿鳖甲汤	青蒿、鳖甲、细生地、知母、牡丹皮	养阴透热	温病后期，邪伏阴分证
温里剂	理中丸	干姜、人参、白术、炙甘草	温中祛寒、益气健脾	中焦虚寒证
	四逆汤	附子、干姜、炙甘草	回阳救逆	心肾阳衰寒厥证及太阳病误汗亡阳证
	阳和汤	熟地黄、肉桂、麻黄、鹿角胶、白芥子、姜炭、甘草	温阳补血、散寒通滞	阴证疮疡
泻下剂	大承气汤	大黄、芒硝、枳实、厚朴	峻下热结	阳明腑实证；热结旁流证；里热实证
	温脾汤	大黄、当归、干姜、附子、人参、芒硝、甘草	攻下冷积、温补脾阳	脾阳冷积证
	麻子仁丸	麻子仁、芍药、枳实、厚朴、大黄、杏仁	润肠泻热、行气通便	肠燥便秘，津液不足证
	十枣汤	芫花、甘遂、大戟、大枣	攻逐水饮	悬饮、实水证
	黄龙汤	大黄、芒硝、枳实、厚朴、当归、人参、甘草、桔梗、生姜、大枣	攻下通便、补气养血	阳明腑实、气血不足证
补益剂	四君子汤	人参、白术、茯苓、炙甘草	益气健脾	脾胃气虚证
	四物汤	熟地黄、芍药、当归、川芎	补血、活血、调经	营血虚滞证
	炙甘草汤	炙甘草、生姜、桂枝、人参、生地黄、阿胶、麦冬、麻仁、大枣	益气养血、滋阴温阳、复脉定悸	阴血不足，阳气虚弱证；虚劳肺痿
	六味地黄丸	熟地黄、山萸肉、干山药、泽泻、牡丹皮、茯苓	滋补肝肾	肝肾阴虚证
	肾气丸	附子、桂枝、干地黄、山茱萸、山药、茯苓、泽泻、牡丹皮	补肾助阳	肾阳不足证

续表

分类	方名	组成	功效	主治
补益剂	地黄饮子	熟地黄、巴戟天、山茱萸、石斛、肉苁蓉、附子、五味子、官桂、白茯苓、麦冬、菖蒲、远志	滋肾阴、补肾阳、开窍化痰	下元虚衰、痰浊上泛之喑痱证
	真人养脏汤	人参、当归、白术、肉豆蔻、肉桂、甘草、白芍药、木香、诃子、罂粟壳	涩肠固脱、温补脾肾	久泻久痢、脾肾虚寒证
固涩剂	金锁固精丸	沙苑子、莲子、芡实、莲须、煅龙骨、煅牡蛎	补肾涩精	肾虚遗精
	固冲汤	白术、生黄芪、龙骨、牡蛎、山萸肉、生杭芍、海螵蛸、茜草、棕榈炭、五倍子	固冲摄血、益气健脾	脾气虚弱、冲脉不固证
安神剂	朱砂安神丸	朱砂、生地黄、黄连、当归、炙甘草	镇心安神、清热养血	心火亢盛，阴血不足证
	天王补心丹	生地黄、当归、天冬、麦冬、酸枣仁、柏子仁、远志、人参、玄参、丹参、白茯苓、桔梗、五味子	滋阴清热、养血安神	阴虚血少，神志不安证
开窍剂	安宫牛黄丸	牛黄、郁金、黄连、朱砂、山栀、雄黄、黄芩、水牛角、冰片、麝香、珍珠、金箔	清热解毒、开窍醒神	邪热内陷心包证
	苏合香丸	苏合香、安息香、冰片、水牛角、麝香、檀香、沉香、丁香、香附、木香、乳香（制）、荜茇、白术、诃子肉、朱砂	芳香开窍、行气止痛	寒闭证
理气剂	越鞠丸	香附、川芎、苍术、栀子、神曲	行气解郁	六郁证
	苏子降气汤	紫苏子、半夏、前胡、当归、肉桂、厚朴、陈皮、大枣、甘草	降气祛痰、平喘止咳	上实下虚之喘咳证
理血剂	补阳还五汤	黄芪、赤芍、川芎、当归尾、地龙、桃仁、红花	补气、活血、通络	气虚血瘀之中风
	小蓟饮子	小蓟、藕节、蒲黄、木通、滑石、生地黄、当归、甘草、山栀子、淡竹叶	凉血止血、利水通淋	热结下焦之血淋、尿血
治风剂	川芎茶调散	川芎、荆芥、防风、细辛、白芷、薄荷、羌活、甘草	疏风止痛	外感风邪头痛
	镇肝熄风汤	生杭芍、天冬、玄参、生龟板、生赭石、茵陈、生龙骨、生牡蛎、生麦芽、甘草、怀牛膝、川楝子	镇肝息风、滋阴潜阳	类中风（中风先兆）或中风属阴虚阳亢证
治燥剂	杏苏散	杏仁、苏叶、半夏、橘皮、前胡、枳壳、桔梗、茯苓、甘草、生姜、大枣	轻宣凉燥、宣肺化痰	外感凉燥证
	增液汤	生地黄、玄参、麦冬	增液润燥	津亏便秘证

续表

分类	方名	组成	功效	主治
祛湿剂	藿香正气散	藿香、紫苏、白芷、大腹皮、茯苓、白术、陈皮、厚朴、半夏、桔梗、甘草、生姜、大枣	解表化湿、理气和中	外感风寒、内伤湿滞证
	茵陈蒿汤	茵陈、栀子、大黄	清热、利湿、退黄	湿热黄疸
	五苓散	猪苓、茯苓、白术、泽泻、桂枝	利水渗湿、温阳化气	蓄水证；水湿内停；痰饮内停
	真武汤	附子、茯苓、白术、芍药、生姜	温阳利水	脾肾阳虚水泛证
	独活寄生汤	独活、桑寄生、牛膝、杜仲、茯苓、肉桂、川芎、当归、芍药、干地黄、人参、秦艽、防风、细辛、甘草	祛风湿、止痹痛、益肝肾、补气血	痹痛证日久，肝肾亏虚，气血不足证
祛痰剂	二陈汤	半夏、橘红、白茯苓、炙甘草	燥湿化痰、理气和中	湿痰证
	清气化痰丸	陈皮、杏仁、枳实、黄芩、瓜蒌仁、茯苓、胆南星、制半夏	清肺化痰、理气止咳	痰热蕴肺证
	贝母瓜蒌散	贝母、瓜蒌、天花粉、茯苓、橘红、桔梗	润肺清热、理气化痰	燥痰咳嗽证
	三子养亲汤	紫苏子、白芥子、莱菔子	温肺化痰、降气消食	痰壅气逆食滞证
	半夏白术天麻汤	半夏、天麻、茯苓、橘红、白术、甘草、生姜、大枣	燥湿化痰、平肝息风	风痰上扰证
消食剂	保和丸	山楂、神曲、陈皮、连翘、茯苓、半夏、莱菔子	消食和胃	食滞证
	枳实消痞丸	干姜、炙甘草、麦芽曲、白茯苓、白术、半夏曲、人参、厚朴、枳实、黄连	消痞除满、健脾和胃	脾虚气滞、寒热互结证
驱虫剂	乌梅丸	乌梅、黄连、黄柏、细辛、蜀椒、干姜、桂枝、人参、当归、附子	温脏补虚、安蛔止痛	蛔厥证等

第 2 节　常见中成药

中成药是以中医药理论为基础，以中药材为原料，经过制剂加工制成各种不同剂型的中药制品。这些制品具有固定的配方，并已制成成品，无须再进行煎煮等复杂过程。常用中成药见表 13-2。

表 13-2　常用中成药简表

类别	药名	功能	主治
感冒类中成药	感冒清热颗粒	疏风散寒，解表清热	风寒感冒，头痛发热，恶寒身痛，鼻流清涕，咳嗽咽干
	正柴胡饮颗粒	发散风寒，解热止痛	外感风寒所致的发热恶寒、无汗、头痛、鼻塞、喷嚏、咽痒咳嗽、四肢酸痛；流感初起、轻度上呼吸道感染见上述证候者

续表

类别	药名	功能	主治
感冒类中成药	银翘解毒丸	疏风解表，清热解毒	风热感冒，症见发热，头痛，咳嗽口干，咽喉疼痛
	双黄连口服液	疏风解表，清热解毒	外感风热所致感冒，症见发热，咳嗽，咽痛
	连花清瘟胶囊	清瘟解毒，宣肺泄热	流行性感冒属热毒袭肺证，症见发热、恶寒，肌肉酸痛，鼻塞流涕，咳嗽头痛，咽干咽痛，舌偏红，苔黄或黄腻
	参苏丸	益气解表，疏风散寒，祛痰止咳	身体虚弱，感受风寒所致感冒，症见恶寒发热，头痛鼻塞，咳嗽痰多，胸闷呕逆，乏力气短
	银黄颗粒	清热疏风，利咽解毒	外感风热，肺胃热盛所致的咽干、咽痛、喉核肿大、口渴、发热；急慢性扁桃体炎、急慢性咽喉炎、上呼吸道感染见上述证候者
	板蓝根颗粒	清热解毒，凉血利咽	肺胃热盛所致的咽喉肿痛、口咽干燥、腮部肿胀；急性扁桃体炎、腮腺炎见上述证候者
	玉屏风口服液	益气，固表，止汗	表虚不固，自汗恶风，面色㿠白，或体虚易感风邪者
	抗病毒口服液	清热祛湿，凉血解毒	风热感冒，温病发热及上呼吸道感染，流感、腮腺炎病毒感染疾患
	午时茶颗粒	祛风解表，化湿和中	外感风寒、内伤食积证，症见恶寒发热、头痛身楚、胸脘满闷、恶心呕吐、腹痛腹泻
咳嗽类中成药	急支糖浆	清热化痰，宣肺止咳	外感风热所致的咳嗽，症见发热、恶寒、胸膈满闷，咳嗽咽痛；急性支气管炎、慢性支气管炎急性发作见上述证候者
	橘红胶囊	清肺，化痰，止咳	痰热咳嗽，痰多，色黄黏稠，胸闷口干
	二陈丸	燥湿化痰，理气和胃	痰湿停滞导致的咳嗽痰多、胸脘胀闷、恶心呕吐
	养阴清肺丸	养阴润燥，清肺利咽	阴虚肺燥，咽喉干痛，干咳少痰或痰中带血
	小青龙颗粒	解表化饮，止咳平喘	风寒水饮，恶寒发热，无汗，喘咳痰稀
头痛类中成药	龙胆泻肝丸	清肝胆，利湿热	肝胆湿热，头晕目赤，耳鸣耳聋，耳肿疼痛，胁痛口苦，尿赤涩痛，湿热带下
	川芎茶调丸	疏风止痛	外感风邪所致的头痛，或有恶寒、发热、鼻塞
	正天丸	疏风活血，养血平肝，通络止痛	外感风邪、瘀血阻络、血虚失养、肝阳上亢引起的偏头痛、紧张性头痛、神经性头痛、颈椎病型头痛、经前头痛
	养血清脑颗粒	养血平肝，活血通络	血虚肝旺所致的头痛眩晕、心烦易怒、失眠多梦
胃痛类中成药	香砂养胃丸	温中和胃	胃阳不足、湿阻气滞所致的胃痛、痞满，症见胃痛隐隐，脘闷不舒，呕吐酸水，嘈杂不适，不思饮食，四肢倦怠
	气滞胃痛颗粒	舒肝理气，和胃止痛	肝郁气滞，胸痞胀满，胃脘疼痛
	越鞠丸	理气解郁，宽中除满	胸脘痞闷，腹中胀满，饮食停滞，嗳气吞酸
	小建中合剂	温中补虚，缓急止痛	脾胃虚寒，脘腹疼痛，喜温喜按，嘈杂吞酸，食少；胃及十二指肠溃疡见上述证候者
	三九胃泰胶囊	清热燥湿，行气活血，柔肝止痛	湿热内蕴、气滞血瘀所致的胃痛，症见脘腹隐痛、饱胀反酸、恶心呕吐、嘈杂纳减；浅表性胃炎、糜烂性胃炎、萎缩性胃炎见上述证候者

续表

类别	药名	功能	主治
胃痛类中成药	复方陈香胃片	行气和胃，制酸止痛	脾胃气滞所致的胃脘疼痛、脘腹痞满、嗳气吞酸；胃及十二指肠溃疡、慢性胃炎见上述证候者
消食类中成药	健脾丸	健脾开胃	脾胃虚弱，脘腹胀满，食少便溏
	保和丸	消食，导滞，和胃	食积停滞，脘腹胀满，嗳腐吞酸，不欲饮食
	枳实导滞丸	消积导滞，清利湿热	饮食积滞、湿热内阻所致的脘腹胀痛、不思饮食、大便秘结、痢疾里急后重
	香砂六君丸	益气健脾，和胃	脾虚气滞，消化不良，嗳气食少，脘腹胀满，大便溏泄
腹泻类中成药	藿香正气口服液	解表化湿，理气和中	外感风寒、内伤湿滞或夏伤暑湿所致的感冒，症见头痛昏重、胸膈痞闷、脘腹胀痛、呕吐泄泻；胃肠型感冒见上述证候者
	肠炎宁片	清热利湿，行气	大肠湿热所致的泄泻、痢疾，症见大便泄泻或大便脓血、里急后重、腹痛腹胀；急慢性胃肠炎、腹泻、细菌性痢疾、小儿消化不良见上述证候者
	六君子丸	补脾益气，燥湿化痰	脾胃虚弱，食量不多，气虚痰多，腹胀便溏
	四神丸	温肾散寒，涩肠止泻	肾阳不足所致的泄泻，症见肠鸣腹胀、五更溏泄、食少不化、久泻不止、面黄肢冷
	人参健脾丸	健脾益气，和胃止泻	脾胃虚弱所致的饮食不化、脘闷嘈杂、恶心呕吐、腹痛便溏、不思饮食、体弱倦怠
	参苓白术丸	补脾胃，益肺气	脾胃虚弱，食少便溏，气短咳嗽，肢倦乏力
便秘类中成药	麻仁丸	润肠通便	肠热津亏所致的便秘，症见大便干结难下、腹部胀满不舒；习惯性便秘见上述证候者
	增液口服液	养阴生津，增液润燥	高热后，阴津亏损之便秘，兼见口渴咽干、口唇干燥、小便短赤、舌红少津等
	四磨汤口服液	顺气降逆，消积止痛	婴幼儿乳食内滞证，症见腹胀、腹痛、啼哭不安、厌食纳差、腹泻或便秘；中老年气滞食积证，症见脘腹胀满、腹痛、便秘；以及腹部手术后促进肠胃功能的恢复
失眠类中成药	柏子养心丸	补气，养血，安神	心气虚寒，心悸易惊，失眠多梦，健忘
	天王补心丸	滋阴养血，补心安神	心阴不足，心悸健忘，失眠多梦，大便干燥
	朱砂安神丸	清心养血，镇惊安神	胸中烦热，心悸不宁，失眠多梦
	解郁安神颗粒	舒肝解郁，安神定志	情志不畅、肝郁气滞所致的失眠、心烦、焦虑、健忘；神经官能症、更年期综合征见上述证候者
	归脾丸	益气健脾，养血安神	心脾两虚，气短心悸，失眠多梦，头昏头晕，肢倦乏力，食欲不振，崩漏便血
	七叶神安片	益气安神，活血止痛	心气不足、心血瘀阻所致的心悸、失眠、胸痛、胸闷
	乌灵胶囊	补肾健脑，养心安神	心肾不交所致的失眠、健忘、心悸心烦、神疲乏力、腰膝酸软、头晕耳鸣、少气懒言、脉细或沉无力；神经衰弱见上述证候者

续表

类别	药名	功能	主治
中风类中成药	安宫牛黄丸	清热解毒，镇惊开窍	热病，邪入心包，高热惊厥，神昏谵语；中风昏迷及脑炎、脑膜炎、中毒性脑病、脑出血、败血症见上述证候者
	紫雪散	清热开窍，止痉安神	热入心包、热动肝风证，症见高热烦躁、神昏谵语、惊风抽搐、斑疹吐衄、尿赤便秘
	局方至宝散	清热解毒，开窍镇惊	热病属热入心包、热盛动风证，症见高热惊厥、烦躁不安、神昏谵语及小儿急热惊风
	苏合香丸	芳香开窍，行气止痛	痰迷心窍所致的痰厥昏迷、中风偏瘫、肢体不利，以及中暑、心胃气痛
	华佗再造丸	活血化瘀，化痰通络，行气止痛	痰瘀阻络之中风恢复期和后遗症，症见半身不遂、拘挛麻木、口眼歪斜、言语不清
	抗栓再造丸	活血化瘀，舒筋通络，息风镇痉	瘀血阻窍、脉络失养所致的中风，症见手足麻木、步履艰难、瘫痪、口眼歪斜、言语不清；中风恢复期及后遗症见上述证候者
	银杏叶片	活血化瘀通络	瘀血阻络引起的胸痹心痛、中风、半身不遂、舌强语謇；冠心病稳定型心绞痛、脑梗死见上述证候者
痹证类中成药	小活络丸	祛风散寒，化痰除湿，活血止痛	风寒湿邪闭阻、痰瘀阻络所致的痹病，症见肢体关节疼痛，或冷痛，或刺痛，或疼痛夜甚、关节屈伸不利、麻木拘挛
	风湿骨痛胶囊	温经散寒，通络止痛	寒湿闭阻经络所致的痹病，症见腰脊疼痛、四肢关节冷痛；风湿性关节炎见上述证候者
	独活寄生丸	养血舒筋，祛风除湿，补益肝肾	风寒湿闭阻，肝肾两亏，气血不足所致的痹病，症见腰膝冷痛，屈伸不利
	痹祺胶囊	益气养血，祛风除湿，活血止痛	气血不足，风湿瘀阻，肌肉关节酸痛，关节肿大、僵硬变形或肌肉萎缩，气短乏力；风湿性关节炎、类风湿关节炎，腰肌劳损，软组织损伤属上述证候者
	四妙丸	清热利湿	湿热下注所致的痹病，症见足膝红肿、筋骨疼痛
	当归拈痛丸	清热利湿，祛风止痛	湿热闭阻所致的痹病，症见关节红肿热痛或足胫红肿热痛；亦可用于疮疡
	追风透骨丸	祛风除湿，通经活络，散寒止痛	风寒湿痹，肢节疼痛，肢体麻木
补益类中成药	十全大补丸	温补气血	气血两虚，面色苍白，气短心悸，头晕自汗，体倦乏力，四肢不温，月经量多
	八珍丸	补气益血	气血两虚，面色萎黄，食欲不振，四肢乏力，月经过多
	补中益气丸	补中益气，升阳举陷	脾胃虚弱、中气下陷证，症见体倦乏力、食少腹胀、便溏久泻、肛门下坠或脱肛、子宫脱垂
	人参保肺丸	益气补肺，止嗽定喘	肺气虚弱，津液亏损引起的虚劳久嗽，气短喘促等症
	参苓白术丸	补脾胃，益肺气	脾胃虚弱，食少便溏，气短咳嗽，肢倦乏力
	右归丸	温补肾阳，填精止遗	肾阳不足，命门火衰，腰膝酸冷，精神不振，怯寒畏冷，阳痿遗精，大便溏薄，尿频而清

续表

类别	药名	功能	主治
补益类中成药	六味地黄丸	滋阴补肾	肾阴亏损，头晕耳鸣，腰膝酸软，骨蒸潮热，盗汗遗精，消渴
	五子衍宗丸	补肾益精	肾虚精亏所致的阳痿不育、遗精早泄、腰痛、尿后余沥
	桂附地黄丸	温补肾阳	肾阳不足，腰膝酸冷，肢体浮肿，小便不利或反多，痰饮喘咳，消渴
	大补阴丸	滋阴降火	阴虚火旺，潮热盗汗，咳嗽咯血，耳鸣遗精
	附子理中丸	温中健脾	脾胃虚寒，脘腹冷痛，呕吐泄泻，手足不温
	金匮肾气丸	温补肾阳，化气行水	肾虚水肿，腰膝酸软，小便不利，畏寒肢冷
	生脉饮	益气复脉，养阴生津	气阴两亏，心悸气短，脉微自汗
儿科中成药	小儿感冒颗粒	疏风解表，清热解毒	小儿风热感冒，症见发热重、头胀痛、咳嗽痰黏、咽喉肿痛；流感见上述证候者
	小儿咽扁颗粒	清热利咽，解毒止痛	小儿肺卫热盛所致的喉痹、乳蛾，症见咽喉肿痛、咳嗽痰盛、口舌糜烂；急性咽炎、急性扁桃体炎见上述证候者
	小儿肺热咳喘口服液	清热解毒，宣肺化痰	热邪犯于肺卫所致发热、汗出、微恶风寒、咳嗽、痰黄，或兼喘息、口干而渴
	小儿清肺化痰口服液	清热化痰，止咳平喘	小儿风热犯肺所致的咳嗽，症见呼吸气促、咳嗽痰喘、喉中作响
	小儿百部止咳糖浆	清肺，止咳，化痰	小儿痰热蕴肺所致的咳嗽、顿咳，症见咳嗽、痰多、痰黄黏稠、咯吐不爽，或痰咳不已、痰稠难出；百日咳见上述证候者
	小儿七星茶口服液	开胃消滞，清热定惊	小儿积滞化热，消化不良，不思饮食，烦躁易惊，夜寐不安，大便不畅，小便短赤
	龙牡壮骨颗粒	强筋壮骨，和胃健脾	治疗和预防小儿佝偻病、软骨病；对小儿多汗、夜惊、食欲不振、消化不良、发育迟缓也有治疗作用
	小儿泻速停颗粒	清热利湿，健脾止泻，缓急止痛	小儿湿热壅遏大肠所致的泄泻，症见大便稀薄如水样、腹痛、纳差；小儿秋季腹泻及迁延性、慢性腹泻见上述证候者
	抱龙丸	祛风化痰，健脾和胃	脾胃不和、风热痰内蕴所致的腹泻，症见食乳不化、恶心呕吐、大便稀、有不消化食物
	醒脾养儿颗粒	醒脾开胃，养血安神，固肠止泻	脾气虚所致的儿童厌食，腹泻便溏，烦躁盗汗，遗尿夜啼
	小儿香橘丸	健脾和胃，消食止泻	脾虚食滞所致的呕吐便泻、脾胃不和、身热腹胀、面黄肌瘦、不思饮食
妇科中成药	乌鸡白凤丸	补气养血，调经止带	气血两虚，身体瘦弱，腰膝酸软，月经不调，崩漏带下
	益母草膏	活血调经	血瘀所致的月经不调、产后恶露不绝，症见月经量少、淋漓不净、产后出血时间过长；产后子宫复旧不全见上述证候者

续表

类别	药名	功能	主治
妇科中成药	更年安片	滋阴清热，除烦安神	肾阴虚所致的绝经前后诸证，症见烦热出汗、眩晕耳鸣、手足心热、烦躁不安；更年期综合征见上述证候者
	七制香附丸	舒肝理气，养血调经	气滞血虚所致的痛经、月经量少、闭经，症见胸胁胀痛、经行量少、行经小腹胀痛、经前双乳胀痛、经水数月不行
	加味逍遥丸	舒肝清热，健脾养血	肝郁血虚，肝脾不和，两胁胀痛，头晕目眩，倦怠食少，月经不调，脐腹胀痛
	妇康宁片	养血理气，活血调经	血虚气滞所致的月经不调，症见月经周期后错、经水量少、有血块、经期腹痛
	痛经宝颗粒	温经化瘀，理气止痛	寒凝气滞血瘀，妇女痛经，少腹冷痛，月经不调，经色暗淡
	妇科千金片	清热除湿，益气化瘀	湿热瘀阻所致的带下病，腹痛，症见带下量多、色黄质稠、臭秽，小腹疼痛，腰骶酸痛，神疲乏力；慢性盆腔炎、子宫内膜炎、慢性宫颈炎见上述证候者
	艾附暖宫丸	理气养血，暖宫调经	血虚气滞、下焦虚寒所致的月经不调、痛经，症见行经后错、经量少、有血块、小腹疼痛、经行小腹冷痛喜热、腰膝酸痛
	调经止痛片	益气活血，调经止痛	气虚血瘀所致的月经不调、痛经、产后恶露不绝，症见经行后错、经水量少、有血块、行经小腹疼痛、产后恶露不净
	定坤丹	滋补气血，调经舒郁	气血两虚、气滞血瘀所致的月经不调、行经腹痛、崩漏下血、赤白带下、血晕血脱、产后诸虚、骨蒸潮热
	白带丸	清热，除湿，止带	湿热下注所致的带下病，症见带下量多、色黄、有味
	妇炎净胶囊	清热祛湿，调经止带	湿热蕴结所致的带下病、月经不调、痛经；慢性盆腔炎、附件炎、子宫内膜炎见上述证候者
	花红颗粒	清热解毒，燥湿止带，祛瘀止痛	湿热瘀滞所致带下病、月经不调，症见带下量多、色黄质稠、小腹隐痛、腰骶酸痛、经行腹痛；慢性盆腔炎、附件炎、子宫内膜炎见上述证候者
外用中成药	桂林西瓜霜	清热解毒，消肿止痛	风热上攻、肺胃热盛所致的乳蛾、喉痹、口糜，症见咽喉肿痛、喉核肿大、口舌生疮、牙龈肿痛或出血；急、慢性咽炎，扁桃体炎，口腔炎，口腔溃疡，牙龈炎见上述证候者及轻度烫伤（表皮未破）者
	马应龙麝香痔疮膏	清热燥湿，活血消肿，去腐生肌	湿热瘀阻所致的各类痔疮、肛裂，症见大便出血，或疼痛，有下坠感；亦用于肛周湿疹
	生发搽剂	温经通脉	经络阻隔、气血不畅所致的油风，症见头部毛发成片脱落、头皮光亮、无痛痒；斑秃见上述证候者
	洁尔阴洗液	清热燥湿，杀虫止痒	湿热下注所致的带下病、阴痒，霉菌性阴道炎、滴虫性阴道炎、真菌性阴道炎见上述证候者

续表

类别	药名	功能	主治
外用中成药	冰黄肤乐软膏	清热燥湿，活血祛风，止痒消炎	湿热蕴结或血热风燥引起的皮肤瘙痒；神经性皮炎、湿疹、足癣及银屑病等瘙痒性皮肤病见上述证候者
	紫草软膏	化腐生肌，解毒止痛	热毒蕴结所致的溃疡，症见疮面疼痛、疮色鲜活、脓腐将尽
	如意金黄散	清热解毒，消肿止痛	热毒瘀滞肌肤所致疮疡肿痛、丹毒流注，症见肌肤红、肿、热、痛，亦可用于跌打损伤
	云南白药气雾剂	活血散瘀，消肿止痛	跌打损伤，瘀血肿痛，肌肉酸痛及风湿疼痛
	湿润烧伤膏	清热解毒，止痛生肌	各种烧、烫、灼伤
	紫花烧伤软膏	清热凉血，化瘀解毒，止痛生肌	Ⅰ、Ⅱ度以下烧伤、烫伤
	癣宁搽剂	清热除湿，杀虫止痒。有较强的抗真菌作用。	脚癣、手癣、体癣、股癣等皮肤癣症

自测题

【A型题】

1. 属于小柴胡汤主治证的是
   A. 寒热互结之痞证
   B. 疟疾而见热多寒少
   C. 黄疸而见大便秘结
   D. 少阳湿热证
   E. 伤寒少阳证之寒热往来
2. 六味地黄丸的功效为
   A. 温阳补肾　B. 滋阴补肾
   C. 阴阳双补　D. 补肾益气
   E. 以上都可以
3. 患者，男，25岁。外感风寒，症见头痛发热，恶寒身痛，鼻流清涕，咳嗽咽干，宜选用的中成药是
   A. 藿香正气口服液　B. 感冒清热颗粒
   C. 正柴胡饮颗粒　D. 连花清瘟胶囊
   E. 双黄连口服液
4. 患者，女，45岁。症见神疲乏力，心悸怔忡，虚烦失眠，健忘多梦，手足心热，大便干燥，舌红苔少，应选用的中成药是
   A. 柏子养心丸　B. 解郁安神颗粒
   C. 天王补心丸　D. 朱砂安神丸
   E. 乌灵胶囊
5. 患者，女，36岁。近半年因家庭琐事致心情闷闷不乐，且胸部胀痛，食欲不振，月经周期先后不定，并时有头晕目眩，医生诊断为“月经失调（肝郁脾虚证）”，应选用的中成药是
   A. 越鞠丸　B. 小柴胡颗粒
   C. 龙胆泻肝丸　D. 藿香正气口服液
   E. 加味逍遥丸

【B型题】

（6、7题共用备选答案）
A. 补血活血　B. 益气健脾
C. 滋阴补肾　D. 补气，活血，通络
E. 益气生津，敛阴止汗

6. 四君子汤的主要功效是
7. 补阳还五汤的主要功效是

（黄　进）

实训指导

实训1　藏象学说

【案例设计】

案例一：

张某，男，45岁。持续性上腹部胀痛近半年，伴有嗳气，反酸，食欲减退，体重下降约5kg。既往有慢性胃炎病史，平素工作压力大，饮食不规律，经常熬夜加班。

案例二：

陈某，男，27岁，工人，长期从事体力劳动。近半年来自觉体力下降，2个月前开始出现夜间盗汗，白天劳作时亦出汗，伴神疲乏力，腰膝酸软，腿抽筋，阴囊潮湿，夜寐欠安。

【实训目标】

1. 素质目标　培养对中医藏象学说内容的学习兴趣，提高对中医藏象学说应用价值的认识。

2. 知识目标　熟悉脏腑之间的生理联系及其病理影响；掌握五脏、六腑的生理功能及病理表现，精、气、血、津液的生成作用及相互关系；了解五脏与形、窍、志、液的联系。

3. 能力目标　具有辨别各脏腑功能是否正常的能力，能够判断人体气血功能、运行是否正常，能灵活应用精、气、血、津液之间的关系来说明病理变化。

【实训准备】

1. 用物准备　视频、挂图、模型、案例、小组互评表。

2. 环境准备　安静、通风的实训室。

3. 操作者准备　穿实训工作服，洗手，戴口罩。

【实训学时】　2学时。

【实训方法】

1. 观看视频　了解中医五脏六腑的概念。

2. 以小组为单位开展实训，教师巡回指导。

（1）观看挂图、模型，结合实体，讨论并陈述人体气、血、津液的运行过程。

（2）讨论两个案例，分析病位、证型、病因病机。

（3）小组代表汇报讨论结果。

（4）小组代表根据结果制定治疗方案，给予饮食、生活方式和心理健康指导。

3. 小组互评、教师点评。

【实训结果】

案例一

1. 病位：__________

2. 证型：__________

3. 病因病机：__________

4. 饮食指导：__________

5. 生活方式指导：__________

6. 心理健康指导：__________

案例二

1. 病位：__________

2. 证型：__________

3. 病因病机：__________

4. 饮食指导：__________

5. 生活方式指导：__________

6. 心理健康指导：__________

【实训评价】

考核维度	考核项目	标准分（分）	得分（分）	备注
态度（10%）	出勤情况	2		
	团队合作意识	3		
	参与互动情况	5		
情感（10%）	关爱他人健康，职业情感的体现	10		
知识（30%）	掌握五脏、六腑的生理功能及病理表现，精、气、血、津液的生成作用及相互关系；了解五脏与形、窍、志、液的联系	30		
能力（30%）	分析病位、证型	10		
	通过案例分析，准确找到病因	10		
	根据原因，提出有效的解决方法	5		
	对自身表现的客观评价，以及提出有效的自我提升计划	5		
完成情况（20%）	报告完成的质量和及时性	20		
合计		100		

实训2 十二经脉

【案例设计】 陈某，女，41岁，自4年前怀孕分娩后出现失眠多梦，伴有头身困重，气短，乏力，头晕。偶尔便溏，夜尿多，四肢凉，易出汗，面色萎黄，舌淡，苔薄白，边有齿痕，脉沉细。诊断：不寐（心脾两虚证）。经络诊察：太阴经、少阴经、手阳明经、手太阳经异常。辨经：病在太阴经、少阴经。

【实训目标】

1. 素质目标 体会经络理论在中医学中具有的重要意义，提升对中医的认同感，增强民族自豪感和发展中医药的信念。

2. 知识目标 能说出十二经脉的名称、分布、走向和交接规律。

3. 能力目标 能在实体或模拟人身上指出十二经脉的循行方向和交接点。

【实训准备】

1. 用物准备 经络模型人、挂图。

2. 操作者准备 穿实训工作服，洗手，戴口罩，站在患者或模拟人右侧。

3. 患者准备 学生扮演患者，直立或者仰卧位，操作前向患者做好思想解释工作。

【实训学时】 2学时。

【实训方法】

1. 借助学生扮演的患者和模拟人，老师示教十二经脉的循行方向和交接点，同时说出十二经脉的名称和分布。

2. 学生分组练习十二经脉的循行方向和交接点，并同时说出十二经脉的名称和分布。

3. 老师巡回指导并回答学生的疑问。

【实训结果】

1. 手三阴经中手太阴肺经起________，止________，交________，分布在________；手厥阴心包经起________，止________，交________，分布在________；手少阴心经起________，止________，交________，分布在________。

2. 手三阳经中手阳明大肠经起________，止________，交________，分布在________；手少阳三焦经起________，止________，交________，分布在________；手太阳小肠经起________，止________，交________，分布在________。

3. 足三阴经中足太阴脾经起________，止________，交________，分布在________；足厥阴肝经起________，止________，交________，分布在________；足少阴肾经起________，止________，交________，分布在________。

4. 足三阳经中足阳明胃经起________，止________，交________，分布在________；足少阳胆经起________，止________，交________，分布在________；足太阳膀胱经起________，止________，交________，分布在________。

【实训评价】

考核维度	考核项目	标准分（分）	得分（分）	备注
态度（10%）	出勤情况	2		
	团队合作意识	3		
	参与互动情况	5		
情感（10%）	关爱他人健康，职业情感的体现	10		
知识（30%）	说出十二经脉的命名规律	10		
	说出十二经脉的分布规律	10		
	说出十二经脉的走向规律	5		
	说出十二经脉的交接规律	5		
能力（30%）	指出十二经脉的循行方向	20		
	指出十二经脉的交接点	10		
完成情况（20%）	报告完成的质量和及时性	20		
合计		100		

实训3　四　　诊

【案例设计】 范某，女，28岁。自诉半年前严重咳嗽长达1个月，而后反复感冒，现症见语声低微，偶有咳嗽，咳声低而气弱，面白肢冷，倦怠乏力，舌淡苔白，脉弱无力。

【实训目标】

1. 素质目标　认识和体会四诊在中医学的重要作用，提升对中医的认同感。

2. 知识目标　掌握常见的望、闻、问、切四诊的正常与异常表现。

3. 能力目标　能运用四诊的方法收集病情资料并解释四诊的意义。

【实训准备】

1. 用物准备　无色光源，有色光源，舌诊模型，脉象仪，脉枕，可染色食物如椰汁、橙汁、红火龙果汁、杨梅、桑椹。

2. 操作者准备　穿实训工作服，洗手，戴口罩，坐于患者右侧；实训室光线自然柔和，安静清洁。

3. 患者准备　学生扮演患者，坐位，操作前向患者做好思想解释工作。

【实训学时】 2学时。

【实训方法】

1. 通过病例和模型，老师示教望诊（舌诊）、闻诊、问诊、切诊（脉诊）的诊察方法，综合形成诊断结论。

2. 学生根据案例分组练习四诊的诊察方法和基本操作，老师巡回指导，回答学生的疑问。以常用的舌诊和脉诊为例，说明实践过程。

（1）舌诊　学生每两个人一组，检查者坐在患者右侧，患者将舌体自然伸出口外。

分别在自然光、无色光、有色光下，以及食用染色食物后观察患者的舌象。注意区分染苔和生理病理变化。

（2）脉诊　学生每两个人一组，检查者坐在患者右侧。

患者手心向上，和心脏近于同一水平，手腕自然平放于脉枕上，使寸口显露。检查者先以右手诊患者的左手，以中指定关位，示指定寸位，环指定尺位。三指呈弓形，指头平齐，以指腹按触脉体。

以举（浮）、按（中）、寻（沉）三种指法反复触按脉体，以诊察脉象。

细心体察脉位的深浅（浮沉）、脉动的快慢（迟数）、脉动的强弱（有力无力）、脉之形态大小（软硬粗细）、节律之整齐与否（结、代、促）以及血流的流畅度（滑、涩）。

【实训结果】

1. 舌象观察结果

舌质：舌色________、舌形________、舌态________。

舌苔：苔色________、苔质________、苔色苔质变化________。

综合评定：________，临床意义________。

2. 脉象观察结果

寸：浮取________、中取________、沉取________。

关：浮取________、中取________、沉取________。

尺：浮取________、中取________、沉取________。

综合评定：__________，临床意义__________。

3. 四诊综合结论：____________。

【实训评价】

1. 每组学生相互评价对方病情资料收集、四诊、体质观察的正确性和诊断的准确性。

2. 教师随机抽取两组学生演示舌诊和脉诊，其他同学补充和评价，教师点评。

考核维度	考核项目	标准分（分）	得分（分）	备注
态度（10%）	出勤情况	2		
	团队合作意识	3		
	参与互动情况	5		
情感（10%）	关爱他人健康，职业情感的体现	10		
知识（30%）	四诊理论掌握情况	30		
能力（30%）	说出患者舌象及临床意义	15		
	说出患者脉象及临床意义	15		
完成情况（20%）	报告完成的质量和及时性	20		
合计		100		

实训4　中药调剂和煎煮练习

【案例设计】　王某，女，50岁。关节疼痛7天。到某医院中医科就诊后拿医生处方到药店买药，并要求药店为其提供煎药服务。其处方内容如下：防己10g、杏仁10g、滑石包煎15g、连翘15g、焦栀子10g、生薏苡仁15g、半夏10g、桃仁15g、红花9g。3剂，每日1剂，水煎，分早、晚两次服。

【实训目标】

1. 素质目标　懂得关爱他人健康，培养严谨认真的工作态度。

2. 知识目标　能说出相关中药的功效、主治及使用注意事项；能说出中药的特殊煎法。

3. 能力目标　能熟练地进行中药汤剂的煎煮操作；能对顾客进行正确的中药汤剂服法指导。

【实训准备】

1. 用物准备　处方，中药饮片，纱布袋（包煎用），煎药器具（砂锅、瓦罐、陶瓷类为佳，忌用铁锅），饮用水，计时器，过滤器，搅拌棒，药液容器，电炉。

2. 环境准备　通风及消防安全设施良好的实训室。

3. 操作者准备　穿实训工作服，洗手，戴口罩，核对处方。

【实训学时】　2学时。

【实训方法】

1. 学生常规准备，核对处方。

2. 准备并清洗用具，调配处方、选择药物，确定正确的煎煮方法（如包煎）。

3. 煎药器具中加入冷水，超过药面3～5cm，浸泡30～60分钟。

4. 接通电源，开始煎煮药物，未沸腾前先用武火（大火），水沸后改为文火（小火），根据药物功效确定煎煮时间并计时。

5. 第一煎完成，关闭电源，用过滤器去渣，滤出药液200ml左右。

6. 煎药器具中再次加水，超过药面2～3cm。

7. 重复步骤4。煎煮时间比第一煎缩短5分钟。

8. 滤出药液，与第一煎药液混合后，平均装入2个药液容器内。

9. 关闭电源，处理药渣，清洗用具，放归原处。洗手、记录、签名。

10. 向顾客交代服药方法。

【注意事项】

1. 注意用电安全。

2. 防止烫伤和烧伤。

【实训结果】

1. 特殊煎煮方法包括________、________、________、________、________、________、________。

2. 入汤剂需要包煎的药物类型是________、________、________药物，其煎煮方法是________。

3. 煎药用火一般遵循________的原则。

【实训评价】

考核维度	考核项目	标准分（分）	得分（分）	备注
态度（10%）	出勤情况	2		
	团队合作意识	3		
	参与互动情况	5		
情感（10%）	实训过程严谨认真，体现人文关怀	10		
知识（30%）	常用中药的功用及使用注意事项掌握情况	30		
能力（30%）	完成中药煎煮过程情况	15		
	向顾客交代中药服用方法情况	15		
完成情况（20%）	报告完成的质量和及时性	20		
合计		100		

实训 5　中药应用练习（1）

【案例设计】 一年一度的学校中药传统技能比赛即将要开始。同学们都摩拳擦掌，跃跃欲试。老师准备利用这次机会组织一次中药识别与功效模拟比赛。

【实训目标】

1. 素质目标　通过识别中药饮片的外观性状，培养一丝不苟，精益求精的工作态度和中药材资源的保护意识。

2. 知识目标　能说出 40 味中药饮片的主要功效；能说出具体中药的特殊煎法。

3. 能力目标　能在 20 分钟内正确识别出 10 味中药饮片，并写出其主要功效和特殊煎法。

【实训准备】

1. 用物准备　40 种中药饮片（从实训表 1 中挑选），40 个玻璃药瓶，40 个标签，考核表。

2. 操作者准备　穿实训工作服，洗手，戴口罩。

【实训学时】 2 学时。

【实训方法】

1. 学生分组观察中药饮片，并简单识别其外观性状。

2. 对照教材熟记中药的主要功效及特殊煎法。

3. 每 4 名学生分为一组，每人抽取一组中药，每组 10 味，在 20 分钟内写出本组中药饮片的名称及主要功效，有特殊煎法的写出特殊煎法。

实训表 1　中药品种目录（1）

类别	品种
解表药（15 种）	麻黄、桂枝、紫苏、荆芥、防风、羌活、白芷、细辛、薄荷、牛蒡子、蝉蜕、桑叶、菊花、柴胡、葛根
清热药（36 种）	石膏、知母、芦根、天花粉、栀子、黄芩、黄连、黄柏、龙胆草、苦参、金银花、连翘、穿心莲、大青叶、板蓝根、青黛、贯众、蒲公英、紫花地丁、重楼、土茯苓、鱼腥草、败酱草、射干、山豆根、马勃、白头翁、马齿苋、生地黄、玄参、牡丹皮、赤芍、水牛角、青蒿、地骨皮、白薇
泻下药（11 种）	大黄、芒硝、芦荟、火麻仁、郁李仁、松子仁、甘遂、京大戟、芫花、牵牛子、巴豆
祛风湿药（12 种）	独活、威灵仙、川乌、蕲蛇、乌梢蛇、木瓜、秦艽、防己、豨莶草、雷公藤、五加皮、桑寄生
化湿药（5 种）	广藿香、佩兰、苍术、厚朴、砂仁
利水渗湿药（14 种）	茯苓、薏苡仁、猪苓、泽泻、车前子、滑石、木通、瞿麦、萹蓄、石韦、茵陈、金钱草、虎杖、垂盆草
温里药（4 种）	附子、干姜、肉桂、吴茱萸
理气药（8 种）	陈皮、青皮、枳实、木香、沉香、川楝子、乌药、香附
止血药（12 种）	小蓟、地榆、侧柏叶、白茅根、苎麻根、三七、茜草、蒲黄、白及、仙鹤草、艾叶、炮姜

【实训结果】

1. 编号 1 中药饮片名称________，主要功效________，特殊煎法（如有）________。
2. 编号 2 中药饮片名称________，主要功效________，特殊煎法（如有）________。
3. 编号 3 中药饮片名称________，主要功效________，特殊煎法（如有）________。
4. 编号 4 中药饮片名称________，主要功效________，特殊煎法（如有）________。
5. 编号 5 中药饮片名称________，主要功效________，特殊煎法（如有）________。
6. 编号 6 中药饮片名称________，主要功效________，特殊煎法（如有）________。
7. 编号 7 中药饮片名称________，主要功效________，特殊煎法（如有）________。
8. 编号 8 中药饮片名称________，主要功效________，特殊煎法（如有）________。
9. 编号 9 中药饮片名称________，主要功效________，特殊煎法（如有）________。
10. 编号 10 中药饮片名称________，主要功效________，特殊煎法（如有）________。
11. 考核评分表

编号	饮片名称	主要功效及特殊煎法（如有）	标准分（分）	得分（分）	编号	饮片名称	主要功效及特殊煎法（如有）	标准分（分）	得分（分）
1			3		6			3	
2			3		7			3	
3			3		8			3	
4			3		9			3	
5			3		10			3	
合计									

【实训评价】

考核维度	考核项目	标准分（分）	得分（分）	备注
态度（10%）	出勤情况	2		
	团队合作意识	3		
	参与互动情况	5		
情感（10%）	实训过程严谨认真	10		
知识（30%）	常用中药的功用及使用注意事项掌握情况	30		
能力（30%）	在20分钟内正确识别出10味中药饮片，并写出其主要功效和特殊煎法	30		
完成情况（20%）	报告完成的质量和及时性	20		
合计		100		

实训6　中药应用练习（2）

【案例设计】　一年一度的学校中药传统技能比赛即将开始经过上一次的中药识别与功效实训，同学们的积极性更高了，老师准备组织第二次中药识别与功效模拟比赛。

【实训目标】

1. 素质目标　通过识别中药饮片的外观性状，培养一丝不苟，精益求精的工作态度和中药材资源的保护意识。

2. 知识目标　能说出40味中药饮片的主要功效；能说出具体中药的特殊煎法。

3. 能力目标　能在20分钟内正确识别出10味中药饮片，并写出其主要功效和特殊煎法。

【实训准备】

1. 用物准备　40种中药饮片（从实训表2中挑选），40个玻璃药瓶，40个标签，考核表。

2. 操作者准备　穿实训工作服，洗手，戴口罩。

【实训学时】　2学时。

【实训方法】

1. 学生分组观察中药饮片，并简单识别其外观性状。

2. 对照教材熟记中药的主要功效及特殊煎法。

3. 每4名学生分为一组，每人抽取一组中药，每组10味，在20分钟内写出本组中药饮片的名称及主要功效，有特殊煎法的写出特殊煎法。

实训表2 中药品种目录（2）

类别	品种
活血化瘀药（17种）	川芎、延胡索、郁金、姜黄、乳香、没药、五灵脂、丹参、红花、桃仁、益母草、牛膝、土鳖虫、马钱子、莪术、三棱、水蛭
补虚药（32种）	人参、西洋参、党参、黄芪、白术、山药、甘草、鹿茸、紫河车、淫羊藿、杜仲、续断、肉苁蓉、补骨脂、益智、菟丝子、蛤蚧、冬虫夏草、当归、熟地黄、白芍、阿胶、何首乌、龙眼肉、北沙参、南沙参、百合、麦冬、枸杞子、黑芝麻、龟甲、鳖甲
化痰止咳平喘药（16种）	半夏、天南星、白附子、白前、川贝母、浙贝母、瓜蒌、桔梗、前胡、胖大海、苦杏仁、紫苏子、百部、桑白皮、葶苈子、白果
消食药（6种）	山楂、神曲、麦芽、谷芽、莱菔子、鸡内金
驱虫药（3种）	使君子、槟榔、南瓜子
安神药（8种）	朱砂、磁石、龙骨、琥珀、酸枣仁、柏子仁、合欢皮、远志
开窍药（3种）	麝香、冰片、苏合香
平肝息风药（11种）	石决明、珍珠母、牡蛎、赭石、罗布麻叶、羚羊角、牛黄、钩藤、天麻、全蝎、蜈蚣
收涩药（11种）	麻黄根、浮小麦、五味子、乌梅、五倍子、罂粟壳、山茱萸、覆盆子、桑螵蛸、海螵蛸、莲子

【实训结果】

1. 编号1中药饮片名称________，主要功效________，特殊煎法（如有）________。
2. 编号2中药饮片名称________，主要功效________，特殊煎法（如有）________。
3. 编号3中药饮片名称________，主要功效________，特殊煎法（如有）________。
4. 编号4中药饮片名称________，主要功效________，特殊煎法（如有）________。
5. 编号5中药饮片名称________，主要功效________，特殊煎法（如有）________。
6. 编号6中药饮片名称________，主要功效________，特殊煎法（如有）________。
7. 编号7中药饮片名称________，主要功效________，特殊煎法（如有）________。
8. 编号8中药饮片名称________，主要功效________，特殊煎法（如有）________。
9. 编号9中药饮片名称________，主要功效________，特殊煎法（如有）________。
10. 编号10中药饮片名称________，主要功效________，特殊煎法（如有）________。
11. 考核评分表

编号	饮片名称	主要功效及特殊煎法（如有）	标准分（分）	得分（分）	编号	饮片名称	主要功效及特殊煎法（如有）	标准分（分）	得分（分）
1			3		6			3	
2			3		7			3	
3			3		8			3	
4			3		9			3	
5			3		10			3	
合计									

【实训评价】

考核维度	考核项目	标准分（分）	得分（分）	备注
态度（10%）	出勤情况	2		
	团队合作意识	3		
	参与互动情况	5		
情感（10%）	实训过程严谨认真	10		
知识（30%）	常用中药的功用及使用注意事项掌握情况	30		
能力（30%）	在20分钟内正确识别出10味中药饮片，并写出其主要功效和特殊煎法	30		
完成情况（20%）	报告完成的质量和及时性	20		
合计		100		

实训7　中成药应用练习

【案例设计】 张某，男，25岁。昨晚受凉后出现头痛发热，恶寒身痛，鼻流清涕，咳嗽咽干。到您工作的药店买药，请您根据该患者现有的症状推荐合适的中成药。

【实训目标】

1. 素质目标　培养一丝不苟，精益求精的工作态度；树立“为患者解除痛苦，为大众健康服务”的工作理念。

2. 知识目标　熟悉各种常见中成药的功能、主治及使用注意事项，为问病荐药打下基础。

3. 能力目标　能够根据患者的症状进行辨证论治，选择合适的中成药；能够准确介绍中成药的功能和使用注意事项，并指导合理用药；具有较强的语言表达能力。

【实训准备】

1. 用物准备　常用中成药（或中成药盒），带包装说明书，实训指导报告。

2. 环境准备　模拟药房或药店环境布置。

3. 操作者准备　穿实训工作服，洗手，戴口罩。

【实训学时】 2学时。

【实训方法】

1. 观看中成药的品种、规格、含量、剂量、用法用量、生产批号、有效期、外观及包装，说出该中成药的组成、功能及应用范围。

2. 学生按小组划分，每组4～6人，讨论案例并进行辨证论治，各组制定治疗方案，选择合适的中成药，并编写对白脚本进行模拟问诊。

3. 抽签，说出1～2个中成药的功能、主治及使用注意事项。并列举出具有同类功能的中成药1～2个。

【实训结果】

1. 抽取的中成药名称是____________________，功能是____________________，主治是________________，使用注意事项有__________________。

2. 与抽取的中成药同类的中成药还有（请列举 1 ～ 2 个）__________________________。

【实训评价】

考核维度	考核项目	标准分（分）	得分（分）	备注
态度（10%）	出勤情况	2		
	团队合作意识	3		
	参与互动情况	5		
情感（10%）	实训过程严谨认真	10		
知识（30%）	抽签，说出 1 ～ 2 个中成药的功效、主治及使用注意事项	20		
	列举出同类功能重点中成药 1 个	10		
能力（30%）	能够根据患者的症状推荐合适的中成药	10		
	能够准确告知患者中成药的用法用量、注意事项及可能的不良反应	10		
	能够解答患者关于中成药的疑问，提供用药指导	10		
完成情况（20%）	报告完成的质量和及时性	20		
合计		100		

主要参考文献

陈少珍，陈静敏，李秀娟，等，2020. “工匠精神”融入中药调剂技术课程教学的实践与探索 . 卫生职业教育，2020（22），56-57.

邓芝伶，2022. 中医学基础 . 5 版 . 北京：科学出版社 .

国家药典委员会，2020. 中华人民共和国药典（2020 年版）. 北京：中国医药科技出版社 .

何绪良，2021. 中医药基础 . 3 版 . 北京：科学出版社 .

杨庆堂，2022. 中医药基础 . 2 版 . 北京：人民卫生出版社 .

赵斐，高莉萍，2018. 中医护理 . 2 版 . 北京：高等教育出版社 .

周少林，吴立明，2018. 中医药学概论 . 3 版 . 北京 : 人民卫生出版社 .

周小琳，2023. 中医妇科学 . 5 版 . 北京：人民卫生出版社 .

自测题参考答案

第1章　1. D　2. B　3. E　4. C　5. C　6. D　7. A　8. E　9. B　10. A　11. A　12. D

第2章　1. C　2. E　3. B　4. C　5. D　6. A　7. D　8. E　9. B　10. E　11. C　12. A　13. B　14. B　15. A　16. A　17. C　18. B　19. E　20. D

第3章　1. C　2. B　3. E　4. A　5. C　6. D　7. A　8. A　9. A　10. A　11. C　12. D　13. B　14. D　15. C　16. A　17. D　18. C　19. A　20. B

第4章　1. E　2. C　3. D　4. E　5. C　6. D　7. A　8. A　9. B　10. C　11. D　12. A　13. C

第5章　1. E　2. A　3. A　4. B　5. C　6. C　7. B　8. C　9. B　10. B　11. D　12. C

第6章　1. A　2. D　3. A　4. E　5. E　6. E　7. C　8. D　9. C　10. D　11. B　12. A　13. C　14. D　15. E

第7章　1. B　2. D　3. A　4. B　5. C　6. A　7. B　8. C　9. A　10. E　11. E　12. D　13. D　14. C　15. D　16. C　17. A　18. D　19. B　20. E

第8章　1. B　2. A　3. A　4. A　5. C　6. A　7. C　8. C　9. C　10. A　11. D　12. E　13. E　14. A　15. B　16. B　17. C　18. C　19. E　20. B　21. D　22. B　23. A　24. D　25. D　26. B

第9章　1. A　2. A　3. C　4. D　5. C　6. C　7. A　8. A　9. C　10. D　11. B　12. C　13. C　14. A

第10章　1. E　2. C　3. D　4. B　5. A　6. B　7. B　8. C　9. D　10. D　11. B　12. E　13. D　14. A　15. B　16. C　17. A

第11章　1. A　2. C　3. D　4. A　5. B　6. C　7. C　8. C　9. E　10. D　11. A　12. D　13. E　14. E　15. E　16. A　17. E　18. A　19. E　20. D　21. C　22. D　23. B　24. B　25. D　26. B　27. D　28. E　29. D　30. C　31. A　32. C　33. B　34. E　35. D　36. D　37. B　38. C　39. D　40. C　41. C　42. B　43. A　44. B　45. B　46. A　47. C　48. D　49. C　50. A　51. B　52. A　53. D　54. B　55. C　56. A　57. D　58. B　59. D　60. B　61. A　62. E　63. B　64. E　65. D　66. C　67. B　68. E　69. C　70. B　71. E　72. D　73. C　74. E　75. A　76. B　77. C　78. A　79. E　80. D　81. C　82. E　83. C　84. C　85. A　86. C　87. A　88. B　89. B　90. A　91. C　92. C　93. E　94. D

第12章　1. E　2. A　3. E　4. A　5. B　6. A　7. D

第13章　1. E　2. B　3. B　4. C　5. E　6. B　7. D